Daniela Angetter-Pfeiffer
Pandemie sei Dank!

v

DANIELA ANGETTER-PFEIFFER

Pandemie sei Dank!

Was Seuchen in Österreich bewegten

Mit einem Vorwort
von Christoph Wenisch

Mit 42 Abbildungen

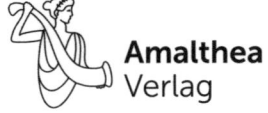

Besuchen Sie uns im Internet unter: amalthea.at

1. Auflage September 2021
2. Auflage Februar 2022

© 2021 by Amalthea Signum Verlag, Wien
Alle Rechte vorbehalten
Umschlaggestaltung: Johanna Uhrmann
Umschlagmotiv: © mauritius images/memento
Lektorat: Martin Bruny
Herstellung und Satz: VerlagsService Dietmar Schmitz GmbH, Heimstetten
Gesetzt aus der 11,25/13,75 pt Minion Pro und der Noto Sans
Designed in Austria, printed in the EU
ISBN 978-3-99050-212-9

Inhalt

Vorwort	7
Einleitung: Wie Seuchen Österreich bewegten	11
»In Wien herrscht der Wind oder die Pest.« Ein mittelalterliches Sprichwort mit jahrhundertelanger Gültigkeit	18
Vom Seuchenkordon zur Sanitätskonferenz. Die Militärgrenze im Dienste der Volksgesundheit	50
Die k. (u.) k. Armee im Kampf gegen Epidemien	66
Die Impfung – ein Wagnis ins Ungewisse	94
Ignaz Semmelweis, der »Retter der Mütter«	126
Im Kampf gegen das »Schiffsfieber«. Die *Novara*-Expedition, Österreichs Weltumsegelungsmission	139
Die Cholera und der Bau der I. Hochquellenwasserleitung	159
Tuberkulose: Die Bekämpfung der »weißen Pest« durch Fürsorge und Tests	180
Die Spanische Grippe als Impulsgeber für das Wiener Gesundheitsamt	204
Maul- und Klauenseuche: Seuchenteppiche als probates Mittel und Symbol bis heute	224
Warum wir lernen müssen, mit Seuchen zu leben	233
Literatur	245
Bildnachweis	249
Namenregister	250
Die Autorin	254

Vorwort

Im Jahr 2020 wurde die Klinik Favoriten in Wien, das ehemalige Kaiser-Franz-Josef-Spital, zur ersten Anlaufstelle für Covid-19-Patienten. Historisch gesehen kam das nicht von ungefähr. Als 1898 nach Experimenten mit Pestviren in Wien drei Personen an der Pest erkrankten, isolierte und behandelte man sie im Kaiser-Franz-Josef-Spital. Ebenso wurde 2009 die erste Patientin in Österreich, die an Schweinegrippe litt, in diesem Spital betreut.

Auch wenn der Umgang mit Epidemien und Pandemien für Mediziner, insbesondere für Infektiologen, zu ihrem Arbeitsumfeld zählt, stellte die durch das Beta-Coronavirus SARS-CoV-2 ausgelöste Pandemie unsere Welt rasch vor große Herausforderungen. Erst nach und nach wurde evidenzbasiertes medizinisches Wissen zu Covid-19, der Erkrankung, die durch das neu entdeckte Virus verursacht wird, verfügbar. Aufgrund der kontinuierlichen Veränderung der Evidenzgrundlage mussten eine regelmäßige Aktualisierung und eine Anpassung der antipandemischen Handlungen erfolgen. Zum Maskentragen und den Lockdowns kamen schrittweise Testungen und in weiterer Folge Impfungen hinzu. Diese Maßnahmen betrafen nicht nur die Patienten und das betreuende Personal wie Ärzte und Pflegekräfte, sondern alle Menschen.

Die neue Erkrankung traf uns völlig unvorbereitet, die optimale Therapie war nicht bekannt, die Sterblichkeit hoch. Im Lauf der Pandemiebekämpfung musste einiges ausprobiert, vieles vermieden und manches gelernt werden. Im Spital etwa ging es um das Erkennen krankheitstypischer Phänomene wie der »happy hypoxaemia«. Dabei hatten Patienten zwar eine messbare schlechte Sauerstoffsättigung, aber trotzdem subjektiv keine Atemnot oder schnellere Atmung. Trotzdem waren sie in akuter Lebensgefahr, was die Anwendung von zweckmäßigen therapeutischen Maßnahmen unumgänglich machte. Gleichzeitig standen Überlegungen wie die Vermeidung von Intubationen und die Lagerungstherapie bei intubierten wie auch nicht intubierten Patienten (»awake positioning«, also die wache Bauchlage mit dem Ziel, die Aufnahme in einer Intensivstation und die mechanische Beatmung zu verhindern) im Vordergrund. Aber auch der Einsatz von Beatmungsgeräten, also das Zusammenspiel zwischen Patienten und Maschine, musste gut geplant sein, denn die Befürchtung, die Beatmungsgeräte in den Spitälern könnten knapp werden, war groß, ebenso wie die Gefahr von Sekundärschädigungen, darunter Lungenentzündungen durch Beatmungsgeräte. Weiters kam das Erkennen der Bedeutung der (Hyper-)Inflammation, also einer überschießenden Abwehrreaktion, die zu einem Schockzustand und einem Multiorganversagen führen konnte, und der Gerinnungsaktivierung hinzu.

Glücklicherweise wurden die antiviralen Therapien schrittweise besser. Mit der Zulassung mehrerer unterschiedlicher Impfstoffe steht uns heute das spezifische Instrument zur Beendigung der Pandemie durch die effektive Vermeidung von schwerer Erkrankung, Tod und Übertragung zur Verfügung. Und so zeigt sich auch diesmal, wie wiederholt in der Geschichte, dass die Impfung ein probates Mittel ist, um Infektionskrankheiten zumindest einzudämmen.

Trotzdem war und ist der Tod in Zusammenhang mit Covid-19 allgegenwärtig. Wie bei den in der Wissenschaft vielfach diskutierten fünf Phasen des Sterbens nach der schweizerisch-amerikanischen Psychiaterin Elisabeth Kübler-Ross (Leugnen/Verneinen, Zorn, Verhandeln, Depression/Leid und zuletzt Akzeptanz) begann auch bei Covid-19 alles mit dem Nichtwahrhaben-Wollen, dem Leugnen und Verharmlosen der Erkrankung – ein Phänomen, das immer wieder bei Pandemien auftritt. Viele Menschen behaupteten, es sei eine ärztliche

Fehldiagnose gestellt worden oder Corona überhaupt eine Erfindung. Andere verharmlosten die Erkrankung und fragten sich, was all die Aufregung solle, bloß wegen eines »Chinaschnupfens«. »Corona gibt es zwar, aber mir kann nichts passieren«, waren viele überzeugt. Umgekehrt fühlten sich die von der Krankheit Betroffenen isoliert und unverstanden.

Immer noch empfinden Kranke und Angehörige von an Covid-19 Verstorbenen Neid auf Nichtbetroffene. Ihre Gedanken drehen sich um die Frage: Warum ich? Das kann zu Wut auf alle führen, die nicht unmittelbar an der Krankheit leiden und in der Lage sind, ihr Leben zumindest einigermaßen autark zu gestalten: zu arbeiten, ihre Pläne zu realisieren, zu reisen und ihre Freizeit zu gestalten.

Die Angst, dass ihr Schicksal vergessen wird, nagt an den Betroffenen. Durch Zorn und Gegenzorn entstand mitunter eine Spirale des Streits, die sich nicht zuletzt in Demonstrationen und Gegendemonstrationen äußerte. In der oft flüchtigen Phase des Verhandelns nach Kübler-Ross treten auch »kindliche« Verhaltensweisen zutage, etwa wenn man sich im Rahmen der Covid-19-Pandemie mit dem braven Einhalten der Regierungsmaßnahmen (Testung, Tragen von Masken, 3-G-Regel – gesundet, getestet, geimpft) eine Belohnung, also die Möglichkeit, auf Urlaub zu fahren, ins Theater zu gehen, im Schanigarten zu sitzen oder Angehörige zu treffen, erhandeln will. Einfach gesagt hofft man durch »Kooperation« auf Erleichterung, etwa eine Verkürzung des Lockdowns. Demgegenüber dominieren bei akut Betroffenen Erstarrung, Zorn und Wut, später Verzweiflung und Verlust. Sie müssen einen geschehenen Verlust, etwa die Verschlechterung der Lungenfunktion oder andere Corona-Spätfolgen und somit eine Einschränkung der Gesundheit, einen finanziellen Verlust aufgrund von Arbeitslosigkeit, einen Perspektivenverlust aufgrund von Einsamkeit oder Lockdowns realisieren. Darüber hinaus kann ein drohender Verlust beängstigend sein, wie die Unsicherheit, was die Zukunft bringt.

Nicht zuletzt spricht man im Zusammenhang mit der »Generation Corona« von Bildungsängsten und möglichen Chancenverlusten. Allerdings zeigt die Geschichte, dass Pandemien immer wieder Impulse für innovative Entwicklungen und Neuerungen waren, von denen Menschen wirtschaftlich, sozial und gesundheitlich profitierten, wie auch das vorliegende Buch aufzeigt.

Ohne das Kennen der Angst und der Verzweiflung ist kein Erreichen der Annahme von SARS-CoV-2, Covid-19 und seinen multiplen Folgen möglich. Erst durch die allseitige Annahme der objektiven Realität – »Okay, es gibt eine neue Infektionskrankheit auf der Welt, und ja, auch ich bin betroffen« – gelingt die Neuausrichtung. Mit dieser Perspektive können wir optimistisch weiterleben.

Christoph Wenisch,
Leiter der Infektionsabteilung
an der Klinik Favoriten in Wien

Einleitung:
Wie Seuchen Österreich bewegten

Nicht erst seit Corona weiß man, dass Seuchen unser Leben verändern. Plötzlich wird das Wohnzimmer zum Büro, in dem Kinder spielen und unsere Aufmerksamkeit sowie Hilfe beim Schulalltag verlangen, während man sich auf Zoom-Meetings, Telefonkonferenzen oder virtuelle Tagungen konzentrieren sollte. Noch schlimmer ist es, wenn der einzige PC im Haushalt für Homeoffice und Homeschooling geteilt werden muss. Aber eigentlich muss man froh sein, wenn das Berufsleben während einer Pandemie weitergeht, denn die Schließung von Dienstleistungsbetrieben, Geschäften, Gaststätten, Hotels, Kultur-, Sport- und Freizeiteinrichtungen bewirkt eine steigende Arbeitslosigkeit, ein sinkendes Wirtschaftswachstum und die Schwächung der Regierung sowie der staatlichen Verwaltung.

Darüber hinaus kursieren Meldungen von überfüllten Spitälern, knappen Intensivbetten, einer notwendigen Triage bei der Aufnahme und Behandlung von Patienten und einem Mangel an Ärzten und Pflegepersonal. Dazu kommen strenge Gesundheits- und Grenzkontrollen. Auch wenn Maskenpflicht, Hygienevorschriften, Abstandsregeln, Quarantäne, Lockdown, Homeoffice, Homeschooling, Diskussionen um Impfpflicht und die Suche nach wirksamen Medikamenten sofort an Corona denken lassen, sind diese Auswirkungen von Pandemien keine Maßnahmen des 21. Jahrhunderts, sondern finden sich reihenweise in der Geschichte wieder.

Bei zahlreichen Erkrankungen waren Masken, Quarantäne und Social Distancing die einzige Chance, eine Ansteckung zu verhindern oder zumindest einzudämmen, wusste man doch bis zum 19. Jahrhundert kaum etwas über Viren oder Bakterien. Doch Viren und Bakterien hielten die Menschheit seit jeher in Atem, sie kennen keine Grenzen, weder territoriale noch soziale, schon gar keine politischen.

Insbesondere ab dem Zeitpunkt, als Europa mit der ganzen Welt in Kontakt getreten war, stieg die Verbreitung von infektiösen Krankheiten, denn Viren reisen gerne, und so wurde der weltweite Personenverkehr mehr und mehr zum Infektionsüberträger, ohne dass man es bewusst wahrnahm. Bereits am 14. Juni 1875 schrieb das *Neue Wiener Tagblatt* treffend: »Epidemien reisen gewöhnlich inkognito, ohne sich zuvor beim löbl[ichen] Sanitätsrath zu melden.« Am 22. September 1928 hieß es im *Allgemeinen Tiroler Anzeiger*: »Die Verbreitung der Seuchen erfolgte nicht etwa durch die Luft, sondern nur durch den Verkehr. Seuchen reisen nie schneller als der menschliche Verkehr.«

Bei Seuchen wie der Pest oder der Cholera dauerte es viele Wochen, bis sie von Asien nach Mitteleuropa kamen. Heute können Fernreisende hochinfektiöse und exotische Krankheiten innerhalb weniger Stunden global verbreiten. Eine Epidemie wird damit rasch zur Pandemie. Kurz gesagt gibt es Infektionskrankheiten, seitdem die Menschen sesshaft wurden, Pandemien, seitdem sie verstärkt reisen.

Zeiten, in denen Epidemien oder Pandemien grassierten, waren stets Zeiten der sozialen und wirtschaftlichen Veränderung, prägten ganze Landstriche und Stadtbilder sowie Bevölkerungsstrukturen, nicht zuletzt deshalb, weil Menschen vor den Krankheiten flohen und ganze Gebiete dadurch verödeten. Ist es heute Covid-19, so beeinflussten und veränderten früher Pest, Pocken, Cholera, Tuberkulose, Syphilis, Ruhr, Fleckfieber oder die Spanische Grippe, um nur einige Beispiele zu nennen, das Leben.

Bereits aus der Antike gibt es Aufzeichnungen über epidemische Krankheiten. Sie wurden damals unter dem Überbegriff »Pest« zusammengefasst, worunter man allerlei Infektionskrankheiten verstand. Dazu kamen Patienten mit diversen Hautkrankheiten, die sogenannten Aussätzigen. Sie waren beispielsweise vom Gottesdienst ausgeschlossen. Die Berührung eines solchen »Unreinen« war strengstens verboten, denn durch Körperkontakt bestand die Gefahr, selbst unrein zu werden und diese Unreinheit auf andere Menschen, Lebensmittel und Gegenstände zu übertragen. Absonderung und Meldepflicht galten daher schon in der Antike als die wesentlichsten Maßnahmen, um sich vor Ansteckung zu schützen.

Vielfach bekannt ist bis heute das Verhalten gegenüber Leprakranken. Sie vegetierten völlig ausgegrenzt und rechtlos an den Stadträndern, zusammengepfercht in den Leprosorien, und mussten sich durch auffällige Kleidung, mit Schellen oder Glocken öffentlich kennzeichnen.

Darüber hinaus verurteilte man ganze Völker, schuld an Pandemien zu sein, darunter vor allem die Juden, die angeblich für den Ausbruch der Pest verantwortlich waren genauso wie für den der Spanischen Grippe. Der Geologe Ami Boué (1794–1881) beschrieb dies in seinem Buch *Die Europäische Türkei*, erschienen auf Deutsch bei der kaiserlichen Akademie der Wissenschaften in Wien 1889, folgendermaßen: »Die Juden gelten für die schmutzigsten Leute, hauptsächlich wegen ihrer Gewohnheit die Speisen unmässig mit Knoblauch und Zwiebel zu würzen und wegen ihrer Unsitte, in übergrosser Anzahl unter demselben Dache zu wohnen.« Seine Beschreibung war kein Einzelfall, solche Verhaltensmuster sind bis heute erkennbar. Zu Beginn der Corona-Pandemie verdammte man asiatisch aussehende Menschen, weil sie die Infektion nach Europa gebracht hatten, danach wurden die Nachbarn in Südtirol zum Sündenbock, und letztlich schaute man jeden schief an, der im Supermarkt, bei der Bushaltestelle oder auf einem öffentlichen Platz hustete, nieste oder sich schnäuzte.

Neben der Isolation von Kranken und der Ausgrenzung von potenziell Gefährdeten oder Infektiösen aus der Gemeinschaft war die Flucht vor ihnen lange Zeit eine bewährte Vorsorgemaßnahme. Nicht nur zu Zeiten der Pest flohen Mitglieder des Kaiserhauses, hochrangige Persönlichkeiten, aber auch Ärzte aus Epidemiegebieten. Zurück ließen sie die sozial niedriger gestellten Einwohner, einzig und allein dem Schutz Gottes anvertraut. Ihnen blieb nur, durch Gebete, Beschwörungen, Opfergaben und Spenden an die Kirchen, um Heilung für die Kranken und Erhaltung der Gesundheit zu bitten.

Epidemien und Pandemien sowie der Umgang mit ihnen begleiteten uns bis ins 21. Jahrhundert, denn Infektionen verschwanden selten: 2003 verängstigte SARS die Welt. 2009 war die Furcht vor der Schweinegrippe groß. Da nur wenige Tausend Menschen in Österreich an der Schweinegrippe erkrankten, wurde Kritik laut, für nichts und wieder nichts Angst geschürt und unnötig Steuergelder für das Medikament Tamiflu verschleudert zu haben. 2020 kam Covid-19.

Selbst wenn wir uns dank diverser am Markt befindlicher Medikamente und vor allem zahlreicher Impfstoffe lange Zeit in Österreich sowie in Mittel- und Westeuropa kaum mit Pandemien befassen mussten, gab es wohl keine Phase in der Geschichte, in der weltweit nicht irgendwo irgendeine Seuche grassierte. Nicht selten werden bestimmte Gegenden mit Epidemien in Verbindung gebracht. So wurde die »Spanische Grippe« oft fälschlicherweise mit dem beliebten Urlaubsland assoziiert, während sie vermutlich in den Vereinigten Staaten oder in China ausgebrochen war. In Indonesien hingegen wurde sie als »Russische Grippe« bezeichnet. Die Polen titulierten sie als »bolschewistische Krankheit«, die Dänen dachten, sie käme »aus dem Süden«, die Bewohner Brasiliens nannten sie die »Deutsche Grippe«, während sie umgekehrt für die Senegalesen als »Brasilianische Grippe« bekannt war. Die Syphilis war in Frankreich als »Spanische Krankheit«, in Deutschland als »Französische Krankheit« und in Polen als »Deutsche Krankheit« namhaft. SARS-CoV-2 galt wahlweise als amerikanisches oder als »Wuhan-Virus« »made in China« oder auch als »kung flu«. Dieser Stigmatisierung einzelner Länder setzte die Weltgesundheitsorganisation (WHO) eigentlich ein Ende, denn seit 2015 dürfen sich laut WHO Krankheitsnamen nicht mehr auf Orte, Menschen, Tiere oder Nahrungsmittel beziehen – eine

Regel, die für US-Präsident Donald Trump 2020 in Bezug auf Corona nur Schall und Rauch war.

Anhand ausgewählter historischer Beispiele soll in diesem Buch der Ausbruch von Seuchen in Österreich und Mitteleuropa sowie ihr Einfluss auf medizinische, gesellschaftliche, aber auch soziale Entwicklungen aufgezeigt werden. Jede Epidemie hat, wenn man so will, ihre eigenen Gesetze, ihre eigene Geschichte, eng verbunden mit den gesellschaftlichen Voraussetzungen, den jeweiligen historischen Ereignissen, mit dem Stand der medizinischen Forschung und mit den Möglichkeiten der Kommunikation. Aber sie hat auch ihre eigenen Verschwörungstheorien: von der Geißel Gottes über ein Geheimprogramm biologischer Kriegsführung bis hin zu gefälschtem Aspirin oder der Schuldhaftigkeit der Impfungen. Selbst während Corona verbreiteten sich manche Fake News schneller als das Virus selbst, wie etwa die Aussage, Chinesen, Amerikaner oder Juden hätten das Virus bewusst in die Welt gesetzt und mit der Impfung würde den Menschen ein Chip eingesetzt werden.

Dennoch waren es gerade Seuchen, die in Österreich immer wieder die Anregung für innovative Maßnahmen boten und von deren Impulsen wir bis heute profitieren. So fremd und bedrohlich der Ausbruch einer der weltweit drastischsten Seuchen, der Pest, erschien, so verdankt Wien dieser Pandemie ihr erstes Stadtgesundheitskonzept sowie eine Vorform der heutigen MA 15, dem Gesundheitsdienst der Stadt Wien. Die Pest war neben anderen Seuchen wie der Cholera oder dem Fleckfieber auch Anstoß für den Cordon sanitaire an der habsburgischen Militärgrenze gegen das Osmanische Reich. Jahrhundertelang sorgte dort die k. k. Armee für ein Einreiseverbot von Infektionsträgern, infizierten Waren oder Tieren und versuchte so, Österreich und Europa rigoros vor Erkrankungen aus dem Osmanischen Reich zu schützen. Wer sich den strengen Quarantänemaßnahmen widersetzte, dem drohte die Todesstrafe.

Der Erfolg sprach für diese Maßnahmen, die Pest konnte eingedämmt werden, die Entwicklungen an der Militärgrenze führten zu internationalen Sanitätskonferenzen, mit der Intention, europaweit gemeinsam gegen Epidemien vorzugehen. Auch in den nachfolgenden Jahrhunderten spielte das Heer eine wichtige Rolle in der Seuchenbekämpfung. Gerade Soldaten, die oft auf engem Raum zusammenleben mussten und im Gebiet der Monarchie an verschiedenen Kriegsschauplätzen stationiert waren, sahen sich der Gefahr ausgesetzt, an Infektionen zu erkranken. Das Militär war daher ein probates Mittel, Epidemien rechtzeitig zu erkennen und nicht nur die eigenen Angehörigen zu schützen, sondern auch im Rahmen der Volksgesundheit zu wirken. Besondere Anforderungen an die Kriegschirurgie und die Kriegshygiene stellte der Erste Weltkrieg. Wenn fast nichts mehr ging, wurde Triage nötig.

Quarantäne, Isolation und Desinfektion waren nicht das Allheilmittel gegen Seuchen allein. Viel versprach man sich von Impfungen. So drängte die selbst von den Blattern gezeichnete Erzherzogin Maria Theresia (1717–1780) auf umfassende Schutzimpfungen für ihre Bevölkerung und setzte damit den ersten Impuls für Gratisimpfprogramme. Dass die Pocken letztlich mithilfe der Impfung besiegt werden konnten, ist als bedeutendes Beispiel für die Wirksamkeit von Immunisierung zu verstehen, thematisiert aber gleichzeitig die Frage nach Freiwilligkeit oder Impfpflicht.

Nicht nur durch Impfungen kann sich jeder Einzelne schützen. Händehygiene gilt ebenfalls als wichtiger Beitrag zur Vermeidung von Ansteckung bei Epidemien. Der Vorreiter in der Händedesinfektion Ignaz Semmelweis (1818–1865) konnte zwar viele seiner Kollegen nicht überzeugen, aber der »Retter der Mütter« wurde zum Wegbereiter in der Bekämpfung der Krankenhauskeime.

Die Angst vor Keimen war dann besonders groß, wenn viele Menschen dicht zusammengedrängt waren. Selbst wenn Österreich nicht als die große Seemacht galt, in Hinblick auf Seuchen und Epidemien leistete die von der kaiserlichen Akademie der Wissenschaften in Wien ausgerichtete Weltumsegelung der *Novara* einen wichtigen Beitrag zur Seuchenprophylaxe. Wie gelang es, fast 400 Menschen zwei Jahre lang an Bord eines verhältnismäßig kleinen Schiffes gesund und einsatzfähig zu erhalten und noch dazu wesentliche medizinische Erkenntnisse aus großteils unbekannten Gebieten zu gewinnen und in die Heimat zu bringen?

Die Versorgung mit ausreichendem, gesundem Trinkwasser beschäftigte nicht nur die Verantwortlichen der *Novara*-Expedition, sondern auch Ärzte und Geologen in Wien. Cholera, Typhus und Ruhr forderten moderne Konzepte, wie Wiens Bevölkerung mit qualitativ hochwertigem Trinkwasser versorgt werden könnte. Der Geologe Eduard Suess (1831–1914) hatte die zündende Idee, das Wiener Wasser ist bis heute weltberühmt.

Neben Eduard Suess erlangte Julius Tandler (1869–1936) internationale Bekanntheit. Er setzte mit dem sozialen Wohnbau und anderen Fürsorgeeinrichtungen wichtige Akzente im Kampf gegen die Tuberkulose.

Eng mit dem Ende des Ersten Weltkrieges ist der Ausbruch der Spanischen Grippe verbunden. Hier spannt sich der Bogen von der Pest zur weiteren Etablierung der Gesundheitsfürsorge.

Hatte man Epidemien dann weitgehend vergessen, so war Ostösterreich Anfang der 1970er-Jahre von der Maul- und Klauenseuche betroffen. Die damals getroffenen Maßnahmen an Flughäfen entsprachen vielfach den Maßnahmen während der Corona-Pandemie, und der heute noch oft im Bewusstsein der Bevölkerung vorhandene Seuchenteppich kam 2020/21 erneut zum Einsatz.

Auch wenn Corona derzeit unser Leben auf den Kopf stellt und viele tragische Einzelschicksale uns bewegen, so zeigt die Geschichte, dass die Gesellschaft Krisen oft besser bewältigt, als sie es sich in der jeweils aktuellen Situation zutraut. Man muss aus der Geschichte nicht lernen, aber vielleicht hilft sie, die Gegenwart besser zu verstehen und zu akzeptieren, weil sie zeigt, dass scheinbare Ausweglosigkeit zu innovativen Wendepunkten führen kann.

»In Wien herrscht der Wind oder die Pest.«

Ein mittelalterliches Sprichwort mit jahrhundertelanger Gültigkeit

Dir, sage ich, der heiligsten und unteilbaren Dreifaltigkeit: Ich Leopold, dein demütiger Diener, sage Dank, so sehr ich kann, dafür, dass im Jahr 1679 durch deine höchste Güte die unheilvolle Pestseuche von dieser Stadt und dem Land Österreich abgewendet wurde: und als ständiges Zeichen der gebührenden Dankbarkeit widme ich dir untertänigst dieses Denkmal«, ist in lateinischer Inschrift auf der Pestsäule am Wiener Graben zu lesen. Kaiser Leopold I. (1640–1705) floh angesichts der Pest 1679 aus Wien, versprach aber, wenn die Epidemie beendet sei, eine Gnadensäule zum Dank zu errichten.

Nachdem im Jahr 2020 Covid-19 Wien erreicht hatte, wurde die Pestsäule erneut zur Anlaufstelle für viele Menschen, die um einen glimpflichen Ausgang dieser Pandemie baten, Kerzen anzündeten, Kinderzeichnungen und Gebetstexte hinterlegten.

Einige Gehminuten von der Pestsäule entfernt steht im 4. Wiener Gemeindebezirk die Karlskirche. 1713 gelobte Kaiser Karl VI. (1685–1740), Maria Theresias Vater, anlässlich einer weiteren Pestepidemie, in Wien eine Kirche zu bauen, die dem Pestheiligen Karl Borromäus gewidmet sein sollte. Im selben Jahr erlosch die Pest in Wien, 1738 wurde die erste Messe in der Karlskirche gefeiert.

Nicht unweit der Pestsäule befindet sich das Griechenbeisl am Fleischmarkt, ein beliebter Treffpunkt für berühmte Persönlichkeiten, von Wolfgang Amadeus Mozart über Ludwig van Beethoven, Franz Schubert, Richard Wagner, Mark Twain, Ferdinand Georg Waldmüller, Johann Nestroy, Oskar

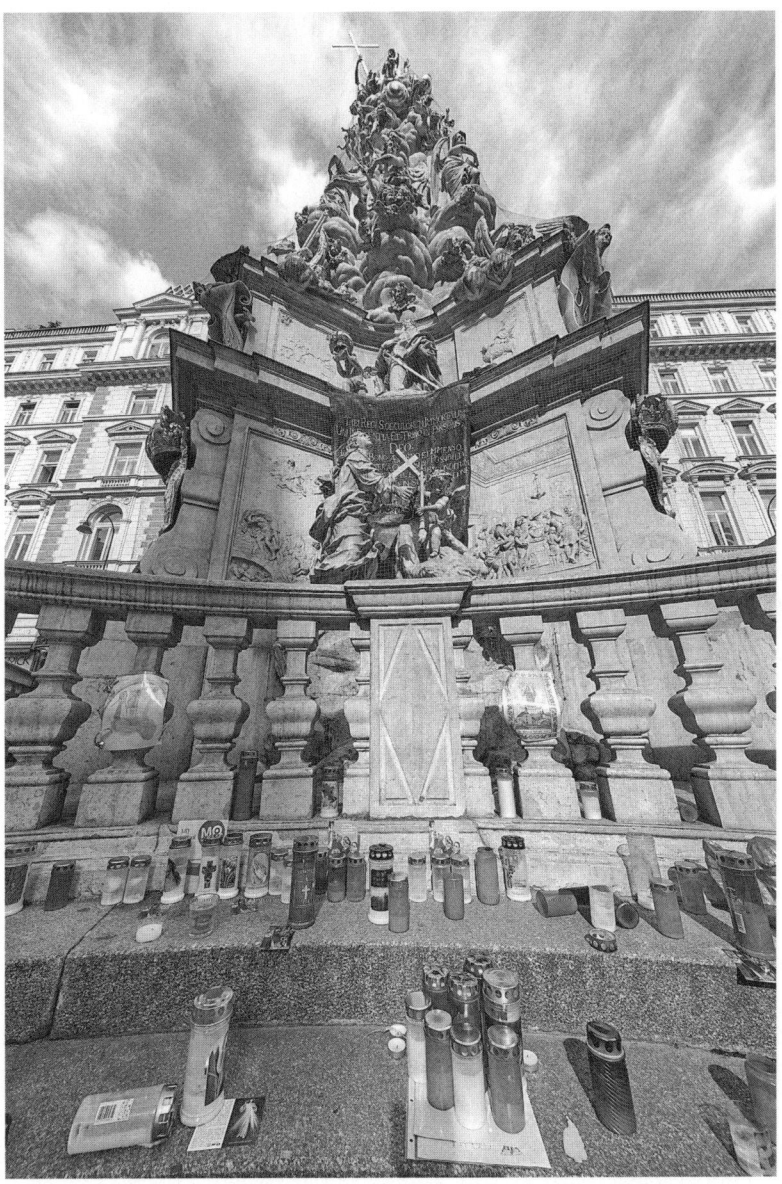

Kerzen, Kinderzeichnungen und Gebete wurden 2020 angesichts der Corona-Pandemie vor die Wiener Pestsäule gelegt, verbunden mit der Bitte um einen glimpflichen Ausgang.

Kokoschka, Rainer Maria Rilke bis hin zu Luciano Pavarotti, Karlheinz Böhm und vielen anderen. Hier trat im 17. Jahrhundert regelmäßig der Bänkelsänger Marx Augustin (1643–1685), im Volksmund bekannt als »Lieber Augustin«, auf, der während der Pestepidemie 1679 die Wiener Bevölkerung aufheiterte. Obwohl der damals 36-Jährige der Sage nach in alkoholisiertem Zustand auf der Straße aufgefunden, für ein Pestopfer gehalten und in eine Pestgrube geworfen worden war, überlebte er und blieb sogar von der Krankheit verschont. Sein Erlebnis soll er als Bänkelsänger bei der Wiener Bevölkerung zum Besten gegeben haben. Daraus entstand das Volkslied *O du lieber Augustin*, das rund um das Jahr 1800 in Wien nachgewiesen werden konnte, mit der Strophe: »Jeder Tag war ein Fest. Und was jetzt? Pest, die Pest! Nur ein groß' Leichenfest, das ist der Rest« – sowie dem Refrain: »O du lieber Augustin, alles ist hin.«

Die Pest, auch der »Schwarze Tod« genannt, tauchte bereits in der Antike auf. In der zweiten Hälfte des 2. Jahrhunderts nach Christus wütete sie im Römischen Reich als die »Pest von Galen«, benannt nach dem berühmten Mediziner Galen von Pergamon. Galen knüpfte an die Viersäftelehre der hippokratischen Medizin an, nach der Blut, Schleim sowie gelbe und schwarze Galle in Einklang stehen mussten. Kam es zu einer Verschiebung innerhalb dieser vier Säfte im Körper, wurde der Mensch krank. Behandlung anhand von Puls- und Urinuntersuchungen und Vorbeugung gehörten zu den wesentlichen Aufgaben des Arztes. Als ein bekanntes Opfer der damaligen Seuche gilt der römische Kaiser Marc Aurel, der in Vindobona im Jahr 180 an der Pest gestorben sein soll.

In der Mitte des 6. Jahrhunderts brach die »Pest des Justinian« aus, die sich von Ägypten aus über den Mittelmeerraum und in Teilen Mitteleuropas ausbreitete. Jedenfalls traten Epidemien in mehr oder weniger regelmäßigen Abständen auf, rafften unzählige Menschen dahin, entvölkerten ganze Landstriche und bewirkten massive demografische Veränderungen, weil, wer noch konnte, vor der Pest floh.

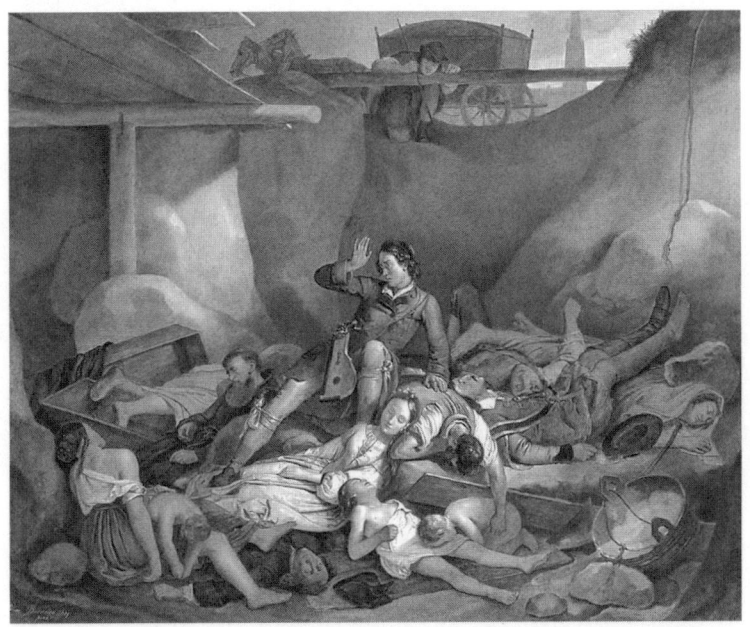

Adam Brenner (1841): *Der liebe Augustin erwacht in der Pestgrube*

Die Pest dürfte im 8. Jahrhundert verschwunden sein, ehe sie dann im 14. Jahrhundert praktisch weltweit zurückkehrte und verheerend zuschlug.

Wo die Pest im 14. Jahrhundert genau ausbrach und auf welchen Wegen sie nach Europa kam, ist bis heute nicht eindeutig geklärt. Eine Theorie besagt, dass sie um 1340 in Asien ihren Ausgang nahm, möglicherweise in China, im heutigen Kirgisistan oder in einer Region nördlich des Kaspischen Meeres. Mongolische Soldaten sollen die Seuche bis ans Schwarze Meer gebracht haben, von wo sie sich über die See- und Handelswege, darunter über die berühmte Seidenstraße, bis nach Westeuropa verbreitete. 1346 war die Pest jedenfalls in Astrachan an der Wolga und entlang des Don nachweisbar. 1347 trat sie massiv in Caffa, einer genuesischen Siedlung am Schwarzen Meer, auf. Bereits im Jahr zuvor soll der damalige Tatarenführer Pestleichen über die Stadtmauer von Caffa werfen lassen haben, um die Bevölkerung zu infizieren – eine frühe Form der Verwendung einer Seuche als biologische Waffe im Kampf. Als die Genuesen mit ihren Schiffen vor den Mongolen flüchteten, dürften sie die Krankheit an Bord mitgenommen und in den Mittelmeerraum eingeschleppt haben. Aus Florenz berichtete der italienische Dichter Giovanni Boccaccio (1313–1375), dessen Vater 1348 der Pest zum Opfer gefallen war, in seiner Novellensammlung *Il Decamerone*: »Die Auswirkung dieser Seuche war verheerend, da sie schon durch den Umgang mit einem Kranken auf die Gesunden übersprang wie das Feuer auf trockene oder feste Dinge. Noch schlimmer war, dass sie sich nicht allein durch Gespräche oder Umgang mit Kranken auf Gesunde übertrug, sondern dass schon durch die bloße Berührung von Kleidungsstücken und Gebrauchsgegenständen, die ein Kranker benutzt oder angerührt hatte, diese entsetzliche Seuche den Berührenden zu ergreifen schien. Gegen diese Erkrankung vermochte weder die Kunst der Ärzte noch die Kraft der Medizin irgendetwas auszurichten. Die Luft war angefüllt mit dem giftigen Atem der Verwesung, mit Krankenausdünstungen.« Weiters brachten Handelsreisende den Erreger nach Konstantinopel, Alexandria, Messina, Venedig, Pisa, Genua, Marseille und in den heutigen kroatischen Raum. Über Avignon gelangte die Pest nach Paris, über Bordeaux nach England. Über die Alpenpässe kam sie nach Österreich. Auch Juden warf man vor, die Pest eingeschleppt zu haben. Mitte des 14. Jahrhunderts raffte die Seuche innerhalb von sechs Jahren rund ein Drittel der Bevölkerung dahin. Das Pilgerjahr 1350 trug das Seine dazu bei: Da Papst Clemens VI. (1291–1352) besonders wirkungsvolle Ablässe versprochen hatte, fühlten sich zahllose Pilger aufgefordert, heilige Orte zu besuchen. Für viele war es ein Muss, das sogenannte Christliche Dreieck Rom, Santiago de Compostela und Jerusalem aufgesucht zu haben. Aber auch heilige Städte in Ägypten oder der Berg Sinai sowie das rituelle Bad der Hindus im Ganges waren Anziehungspunkte. Auf den weiten Wegen zu Kirchen, Klöstern und anderen sakralen Orten wurde also der Pesterreger verbreitet.

Neuere Forschungen anhand von Genuntersuchungen stellten darüber hinaus fest, dass der im Mittelalter aufblühende Pelzhandel mit Russland eine Schlüsselrolle bei der Ausbreitung gespielt haben könnte. Die heutige Großstadt Nowgorod galt damals als ein Handelszentrum für Pelze. Über die Hanse kam es zu wirtschaftlichen Verbindungen mit Westeuropa, was dazu führte, dass auf dem Seeweg, über das heutige Norddeutschland, Pelze, die mit infizierten Flöhen und Ratten verseucht waren, nach London und in andere Häfen gelangten.

Der Name »Pest« leitet sich vom lateinischen Wort »pestis« für Seuche ab. Dabei handelt es sich um eine hochgradig ansteckende Infektion, die durch das Bakterium Yersinia pestis, entdeckt 1894 durch den Schweizer Arzt Alexandre Yersin (1863–1943), einem Mitarbeiter von Louis Pasteur (1822–1895), ausgelöst wird und als Beulen- und Lungenpest, Pestsepsis sowie als abortive Pest auftreten kann. Zur gleichen Zeit soll auch der Japaner Shibasaburō Kitasato (1853–1931), ein Mitarbeiter des deutschen Bakteriologen Robert Koch (1843–1910), den Pesterreger beschrieben haben. In der Namensgebung setzte sich jedoch Yersin durch.

Die Pest wird durch den Biss eines infizierten Rattenflohs auf den Menschen übertragen und führt zunächst zur Beulenpest. Als Symptome werden Fieber, Kopf- und Gliederschmerzen, geschwächter Allgemeinzustand und in weiterer Folge Bewusstseinsstörungen beschrieben. Dazu kommen schmerzhafte Beulen am Hals, in den Achselhöhlen und den Leisten. Aufgrund der inneren Blutungen in den Lymphknoten sind diese Beulen blau-schwarz gefärbt. Der aus Böhmen stammende Mediziner Carl Ignaz Lorinser (1796–1853) beschrieb die Krankheit so: »Zuerst leiden die Menschen an einer plötzlichen Schwäche aller Glieder und Kopfschmerzen. Dann befällt sie Ekel und Würgen, worauf ein Erbrechen grüner Galle erfolgt. Oft stellt sich noch am ersten Tag Fieber ein.«

Am zweiten oder dritten Tag kommen die Beulen hinzu, der Tod tritt innerhalb von zwei bis sechs Tagen ein. Wer damals den achten Tag überlebte, hatte gute Chancen, zu genesen.

Kommt es zu einer Ansteckung durch Tröpfcheninfektion von Mensch zu Mensch, erkrankt der Patient im Regelfall an der Lungenpest. Dann leidet er an Husten, Atemnot, Zyanose und schwarz-blutigem Auswurf. In vielen Fällen entwickelt sich ein Lungenödem, das unbehandelt zum Tod führt.

Besonders dramatisch verläuft die Pestsepsis. Die Erreger verteilen sich über das Blut im gesamten Körper, es kommt zu hohem Fieber, Schüttelfrost, Kopfschmerzen, Schwindelanfällen und in weiterer Folge zur Schocksymptomatik sowie zu Haut- und Organblutungen, daher der Name »Schwarzer Tod«. Unbehandelt gibt es bei der Pestsepsis kaum eine Überlebenschance.

Die harmloseste Form ist die abortive Pest. Der Patient leidet an leichtem Fieber und geringer Schwellung der Lymphknoten. Nach überstandener Krankheit ist er lange immun gegen alle Pestformen.

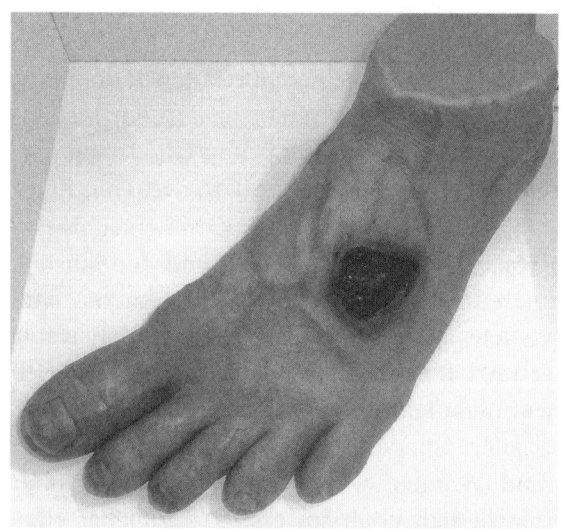

Moulage einer Pestnekrose

Die letzten bekannten Pestfälle in Europa stammen aus der Zeit des Zweiten Weltkrieges. Heute kommen die Pesterreger in wild lebenden Nagetierpopulationen vor, zum Beispiel bei Erdhörnchen, Murmeltieren, Präriehunden oder Hausratten. Während in Europa derzeit keine infizierten Tierpopulationen bekannt sind, gibt es solche sehr wohl im Kaukasus, in Russland, Südostasien, China, der Mongolei, in Süd- und Ostafrika, Mittel- und Südamerika, aber auch im südwestlichen Teil der USA.

Angesichts der Corona-Situation war wohl die Meldung »Neuer Beulenpestfall in Nordchina« im Juli 2020 alarmierend. Das *Deutsche Ärzteblatt* vermeldete: »[…] in der benachbarten Mongolei wurde gestern ein Pest-Verdachtsfall gemeldet. Ein 15-Jähriger bekam Fieber, nachdem er ein Murmeltier verspeist hatte […] Bereits vergangene Woche waren laut Xinhua in der mongolischen Provinz Khovd zwei Infektionen aufgetreten. Bei den Erkrankten handelt es sich demnach um Brüder, die ebenfalls Murmeltierfleisch gegessen hatten. Mehr als 140 Kontaktpersonen seien unter Quarantäne gestellt worden.«

Heute erkranken pro Jahr rund 1000 bis 3000 Menschen an der Pest, rund 200 sterben daran. Therapiert wird mit Antibiotika, die existierende Impfung, die einen Schutz vor der Beulenpest von rund drei bis sechs Monaten gewährleistet, aber schlecht vertragen wird, wird nur für Risikogruppen empfohlen, also Jägern oder Bauern, die in Pestgebieten leben und arbeiten.

In Wien und Niederösterreich wütete die Pest ab 1349 und dürfte bereits in den Anfängen rund die Hälfte der Bevölkerung dahingerafft haben. Sie kam aus dem Osten und konnte sich in Wien aufgrund der katastrophalen hygienischen Bedingungen, der engen Wohnräume, der Stallungen in der Stadt, des Abfalls auf den Straßen, vermischt mit Exkrementen von Menschen und Tieren, gnadenlos ausbreiten. Dazu kamen verfaulende Tierkadaver, die vom Abdecker enthäutet worden waren und dann als Fraß für Raben und Hunde auf den Straßen liegen blieben. Sozial unterste Schichten wie Bettler gehörten zu den ersten Opfern.

Damals glaubten Mediziner, der Ursprung liege »im Streit der Gestirne und in der Gegend des indischen Meers«. Außerdem meinte man nach der gängigen Miasmentheorie, die Luft sei verseucht und die Giftstoffe werden durch die Winde verbreitet. Und letztlich behauptete man, die Juden hätten die Wiener Brunnen vergiftet.

Um die schlechte Luft zu reinigen, wurden Parfumessenzen in geschlossenen Räumen verteilt und Kleider sowie Körper damit besprüht. In manchen Gegenden empfahl man, eine Ziege in den Wohnraum zu stellen, um den scheußlichen Geruch der Pest zu vertreiben. Für ein anderes Gegenmittel hielt man Tabakrauchen, sodass vor allem ab dem 16. Jahrhundert das Rauchen teilweise verpflichtend wurde. Schon im 14. Jahrhundert war den Menschen bewusst, dass Quarantäne die wichtigste Maßnahme war, um die Epidemie einzudämmen. Diese dauerte damals oft sogar 60 bis 80 Tage. Half alles nichts, verbrannte man die Häuser von Pestkranken oder gleich ganze Dörfer.

Als Heilmittel galten neben dem allseits angewandten Aderlass Klistiere, Gewürz- beziehungsweise Kräutermischungen, vor allem Theriak. Dieses aus vielen Zutaten bestehende und oft mit Opium versehene Allheilmittel des Mittelalters wird heute noch, wenn auch ohne Opium, angeboten. Der ehemalige Rektor und mehrfache Dekan der medizinischen Fakultät sowie Leibarzt Herzog Albrechts V. von Österreich (1397–1439), Johannes Aigel (Aygel) von Korneuburg (gestorben 1436), der eigene Erfahrungen bei der Behandlung von Pestkranken sammelte, empfahl den täglichen Konsum von Priestersalz, einer Mischung aus gebranntem Salz und aromatischen Kräutern. Dazu wurde die Einnahme von getrockneten, zu Pulver zermahlenen oder zerbröselten Pesteiterbeulen ebenso wie Kröten in getrockneter und pulverisierter Form dringend empfohlen. Abhilfe versprach man sich weiters von Pestbier, das den schwächelnden Kranken Kraft geben sollte.

Damals ging es noch mehr darum, die Gesundheit des Menschen zu erhalten, weniger darum, Kranke zu behandeln. Machtpolitische Gedanken waren vielerorts wichtiger als humane Obsorge, denn der Verlust von Untertanen verminderte den wirtschaftlichen Ertrag, dies wiederum schmälerte die Einnahmen der Grundherren, wodurch die Wehrkraft gefährdet war und die Gefahr von Unruhen größer wurde. Dass die Ärzte der Pest zumeist machtlos gegenüberstanden, war vielen Patienten egal, denn wenn sie gesundeten, hielten sie die unzähligen dafür gesprochenen Gebete verantwortlich, überlebte man nicht, war das Leben davor einfach zu lasterhaft gewesen.

In den darauffolgenden Jahrhunderten kam die Pest immer wieder, nämlich 1381, 1410/11 sowie 1436, dann 1506, 1521, 1541, 1563, 1570, 1586, 1654/55, 1679, 1683 sowie 1713.

1657 errichtete man in Wien den Kontumazhof bei der Rochus-Kapelle am Alsergrund als Quarantänestation. Dort wurden alle Personen, die eine Erkrankung überstanden hatten, beziehungsweise alle, die mit Kranken in Berührung gekommen waren, 40 Tage lang – nach dem italienischen Wort für quaranta beziehungsweise quarantina di giorni – isoliert.

Um 1679 grassierte die Seuche besonders heftig mit allein rund 12 000 Opfern in Wien. Eine Mondfinsternis am 15. April soll schuld daran gewesen sein, gefolgt von einem windstillen und warmen Sommer, der für eine fäulnisförderliche Beschaffenheit der Luft sorgte. Damals bemühte sich der Mediziner und Rektor der Universität Wien Paul de Sorbait (1624–1691), seit 1654 Professor für Medizin an der Universität Wien, gegen die Verbreitung der Pest anzukämpfen. 1679 zum Generalinquisitor in allen Pestangelegenheiten ernannt, empfahl er, nach früherem Vorbild infizierte Gegenstände fernab der Zivilisation zu verbrennen oder noch besser einzugraben. Trotzdem gelang es ihm nicht, den massiven Ausbruch zu verhindern. Die Krankheit trat zuerst in der Leopoldstadt auf und breitete sich von dort über ganz Wien und darüber hinaus aus. Auf den Hauptverbindungsstraßen wie etwa zwischen Graz und Wien sowie generell an markanten Verkehrsknotenpunkten wurden Reisende und Händler nur nach einer Befragung durch Wachen und gegen das Vorweisen eines von der Behörde ausgestellten Pestpasses, der Gesundheit bescheinigte, durchgelassen. Die Straßen nach Salzburg wurden überhaupt gesperrt. Besonders bitter war der Ausbruch der Pest im Wallfahrtsort Mariazell im August, ausgerechnet nach einer Bittwallfahrt des kaiserlichen Gefolges. Aber gerade gemeinsames Beten und die Abhaltung von Prozessionen bewirkten durch das enge Beisammensein eine erhöhte Ansteckungsgefahr und eine noch stärkere Verbreitung. Nach dem Ausbruch in Mariazell übersiedelten der Kaiser und sein Hof nach Prag. Im Oktober 1679 erging ein Kaiserliches Patent wegen der »Kontagions-Krankheit« an alle geistlichen und weltlichen Behörden, Landgerichte, Burgfriedsherrschaften und Grundobrigkeiten mit detaillierten Instruktionen. In dieser »Pest-Ordnung« schilderte der kaiserliche Leibarzt und Hofmathematiker sowie mehrmalige Rektor der Universität Wien Johann Wilhelm Ritter von Mannagetta (1588–1666) die damaligen medizinischen Kenntnisse, darunter Krankheitssymptome, Ursachen, Verhaltensregeln für Ärzte und Bevölkerung, Instruktionen für die Einrichtung von Pestlazaretten in allen großen Städten, und gab Anweisung zur Isolierung und zu Vorkehrungen, die wir in Corona-Zeiten als Social Distancing bezeichnen.

Der Handel wurde erschwert und unterlag strengen Hygienebestimmungen. In manchen kleineren Orten Österreichs kam es zu Lebensmittelengpässen, weil keine Nachlieferungen mehr erfolgten und alles ausverkauft war. Geld musste vor dem Wechsel zum nächsten Besitzer in Essig getaucht werden. Schulen und Universitäten wurden geschlossen, Menschenansammlungen, Jahrmärkte und Kirchenbesuche verboten, Fechtschulen, Badeanstalten und Gasthäuser gesperrt. Gottes-

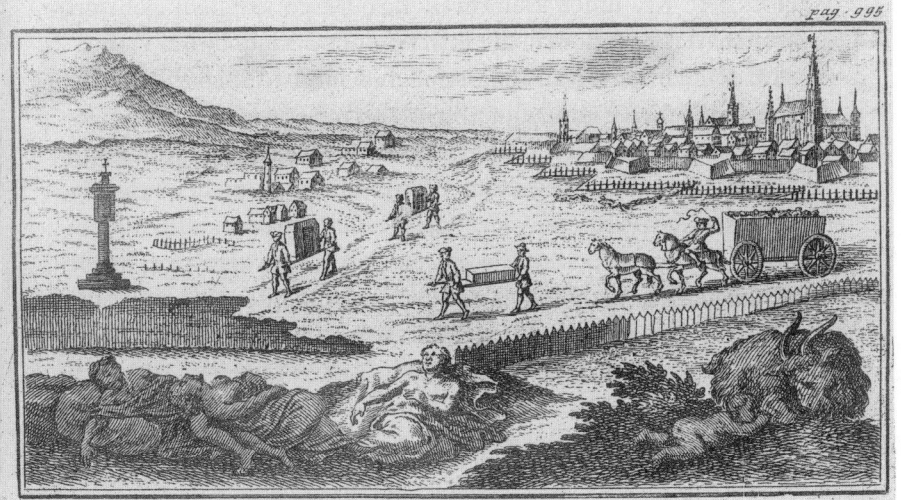

Die große Pest in Wien, 1669

dienste durften jedoch zumindest teilweise im Freien abgehalten werden. Speisen konnten in Gefäßen verkauft werden, mussten allerdings außerhalb der Gaststätten konsumiert werden. Und es gab eine Reihe von Verordnungen für Berufe: Fleischhauer durften nur Rindfleisch unter bestimmten Regeln verarbeiten, der Verkauf von Schweinefleisch war verboten, weil Schweine »unflath«, also unrein waren, Schneider durften nur Kleider und Stoffe bearbeiten, wenn sie sicher waren, dass diese nicht mit Flöhen infiziert waren, Bäcker durften kein warmes Brot verkaufen, weil dieses das Gift anzog, und Barbiere durften nur eine bestimmte Anzahl an Kunden gleichzeitig in ihr Geschäft lassen. Gegen Pestpartys, die vereinzelt stattfanden, ging man rigoros vor. Doch trotz all der Maßnahmen war die Pest schon wieder da, als man 1683 nach dem Ende der Zweiten Türkenbelagerung in Wien aufatmen wollte.

Ein letztes Mal kam sie 1713, als eine aus Ungarn stammende infizierte Frau in die Rossau zog und dort Mitbewohner ansteckte. Die Pest war damals in Ungarn bereits im Jahr zuvor grassiert. Als die Patientin in das Bürgerspital eingeliefert wurde, verbreitete sich die Seuche dort rasant. Rasch verordnete man erneut Quarantänen, Schul- und Kirchenschließungen und erließ ein Verbot von Menschenansammlungen. Der Zuzug der ärmeren Bevölkerung aus Ungarn wurde untersagt, Lebensmittel durften nur mehr aus Böhmen, nicht mehr aus Ungarn eingeführt werden. Kaiser und Hofstaat zogen sich in die Hofburg zurück, die dortigen Ein- und Ausgänge wurde strengstens kontrolliert. Sein Jagdvergnügen ließ sich Kaiser Karl VI. allerdings nicht nehmen, woraufhin sich das Jagdpersonal regelmäßigen Gesundheitskontrollen unterziehen lassen musste.

Bei dieser letzten großen Pestepidemie verzeichnete Wien noch einmal rund 9500 Erkrankte, wovon über 8600 starben, darunter 50 Wundärzte und elf Doktoren der Medizin. Dazu kamen noch zehn von 28 Seelsorgern in den Pestlazaretten. Danach verschwand die Pest in Österreich und Mitteleuropa. Mit ein Grund dafür war die Errichtung des Seuchenkordons ab dem 18. Jahrhundert gegen das Osmanische Reich, mit dessen Hilfe man Krankheiten aus dem Osten von Europa fernzuhalten trachtete.

Doch bis dahin mussten gesetzliche Regelungen getroffen werden, insbesondere, weil der Wiener durch Schlamperei und Gleichgültigkeit die Pest wüten hat lassen. Somit forderte die Pest erste Ansätze einer modernen Form der Stadthygiene und Pestreglements.

Infektionsordnungen als Impulsgeber
für Stadthygiene und Gesundheitsfürsorge

Die erste nachweisbare Infektionsordnung für ein österreichisches Gebiet, der Vorreiter der späteren Epidemiegesetze, stammt aus dem Jahr 1521 und galt für Innerösterreich, das die damaligen Gebiete von Steiermark, Kärnten und Krain umfasste.

1534 erschien die nächste in Sterzing für die »Oberösterreichischen Länder«, wozu Tirol mit den Herrschaften vor dem Arl und Fern sowie die Vorlande zählten. Zusätzlich forderte eine kaiserliche Kommission 1535 die medizinische Fakultät als Sanitätsbehörde auf, sich ebenfalls Vorkehrungen gegen die Pest zu überlegen. Die Fakultät entgegnete, dass es unklug wäre, die Bevölkerung in Angst und Panik zu versetzen, außerdem würde die kalte Jahreszeit schon von selbst Abhilfe schaffen. Im Dezember 1539 informierte die Kommission die medizinische Fakultät, dass im Raum Wien ein »Morbus pestiferus« aufgetreten sei und verlangte erneut Gegenmaßnahmen. Die medizinische Fakultät fühlte sich offensichtlich weiterhin nicht veranlasst, etwas zu tun, und wollte abwarten, bis die Krankheit innerhalb der Stadtmauern auftrat. Ende Dezember 1539 übte die Kommission ziemlichen Druck auf die Fakultät aus, mit dem Hinweis, sie solle nicht abwarten, bis die Pest da sei, sondern rechtzeitig etwas gegen sie unternehmen. Weil man an der medizinischen Fakultät so gar keine Ahnung über die Ansteckung hatte, riet man bloß, Häuser und öffentliche Plätze sauber zu halten, in den Häusern einen guten Duft mit Kräutern, Blüten oder Hölzern zu verbreiten und auf öffentlichen Plätzen gut riechende Hölzer anzuzünden. Ferner waren die Apotheken zu kontrollieren, ob sie genügend Arzneimittel gegen die Krankheit vorrätig hätten. 1540 erstellte die Fakultät dann noch die Schrift *Wie mañ sich zů zeiten der Pestilentz fürsehen vnd erhallten mög*. Im selben Jahr wurde die Infektionsordnung in Wien für die »Niederösterreichischen Länder« erlassen, zu denen damals Österreich unter der Enns und ob der Enns gehörten. Als Koordinator wurde ebenfalls 1540 ein Magister sanitatis als Leiter für Pestangelegenheiten geschaffen, aus dem später der Stadtphysikus wurde. Dieser nahm praktisch die Aufgaben des heutigen Gesundheitsamts wahr. Sein Job war alles andere als begehrenswert. Als kaiserlicher Beamter verdiente er wenig, seine Patienten waren an der Pest erkrankt, und eine zusätzliche Privatpraxis zum Geldverdienen war ihm verboten. Da zunächst kein Arzt gefunden wurde, der diese Aufgaben übernehmen wollte, sollte das jeweils jüngste Mitglied der medizinischen Fakultät dazu verdonnert werden. Doch diese weigerten sich und fürchteten nicht zu Unrecht, an der Pest zu sterben. Schließlich ließ sich Franz Vesalius, der Bruder des bekannten Wiener Anatomen Andreas Vesalius (1514–1564), überzeugen, diesen Posten anzunehmen. Kurz darauf ereilte ihn der Pesttod. Seine Nachfolger teilten dasselbe Schicksal. Daher wunderte es nicht, dass dieser Posten erst leichter besetzt werden konnte, nachdem die Pest in Wien erloschen war und Maria Theresia für ein besseres Gehalt gesorgt hatte.

1547 folgte die Infektionsordnung im Fürstlichen Erzstift Salzburg, das damals noch ein unabhängiges Territorium war, sowie 1585 im Innviertel, das zu Bayern gehörte.

1625 erfolgte eine weitere Infektionsordnung für die Innerösterreichischen Lande, primär für das Gebiet der heutigen Steiermark. In dieser Regelung wurden die Pfarrer angehalten, das Auftreten der Pest dem steirischen Statthalter zu melden. Darüber hinaus sollten sie in ihren Predigten die Bevölkerung warnen. Orte mit Pestkranken durften nicht betreten werden, die Zufahrtswege zu nicht infizierten Gebieten wurden durch bewaffnete Bürger kontrolliert, und Händlern war eine Durchfahrt nur erlaubt, wenn sie nachweisen konnten, dass sie aus Ortschaften kamen, wo es seit sechs Wochen keinen Pestfall gegeben hatte.

In Wien wurde die Pestordnung an alle Haushalte verteilt, auf öffentlichen Plätzen und in den Kirchen vorgelesen. Zu den bereits erwähnten Maßnahmen wie der Meldung von Verdachtsfällen, Isolierung von Kranken, Kontrolle von Reisenden, Ausräuchern und Versammlungsverboten legte man auf gesunde Ernährung wert. Märkte wurden nach fauligem Obst durchsucht. Der Handel mit bestimmen Lebensmitteln und Getreide durfte nur noch außerhalb von Stadt- und Ortsgebieten erfolgen. Der Verkauf von Leinen, Tüchern, Decken und

AVERTISSEMENT.

Es gebe mehrmalen die Erfahrenheit, daß ungehindert derer wiederholt = ergangenen landesfürstlichen Verordnungen die Hausmeisters, und Dienstleute, auch verschiedene andere Personen den Kehrmist, unflätiges Waßer, und verschiedene andere Unsauberkeiten in der Stadt auf offenen Gassen, und Plätzen ausleeren, und dahin schütten, dann die von dem Holzhacken, und Holzschneiden abfallende Schritten, und Polzmist auf der Gasse liegen lassen, auch zur Winterszeit Schnee, und Eis aus den Häusern in die Gassen hinauswerfen; ingleichen befinden sich einige Mistgruben in der Stadt vor denen Häusern auf der Gassen, wodurch der Nachbarschaft ein unleidentlicher Gestank verursachet, und die Unsaubrigkeit vermehret wird.

Da nun aber ein so anderes dem allgemeinen Gesundheitsstand allerdings schädlich ist, annebst aber auch keine zur Unzierde der Haupt= und Residenzstadt selbsten gereichende Unsauberkeiten gestattet werden können, sondern ein für allemal alles Ernstes gänzlich abgestellet werden müssen.

Solchemnach wird durch gegenwärtiges Avertissement über das diesfalls bereits publicirten öffentlichen Ruf noch insbesondere zu allem Ueberfluß allen Hausinnhabern, Hausmeistern und allen Dienstleuten, und sonst jedermänniglich hiemit nachdrucksamst anbefohlen, auf daß Sie von Ausleer = und Ausschüttung alles was immer für Namen haben mögenden Unraths auf die Gassen, und Plätze in der Stadt sich also gewiß enthalten, auch die Mistgruben vor denen Häusern auf der Gassen nicht überhäuft angefüllet gelassen, sondern auf Veranstaltung deren Hausinnhabern von Zeit zu Zeit alsogleich auf den Grund geraumet werden; die Hausinnhaber hingegen selbsten hierob sowohl als auf all= und jede Sauberkeit sowohl in ihren Häusern, als auf der Gassen alsogewiß die behörige Obsicht tragen, endlichen auch die Standelparteyen nach geendigtem Markt den von ihren Waaren abfallenden Unrath an ein abseitiges Ort, von wannen solcher durch die Stadtsäuberer sogleich alltäglich, und ohne mindestem Zeitverlust weiters hinweg zu bringen ist, zusammenkehren sollen, als im widrigen sowohl die Hausinnhaber, als Standelparteyen nach Umständen mit einer gemessenen Geldstrafe ohne annehmender Entschuldigung, daß solcher Unrath nicht von ihren Häuslesten dahin geschüttet worden, jedoch Salvo Regressu, wann Sie den Thäter nahmhaft machen, angesehen auch der Unrath vor ihre deren Hausinnhabern und respective Standlern eigene Kösten durch das gemeiner Stadt Wien Unterkammeramt hinweg gebracht, die Hausmeister und übrige Dienstleute hingegen alsogleich bey Betretung unnachsichtlich zu verhaft gebracht, und am Leib auf das empfindlichste bestrafet werden würden.

Wornach sich ein jeder vor Schaden zu hüten wissen wird. Actum Wien den 12 October 1770.

Vorschriften unter anderem bezüglich Kehrmist und der Reinigung der Häuser und Straßen wurden der Bevölkerung in einem »Avertissement« vom 12. Oktober 1770 zur Kenntnis gebracht.

Kleidung war untersagt. Weiters kam es zum Verbot, Schweine in den Städten zu halten. Dazu erfolgte die Anordnung, kein Schmutzwasser aus den Häusern auf die Straßen und Gassen zu schütten. Das eigene Haus und die Gasse davor mussten zweimal wöchentlich gereinigt werden. Haustiere wie Hunde und Katzen durften nicht mehr auf die Straße. Ab dem 17. Jahrhundert war das illegale Müllablagern verboten. Wer erwischt wurde, wurde an den Pranger gestellt. Anfang des 18. Jahrhunderts wurden die Straßen regelmäßig gereinigt, unter Maria Theresia in Wien ein Kanalisationssystem errichtet.

All diese Anweisungen in den Infektionsordnungen trugen neben dem Cordon sanitaire letztendlich zur Bekämpfung der Pestepidemien in Österreich bei.

Mediziner im Kampf gegen die Pest

Er kam in einem fast bodenlangen Gewand aus gepresstem Leinen oder gewachstem Ziegenleder, an dem Keime nicht leicht haften blieben, mit einem flachen Zylinder am Kopf, Handschuhen, einer große Brille und vor dem Gesicht eine bis zu 20 Zentimeter lange Vorrichtung: die Schnabelmaske, die mit wohlriechenden und zugleich schützenden Substanzen, vor allem Kräutern, gefüllt war und ihm den Namen »Schnabeldoktor« einbrachte. In der Hand hatte er eine lange Rute, mit der er deutete, was zu tun sei, und die ihm einen Sicherheitsabstand zum Patienten ermöglichte. Mit ihm kam ein Diener mit einem Räuchergefäß, um mit Essig, Schwefel, Parfum oder Rauch die Räume des Patienten zu desinfizieren. Dieses typische, bekannte Bild des Pestarztes stammt aus dem 17. Jahrhundert. Doch Schnabelmasken waren viel weniger oft eingesetzt, als man es vermutet, und wenn, dann vor allem in Frankreich und Italien. Später galten sie als beliebtes Verkleidungsstück auf dem Karneval in Venedig.

Schon Jahrhunderte davor versuchten Ärzte, sich mit in Essig getränkten Schwämmen oder mit Kräutern gefüllten Tüchern vor dem Mund zu schützen. Andere träufelten Aquavit (Branntwein) auf Taschentücher und Gesichtsmasken. Bereits im Mittelalter schwor man auf die äußerliche, aber vor allem die innerliche Wirkung des Branntweins und trank ihn – aus Desinfektionsgründen – in rauen Mengen. Nicht umsonst

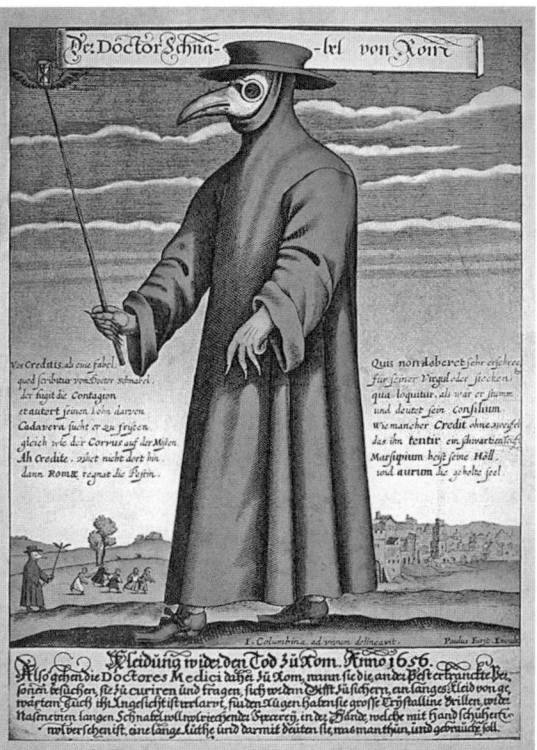

Paul Fürst (ca. 1656): *Der Doctor Schnabel von Rom*. Kolorierter Kupferstich eines Pestdoktors

förderte bereits die Pestepidemie Mitte des 14. Jahrhunderts das Branntweingewerbe.

Trotz alledem konnte man als Pestkranker nicht sicher sein, einen Arzt zu bekommen, denn Mediziner weigerten sich oft, Patienten zu behandeln, und beschränkten sich lieber darauf, wissenschaftliche Bücher zu verfassen. Auch das Pflegepersonal verweigerte den Dienst, sodass inhaftierte Strafgefangene zur Pflege der Kranken und Dahinsiechenden gezwungen wurden. Teils flüchteten die Ärzte sogar aus Wien. Erst bei der letzten großen Pestepidemie 1713 lernte man daraus und verbot den Ärzten bei Todesstrafe, die Stadt zu verlassen. Trotzdem scheute der studierte Mediziner die Behandlung der Pestbeulen oder Bubonen, wie sie genannt wurden, und ihrer Komplikationen. Dies gehörte zum Aufgabenbereich der Wundärzte, Heilkundigen, die chirurgische Tätigkeiten verrichteten und anstatt eines Medizinstudiums eine handwerkliche Ausbildung bei einem Meister der Chirurgie absolviert hatten. War die Pestbeule reif, wurde mit einer Lanzette oder einer Nadel hineingestochen und die offene Wunde mit einem glühenden Stahl oder Eisen verätzt. Eine weniger schmerzhafte Behandlung erfolgte mit Zugpflaster. Zu dessen »Herstellung wurden Skorpionöl/Spinnenöl/Krotenöl/Schlangen-Häut/berupffte lebende Taube/Hüner gebraucht. Item allerley Mist von Ochsen/Kühen/Gaissen/Tauben/ja auch von den Menschen applicirt. Man greift auch nach den gifftigen Mineralien als Arsenico, Quecksilber Auripigment, Spießglas. Eine andere Zusammensetzung besteht aus gekochtem Eiter mit Butter, Zwiebel, Myrrhe oder Theriak und Mithridat.« *(De cura Therapeutica der Ärzte und Chirurgen bei der großen Pest in Wien anno 1679)* Auch Schwitzbäder wurden angewandt oder das Einbalsamieren mit Öl sowie warme Umschläge mit Wein, Bier, Essig oder Milch.

»Heute geschlossen«

Während der Pestzeiten kam es immer wieder zu Schließungen von Gaststätten und Trinkstuben, allerdings nicht nur, um Menschenansammlungen zu vermeiden, sondern auch aus religiösen Gründen. Speziell im Mittelalter wurde oft die Ansicht vertreten, Seuchen seien eine Strafe Gottes. Da die Bevölkerung es bevorzugte, ins Wirtshaus zu gehen statt in die Kirche, und sich so von Gott abwandte, wurden die Trinkstuben und Gaststätten an Samstagen und Sonntagen geschlossen, damit die Menschen wieder Zeit hatten, an den Messen teilzunehmen und Gott zu versöhnen. So hieß es beispielsweise in der Infektionsordnung von 1597, dass »ein jeder Hauß-vater bey seinem Gesindt und untergebenen, gewißlich darob und daran sey, daß sie sich aller Gotteslesterung, unzucht, unmässigen fressen und saufen, deßgleichen anderer Laster und untugent gäntzlich enthalten und ein züchtige, Erbars, Gottseliges Leben an sich nehmen, wie dann auch allen Haußherrn und menigklichen hiemit anbevohlen würdet, daß sie ihr Gesindt und Ehehalten wann die Bettglocken wider den Türcken und abwendung anderer straffen geleit würde, zu Hauß und auf den Gassen zum Gebett ernstlich anhalten. An Son: und feyertägen vor verrichtung deß Gottsdienst und Predigt kein Keller zu eröffnen. Brandweins Verbott.«

Auch in der Infektionsordnung in Wien von 1860 wurde »Geist- und Weltlichen Obrigkeiten / auch Pflegern / Verwaltern / und Richtern gnädigst [angeordnet] / daß sie ernstlich darob seyn / damit an Sonn- und Feyertägen / vor verrichten Gottesdienst / weder in Würths- Leithgeb- noch andern Häusern / einiger Wein- Meth- Bier-Keller / oder anderer Trinck-Platz eröffnet / und dergleichen Tranck außgeleithebt« werde.

Gewerblich betriebene Gaststätten gab es in Mitteleuropa seit dem 13./14. Jahrhundert, in Tavernen wurden Wein und Bier angeboten. Alkohol durfte in Städten nur derjenige verkaufen, der das Bürgerrecht besaß oder Weingüter hatte. Schankwirten war es ausschließlich erlaubt, einige Wochen im Jahr offen zu haben. Diese Lokale waren mit Reisigbuschen gekennzeichnet, eine Tradition, die sich heute noch bei »Ausgsteckten« findet. Sogenannte Schildwirtshäuser hatten das Recht, Reisende, Fuhrwerke und Transporttiere über Nacht zu beherbergen, und sie waren auch jene Gaststätten, in denen größere Feierlichkeiten stattfanden. Dazu kamen noch die Klöster und Adeligen mit individuellen Rechten hinzu.

Besonders in Pestzeiten waren Wirte angehalten, keine Personen einzulassen, die aus Pestgebieten kamen. Die Sperrstunden sollten vorverlegt werden, weiters wurden die Wirte angewiesen, auf Hygiene zu achten, nicht nur in den Häusern, sondern auch auf den Straßen davor. Dazu kam ein Verbot, Schweine zu schlachten. Unterhaltungen durch Straßenmusikanten, Seiltänzer, Fechter, Gaukler usw. waren in Pestzeiten untersagt, große Familienfeiern wie Hochzeiten durften nicht stattfinden. Speisen und Getränke konnten nur durch ein kleines Tor verkauft werden. Selbst außerhalb von Epidemiezeiten durfte im Winter nicht länger als bis 21 Uhr offen gehalten werden, um zu verhindern, dass Bettler, Vagabunden und Zigeuner – also Menschen ohne einen festen Wohn- und Schlafplatz – sich gemütlich niederließen. Gerade bei diesen Bevölkerungsgruppen hatte man Angst, dass sie die Pest oder andere Infektionskrankheiten einschleppten. Im September 2020 hieß es in der österreichischen Tageszeitung *Der Standard*: »Zusammenkünfte würden sich nach 22 Uhr in den Privatraum verlegen, sagen Wirte.« Es hagelte Anzeigen, weil Gastronomen um 22 Uhr ihre Lokale offiziell schlossen und die Gäste als private Freunde weiter konsumieren ließen – nichts Neues, bereits Jahrhunderte davor verlagerten Wirte ihre Gäste nach der offiziellen Sperrstunde in ihre privaten Küchen und bewirteten sie dort weiter. So konnten die Gäste bei offiziellen Kontrollen versteckt oder getarnt werden. Wurde man erwischt, hagelte es auch im Mittelalter und der Frühen Neuzeit Geldstrafen.

Die Pest als »Inkubationszeit der Neuzeit«

Jahrhundertelang versetzte die Pest nicht nur Generationen in Angst und Schrecken, sondern bewirkte bereits im Mittelalter einen massiven Einschnitt und Wandel der gesellschaftlichen und wirtschaftlichen Strukturen. An geregelte Arbeits- und Wirtschaftsabläufe war nicht mehr zu denken, Arbeitskräfte wurden knapp, gleichzeitig stiegen die Preise für Gebrauchsgüter wie Tuch, Eisenwaren oder Salz. Eine jahrzehntelange Inflation war die Folge. Man wusste nicht, wenn man in der Früh aufwachte, ob man am Abend noch leben würde. Das bewirkte ein Umdenken. Zünfte ließen nun Personen zu, die früher keine Chance gehabt hätten, einen Handwerksberuf zu ergreifen. Nachgeborene Söhne konnten aufgrund der Entvölkerung auf dem Land einen eigenen Bauernhof erwerben, sozial schwach gestellten Menschen vermochte somit ein sozialer Aufstieg gelingen. Durch die unzähligen Pestopfer gab es weniger Bauern, für die nun viel mehr Ackerflächen zum Bewirtschaften zur Verfügung standen. Dadurch steigerte sich die Produktivität, der Einzelne erwirtschaftete deutlich höhere Erträge. Da auch die Lohnkosten stiegen, entstand ein gewisser Drang zu verstärkter Mechanisierung. Das Spätmittelalter beziehungsweise der Übergang in die Frühe Neuzeit gelten heute als Zeit eindrucksvoller technischer Errungenschaften und bereiteten indirekt die Industrielle Revolution vor.

Darüber hinaus machten die Menschen während der Pestzeiten die Erfahrung, wie schnell das Leben vorbei sein kann. Diese traumatischen Ereignisse führten dazu, dass sich die Leute etwas leisten wollten. Luxusprodukte boomten, Handel und Gewerbe erlebten ebenso wie die Handelsstädte einen neuen Aufschwung. Der österreichische Schriftsteller, Journalist und Theaterkritiker Egon Friedell (1878–1938) meinte, dass »jedes Zeitalter seine bestimmten Krankheiten« habe, die Pest aber die »Inkubationszeit« der Neuzeit sei, in der Adel und Klerus an Macht verloren, Bürger und Handwerker aufstiegen und auch der Bauer an gesellschaftlichem Wert gewann, und so interpretierte Friedell die Pest als eine Wegbereiterin der Renaissance.

Mit dem Erlöschen der Pest nahm das Bewusstsein um diese Krankheit ab, kaum ein Arzt in Wien oder in der Habsburgermonarchie hatte ab dem 18. Jahrhundert je einen Pestkranken zu Gesicht bekommen.

Die Pest kehrt nach Wien zurück –
Laboratoriumsdiener Franz Barisch infiziert

Im 18. Jahrhundert herrschte die Pest praktisch nur noch in ihren ursprünglichen Gegenden in Innerasien und Zentralafrika. In der zweiten Hälfte des 19. Jahrhunderts kam es auch dort lediglich zu kleineren Krankheitsausbrüchen. Eine etwas umfangreichere Ausbreitung erfolgte im Winter 1878/79 im Gouvernement Astrachan. Damals reagierte das deutsche Kaiserreich und sandte eine internationale Kommission in den Seuchenraum. Auch zwei österreichische Vertreter wurden als Delegierte mitgenommen, nämlich der Sanitätsreferent für Galizien Alfred Biesiadecki (1839–1889) und ein gewisser Dr. Kiemann. Im Jahr 1880 schrieben die Ärzte August Hirsch und Max Sommerbrodt im Vorwort ihrer *Mittheilungen über die Pest-Epidemie*: »Die Veranlassung zu dieser Mission gab, wie bekannt, der Umstand, dass im Jänner 1879 dunkle Nachrichten über das Auftreten einer mörderischen Seuche, der orientalischen Pest oder einer ihr nahestehenden, nicht weniger verderblichen und contagiösen Krankheit, aus dem Gouvernement Astrachan einliefen, welche einen panischen Schrecken in der europäischen Bevölkerung verbreiten und bei den Regierungen der den Grenzen des russischen Reiches zunächst gelegenen Staaten lebhafte Besorgnis vor der ihnen drohenden Gefahr einer Einschleppung der Seuche hervorriefen.« Administrative Schwierigkeiten verzögerten allerdings die Anreise, sodass die Kommission erst eintraf, als die Pest bereits wieder abgeklungen war. Somit waren die Ergebnisse der Forschungen über die Seuche nicht weiter ergiebig.

Ab den 1890er-Jahren allerdings änderte sich die Situation dramatisch. Im asiatischen Hochland ausgebrochen, kam die Pest 1894 nach Hongkong, gerade in jenem Jahr, in dem ihr Erreger entdeckt wurde, und erreichte 1896 Bombay, wo fast 11 000 Menschen starben. Von diesen beiden Hafen- und Handelsstädten aus wurde die Krankheit durch Personen und

Waren pandemisch verbreitet. Dank der strengen Kontrollen in Europa, insbesondere den Schiffsverkehr, aber auch den Warenhandel betreffend, und der hygienischen Maßnahmen in den Häfen, indem man Rattenplagen bekämpfte, gelang es, ein Übergreifen der Seuche auf Europa zu verhindern. Weil man sich jedoch gerade damals auf internationaler Basis intensiv in diversen Sanitätskonferenzen mit Vorkehrungen gegen die Ausbreitung von epidemischen Erkrankungen, allen voran der Cholera, befasste, sollten diese Maßnahmen nun auch gegen die Pest geltend gemacht werden.

Auf alle Fälle war man in Österreich auf der Hut. Einerseits fürchtete man, dass Pilger aus Mekka, die in die Habsburgermonarchie heimkehrten, die Pest mitbrachten, andererseits sah man im Hafen von Triest eine Gefahr durch den Schiffsverkehr aus Asien, zumal im November 1896 ein mit Pest infizierter Bootsmann auf einem türkischen Dampfer in der Hafenstadt starb. Glücklicherweise hatte er niemand anderen angesteckt. Doch nicht nur der Oberste Sanitätsrat in Österreich befasste sich gemeinsam mit dem Ministerium des Innern als oberste Gesundheitsbehörde sowie dem Handelsministerium mit Maßnahmen zur Seuchenabwehr. Die kaiserliche Akademie der Wissenschaften beschloss, 1897 die sogenannte Pestexpedition nach Bombay durchzuführen. »Nachdem die im Herbst 1896 in Indien ausgebrochene Beulenpest-Epidemie immer größere Ausmaße angenommen hatte, wurde am 17. Jan. 1897 von der math.-nath. Klasse der Akademie der Beschluß gefaßt, eine Expedition zur Erforschung dieser Krankheit nach Indien zu entsenden. Es konstituierte sich ein ›Comité in Angelegenheit der Expedition nach Bombay‹, dem die Herren Eduard Suess, Julius Ferdinand Hann, Adolf Lieben, Victor Gilbert v. Ebner-Rofenstein, Sigmund Exner, Carl Toldt u. Anton Weichselbaum angehörten. Als Mitglieder des Forscherteams wurden die Ärzte Heinrich Albrecht, Hermann F. Müller, Anton Ghon sowie Rudolf Pöch als ärztliche Hilfskraft gewonnen.« (*Archivbehelf Pest-Comité*,

Österreichische Akademie der Wissenschaften) Verstärkt wurde das Team durch den Prosekturdiener des Kaiserin-Elisabeth-Spitals Matthias Stöbich. Finanziert wurde die Expedition aus der der Akademie der Wissenschaften zur Verfügung gestellten Treitl-Stiftung.

Der Wiener Händler und Gemeinderat Joseph Treitl (1804–1895) hatte 1880 per Testament die Kaiserliche Akademie der Wissenschaften als Universalerbin eingesetzt. Er hinterließ ein Vermögen von 1,2 Millionen Gulden mit der Bestimmung, das Geld für wissenschaftliche Zwecke einzusetzen, die anderweitig nicht gefördert würden.

Ziele waren einerseits die klinische Beobachtung von Erkrankten, andererseits sollten pathologische, aber auch mikroskopische und histologische Untersuchungen sowie die Durchführung von Tierversuchen vor allem wichtige Fragen zum Infektionsmodus klären. Die Gesellschaft der Ärzte regte an, den Teilnehmern an der Pestexpedition Fragen und allfällige Anliegen zur Pestforschung und Seuchenverbreitung mitzugeben. Österreich war nämlich das erste Land, das eine Pestkommission entsandte, weitere Kommissionen folgten erst danach aus Deutschland und Russland, darunter mit dem Bakteriologen Robert Koch als Teilnehmer.

Gestartet wurde die österreichische Forschungsreise am 3. Februar 1897 in Triest an Bord des Eildampfers »Imperator« der österreichischen Lloyd-Gesellschaft. Am 20. Februar erreichten die Kommissionsmitglieder Bombay. Als Arbeitsräume wurde ihnen ein Schulbau im Stadtzentrum zugewiesen, die hauptsächlichen Forschungen und Untersuchungen fanden im Arthur-Road-Hospital statt. Hermann Franz Müller (1866–1898) übernahm die klinischen Untersuchungen, Heinrich Albrecht (1866–1922) und Anton Ghon (1866–1936) die pathologischen und bakteriologischen. Rudolf Pöch (1870–1921) unterstützte die Ärzte und war für die Blutuntersuchungen sowie die fotografischen Aufnahmen verantwortlich. Ganz einfach war es für die österreichischen Ärzte nicht, denn die ansässige Bevölkerung protestierte gegen Sektionen von an Pest verstorbenen Patienten. Die Expedition dauerte bis Ende April, am 1. Mai wurde die Rückreise angetreten.

Während der Rückreise war das Schiff mit der gelben Quarantäneflagge gekennzeichnet, niemand durfte von Bord gehen. Alle Kommissionsmitglieder klagten nach der Ankunft in Bombay über leicht geschwollene Lymphknoten in den Achseln und entsprechende Schmerzen. Dieser Zustand dauerte auch noch nach der Rückkehr in Wien am 18. Mai an und deutete auf eine milde Form einer Pestinfektion hin.

Um die Forschungen in Wien weiterführen zu können, wurde in der Prosektur des Allgemeinen Krankenhauses ein eigenes Arbeitszimmer, das sogenannte Pestzimmer, eingerichtet, das entsprechend von anderen Räumen abgeschirmt war. Dort wurde mit lebenden Pestbakterienstämmen gearbeitet. Auch die mit Pest infizierten Tiere waren in diesem Raum untergebracht.

Die kaiserliche Akademie der Wissenschaften stellte nun die Arbeitsaufträge, das aus Bombay mitgebrachte pathologisch-anatomische Material zu bearbeiten und durch Tierversuche festzustellen, wie das Bakterium in den Organismus eindringt, sowie ebenfalls anhand von Tierversuchen herauszufinden, wie man eine Immunisierung gegen die Pest erreichen kann.

Da die Ärzte Albrecht und Ghon wieder ihren gewohnten Dienst am Pathologisch-anatomischen Institut übernehmen und auch Müller und Pöch an die medizinischen Kliniken zurückkehren mussten, wurde ihnen für ihre Forschungen der Laboratoriumsdiener Franz Barisch (gestorben 1898) zugeteilt. Er kam aus dem bakteriologischen Laboratorium des Pathologisch-anatomischen Instituts und war daher mit den Gefahren solcher Arbeiten durchaus vertraut. Von August 1897 bis Oktober 1898 fanden die Untersuchungen zur Morphologie, zum Verhalten und zum Überleben der Pestbakterien statt, wobei hierfür insgesamt über 750 Versuche mit verschiedenen Tieren, darunter Meerschweinchen, Kaninchen, Ratten, Mäuse, Hunde,

Katzen, Schweine, Affen, Hyänen, Vögel, Schlangen, Eidechsen und Frösche, durchgeführt wurden. Spontaninfektionen traten nur bei Nagetieren, Meerschweinchen und Affen auf, wobei die Tiere mehrmals erkranken konnten. Das Entstehen und der Verlauf der Krankheit glich jenem beim Menschen. Betreffend den Übertragungsweg der Pest interessierte der intensive Bakterienbefall der Darmzotten – und nach deren Zerfall die massenhafte Ausscheidung über den Kot. Die Versuche, Ratten mit einer Injektion steigender Mengen von schwach virulenten Pestbakterien zu immunisieren, zeigten Erfolg. Während dieser Versuche steckte sich im Oktober 1898 Barisch aus Unachtsamkeit – böse Zungen behaupteten, er wäre einem guten Tropfen nicht abgeneigt gewesen – mit dem Pesterreger an. Zunächst wurden seine Symptome von den behandelnden Ärzten Anton Ghon und Hermann Franz Müller eher als Grippe oder Lungenentzündung gedeutet, Barisch aber trotzdem in eine Isolierstation im Allgemeinen Krankenhaus gebracht. Er starb am 18. Oktober an einer pulmonalen Infektion. Im mikroskopischen Befund fand sich der Pesterreger.

Im *Montagsblatt aus Böhmen* war wenige Tage später, am 24. Oktober 1898, zu lesen: »›Die Pest in Wien!‹ – wer wollte es leugnen, daß dieser Ruf schauerlich und beängstigend in das Getriebe der letzten Woche hineinklang? Wer hätte ohne tiefes Mitleid von den Opfern des ›bakteriologischen Dienstes‹ vernommen, dessen Gefährlichkeit erst jetzt im vollen Umfange erkannt wird? Der arme Diener, der seiner Sicherheit nicht achtend, die Meerschweinchen und Kaninchen hegte, an denen die Wissenschaft ihre Experimente macht, spielte unbewußt mit einem Feuer, das verheerend um sich greifen kann – der tief bedauernswerthe Mann ist zum Märthyrer der modernen Forschung geworden. Je schlichter seine Stellung, desto beklagenswerter sein Schicksal.«

Die Barisch zur Verfügung gestellte Pflegerin Albine Pecha (1877–1898) begann zwei Tage nach Barischs Tod hochzufiebern. Gemeinsam mit Barischs zweiter Pflegerin, Johanna

Hochegger, und dem behandelnden Arzt Hermann Franz Müller kam sie in ein Isolierzimmer im Kaiser-Franz-Josef-Spital, der heutigen Klinik Favoriten, die mit ihrem Schwerpunkt für Infektionskrankheiten auch die erste Anlaufstelle für Corona-Patienten in Wien im Jahr 2020 war. Strengste Sicherheitsvorkehrungen wie Absperrungen rund um die Exspektanzbaracke, das Führen von Gesprächen ausnahmslos durch das Fenster und die Übergabe der Nahrung ohne direkten Patientenkontakt sollten weitere Ansteckungen verhindern. Rudolf Pöch übernahm die Behandlung der Patienten. Mithilfe eines Pestserums, das man aus dem Pasteur-Institut in Paris herbeigeschafft hatte, versuchte man, die Kranken zu kurieren. Bei Müller und Pecha vergeblich, sie fielen der Seuche zum Opfer. Müller hustete, fieberte, delirierte, hatte blutigen Auswurf, Brustschmerzen und war zyanotisch. Die Behandlung mit dem Serum lehnte er ab und erleichterte sich zuletzt selbst seinen Zustand mit Morphium, Alkohol und Digitalis.

Am 29. Oktober 1898 brachte das *Bregenzer Tagblatt* – wie auch andere Tageszeitungen – in berührender Weise die Lebensgeschichte von Albine Pecha, die alles andere als Krankenschwester werden wollte: »Die erkrankte und höchst wahrscheinlich dem Tode geweihte Wärterin Albine Pecha ist die Jüngste von neun Geschwistern gewesen. Ihr Vater ist Eisenbahnbediensteter in der Nähe von Budweis. Als Albine selbständig arbeiten und in Dienst treten konnte, ging sie nach Wien. Albine war die schönste von den Schwestern. Vor zwei Jahren kam Albine als Stubenmädchen in das ›Hotel du Nord‹ in der Kaiser Josefstraße, wo ein sehr reicher verwitweter Hausherr sich in das hübsche Stubenmädchen verliebte und sich bereit erklärte, sie zu heirathen. Albine Pecha gab dem Mann, der bereits erwachsene Kinder besitzt, einen entschiedenen Korb. Da die Nachstellungen von seiner Seite nicht aufhörten, verließ sie ihren Dienst und nahm in diesem Frühjahr einen Posten als Stubenmädchen in einem ersten Hotel in Karlsbad an. In diesem Hotel wohnte ein Irländer, ein leidender Herr in den besten Jahren, Albine hatte das Zimmer zu warten, das der steinreiche Mann innehatte. Dieser Irländer stellte Albine den Antrag, als Gesellschafterin und Pflegerin zu ihm in die Heimath zu gehen, ihre Stellung wurde von ihm kontraktlich garantirt. Sie nahm den Antrag an und fuhr mit ihm nach Belfast. Da der Irländer leidend war und sie ihn auch zu pflegen hatte, sollte sie einen praktischen Kurs in der Krankenpflege machen und wurde nach Wien geschickt, um sich im Allg. Krankenhaus die nöthigen Kenntnisse zu erwerben. Am 25. Juni traf Albine Pecha in Wien ein und fand bei ihrem Oheim, dem Postunterbeamten Mathias Baclik Unterkunft. Nun bewarb sich das Mädchen um eine Stelle als Krankenwärterin im Rudolfinum und stellte sich der Oberin der Krankenpflegerinnen vor. Die Oberin lehnte die Dienste Albinens mit der Motivirung ab, daß sie zu jung sei. Albine Pecha suchte nun im Allgemeinen Krankenhause eine Stelle und wurde vorgemerkt. Vor zwei Monaten wurde sie als Aushilfswärterin angestellt; Albine war bald auf der, bald auf jener Abtheilung, wo man Aushilfe brauchte, in Verwendung. Am 1. November sollte sie das Spital verlassen, um nach Irland zurückzukehren. Da wurde sie und die ebenfalls erst seit Kurzem im Spitale befindliche Wärterin Hochegger berufen, den Spitaldiener Barisch zu pflegen. Bei diesem Samariterdienste holte sich Albine Pecha den Keim der furchtbaren Krankheit.«

Die Pflegerin Hochegger hatte ebenfalls Fieber, kam aber mit einer Lungenentzündung davon. Knapp über 180 Jahre nach Erlöschen der Pest war die Krankheit als »Laboratoriumspest« nach Wien zurückgekehrt. Die wissenschaftliche Expedition endete tödlich und führte zum Abbruch der Forschungen. Ein permanentes Pestkomitee, das aus Vertretern des Sanitätsdepartements des Ministeriums des Innern, des niederösterreichischen Landesausschusses, der Statthalterei, des Wiener Magistrats und der Polizeidirektion bestand, wurde im Rathaus eingerichtet und traf sofort Verfügungen, um die Ausbreitung der Pest zu verhindern, wobei einige davon durchaus aus der Corona-Pandemie bekannt sind. Die Ambulatorien im Wiener Allgemeinen Krankenhaus wurden gesperrt und ein Krankensaal für etwaige Pestfälle adaptiert. Es durften nur noch all jene Patienten behandelt werden, bei denen eine dringende Nachbehandlung nötig war. Patienten, die in Spitälern lagen, durften nicht mehr besucht werden. Alle aufschiebbaren Untersuchungen und Operationen wurden in den Spitälern abgesagt und verschoben. Der Vorlesungsbetrieb mit den Übungen zu Untersuchungen am Krankenbett wurde eingestellt. Ärzte und Pflegepersonal durften die Spitäler nicht mehr verlassen und waren dort praktisch interniert. Das Allgemeine Krankenhaus und das Epidemiespital brachen ihre Kontakte zu anderen Spitälern Wiens ab. Die Abteilung für Infektionskranke am Kaiser-Franz-Josef-Spital wurde geschlossen, dafür wurden am Gelände des Spitals Pestbaracken errichtet. In Hernals richtete man ebenfalls ein Epidemiespital ein mit einer Kapazität von 50 Betten. Die ungarischen Behörden ersuchten um dringende Meldung an das Ministerium, wenn ein Patient mit ungarischer Staatsbürgerschaft aus einem Wiener Krankenhaus entlassen werden sollte.

Das Pestkomitee musste stark gegen Fake News ankämpfen. Weil die Zeitungen eifrigst Bericht erstatteten, geriet die Wiener Bevölkerung in helle Aufruhr. So schrieb das *Deutsche Volksblatt* am 23. Oktober 1898: »Tagelang ist ein Pestkranker auf der Klinik mitten unter Kranken, die wieder untereinander mit Wärterinnen, Aerzten und Studenten, mit Besuchern in engsten Contact kommen; Hundert und Hunderte von Personen verkehrten dieser Tage in diesem verseuchten Spitale. – Jetzt nach so langer Zeit, wo es eben nichts mehr zu vertuschen gibt, jetzt wird desinficirt und isoliert – während schon die Pest in Wien verbreitet sein könnte!«

Zwei Tage später war in derselben Zeitung zu lesen, dass die Ärzte »in der schrecklichen Katastrophe, welche über unsere Stadt hereingebrochen ist« völlig uneinig in der Behandlung seien und die Wissenschaft der Pestseuche »noch vollkommen hilflos gegenübersteht«. Und am 28. Oktober war ebenfalls im *Deutschen Volksblatt* zu lesen: »Wir wissen, daß die Mutter des Barisch nach Laa an der Thaya gereist ist. Man hat sie ruhig fortfahren lassen und hat so, zum Unterschiede von Professor Nothnagel, welcher in einem Wagen mit Gummirädern die Pest in Wien spazieren führt, die Pest mit der Eisenbahn nach Laa geschickt.«

Hermann Nothnagel (1841–1905), der Vorstand der I. Medizinischen Klinik in Wien, wurde zum Buhmann im *Deutschen Volksblatt* erklärt. Man warf ihm Versäumnisse bei den Isolierungs- und Desinfektionsmaßnahmen vor: »Erst Mittwoch Abends wurde Frau Barisch isolirt und gestern, also nach vier, respective fünf Tagen wurde die Wohnungseinrichtung weggeschafft und in den Sterilisirungsofen gebracht. Bis vorgestern konnten sich die Wärterinnen frei im Krankenhause bewegen.« Nothnagels Pensionierung wurde gefordert, weil er sich selbst nach einer Untersuchung von Barisch nicht in Quarantäne begeben hatte und weil er einen Quartalssäufer beschäftigte. Gäste aus den Wiener Innenstadthotels reisten ab.

Einige Zeitungen verbreiteten Gerüchte, dass mit Pest infizierte Ratten aus dem Labor entkommen und in die Kanäle des Allgemeinen Krankenhauses gelangt seien. Sogar die Gedärme des Barisch sollen in den Spitalskanal geworfen worden sein. Auch wenn sich der Universitätsprofessor für Hygiene Max Gruber (1853–1927) am 27. Oktober in der *Znaimer Zeitung* massiv gegen diese Vorwürfe wehrte und diese als Unwahrheit bezeichnete, ließ Bürgermeister Karl Lueger (1844–1910) die Wiener Kanäle mit Hochquellwasser durchspülen. In weiterer Folge wurde debattiert, ob bakteriologische Experimente im Labor durchgeführt werden sollen. Bezüglich der Pest wurde jedenfalls jede weitere Forschung untersagt, alle infizierten und immunisierten Tiere mussten getötet, alle Utensilien und Gebrauchsgegenstände verbrannt und das Arbeitszimmer mehrmals desinfiziert werden.

Geschürt wurde die aufgeheizte Stimmung in Wien noch durch allgemeine Berichte über den schlechten Zustand des Allgemeinen Krankenhauses. Die Ambulatorien wären hoffnungslos überfüllt, die Operationssäle mangelhaft ausgestattet und die Hörsäle viel zu klein und eng. Lueger betonte dann noch in einer Debatte über das Züchten von Pestbakterien in Wien, dass das Allgemeine Krankenhaus zur Zeit der Gründung 1784 etwas Einzigartiges war, jetzt aber überholt sei, den Anforderungen nicht mehr entspräche und ein neues Spital an anderer Stelle in modernerem Stil gebaut werden solle – eine weise Voraussicht, die allerdings erst 1991 mit dem Beginn der Übersiedelung in das Neue Allgemeine Krankenhaus am Währinger Gürtel, das drei Jahre später feierlich eröffnet wurde, realisiert werden konnte.

Als Ergebnis der Forschungen der Pestkommission entstanden aber immerhin Anordnungen für die Statthaltereien und andere Dienststellen mit hygienischen Maßnahmen zur Bekämpfung der Pest, aber auch zur Pestprophylaxe. Infektionen mit Viren in Laboratorien kommen allerdings auch im 21. Jahrhundert vor, wie noch zu lesen sein wird.

Über die drei Pestopfer hinaus stand die Pestexpedition auch für die anderen Teilnehmer unter keinem guten medizinischen Stern. Heinrich Albrecht und Anton Ghon wurden, wenn schon nicht Opfer der Pest, so einer anderen Seuche, nämlich der Tuberkulose. Rudolf Pöch, der spätere erste Ordinarius für Anthropologie und Ethnographie an der Universität Wien, nahm nach dieser ersten Expedition an weiteren Forschungsaufenthalten teil, die bis heute Anlass zu Diskussionen geben. So mussten von ihm mitgebrachte Skelette aus Australien und Südafrika, die er teils auf illegalem Wege erworben hatte, zwischen 2009 und 2012 aus Österreich in die Ursprungsländer zurückgegeben werden.

Vom Seuchenkordon zur Sanitätskonferenz

Die Militärgrenze im Dienste der Volksgesundheit

Kilometerlange Staus im Jahr 2020 bei der Einreise von Italien, Slowenien oder Deutschland nach Österreich, Blockabfertigungen vor dem Karawankentunnel und am Brenner, Verkehrsstillstand bei der Ausreise in Richtung Ungarn auf der A 4 oder am Walserberg. Bilder, die wir normalerweise mit Hochsommer und Urlaubszeiten oder Shoppingtouren vor Weihnachten in Verbindung bringen. Diesmal waren jedoch gesundheitspolizeiliche Kontrollen die Ursache. Formulare mussten ausgefüllt, Corona-Tests vorgezeigt werden, dennoch war für viele Heimkehrer das Passieren der Grenze nach Österreich mit einer rund zehntägigen Quarantäne verbunden. Und nicht zuletzt reagierte man auf das Coronavirus sogar mit temporären Grenzschließungen. Für jene Generationen, für die der Schengen-Raum und damit die Möglichkeit, sich innerhalb dieser Mitgliedstaaten ohne Grenzkontrollen frei zu bewegen, zur Selbstverständlichkeit geworden ist, eine schiere Katastrophe.

Für Händler, Reisende und Diplomaten waren verstärkte Grenzkontrollen und Quarantänebestimmungen aus Gesundheitsgründen ab dem Mittelalter ein alltägliches und gewohntes Bild. Egal ob Pest, Cholera, Fleckfieber, Typhus, Pocken oder SARS, immer wieder wüteten verheerende Infektionskrankheiten in Europa, aber auch weltweit. Ab dem 16. Jahrhundert errichtete man im Habsburgerreich eine bis zu 1850 Kilometer lange Sicherheitszone, die Militärgrenze oder Vojna Krajina, gegen das Osmanische Reich, mit dem Ziel, nicht nur die Expansion der Osmanen nach Zentraleuropa, sondern auch die Verbreitung von epidemischen Krankheiten zu verhindern.

Verstärkte Bekanntschaft mit eingeschleppten Seuchen machte die Bevölkerung in West- und Mitteleuropa bereits ab der Zeit der Kreuzzeuge. Als vom Ende des 11. bis zum 13. Jahrhundert die Kreuzfahrer mit diversen, bis dahin oft unbekannten Erkrankungen oder diffusen Hautausschlägen nach Österreich zurückkehrten, wurden sie unmittelbar isoliert und in Quarantäne geschickt. Quarantäneeinrichtungen befanden sich damals beispielsweise in den von kirchlichen Stiftungen oder privaten Förderern errichteten Bürgerspitälern. Diese hatten nichts mit einem Krankenhaus im heutigen Sinn gemeinsam, sondern dienten als Zufluchtsstätte und Betreuungseinrichtung für alte Menschen, sozial Schwache, chronisch Kranke, körperlich Beeinträchtigte, schwangere Frauen, arbeitsunfähig Gewordene und eben infektiöse Patienten. Darüber hinaus gab es oft eigene Räume, in denen Pilger, vor allem während Großwallfahrten, übernachten konnten.

Ab dem 14. Jahrhundert war es für Reisende und Kaufleute üblich, wenn sie aus der Ferne nach Europa zurückkehrten, sich in Quarantäne begeben zu müssen. So versuchte man vor allem der Verbreitung der Pest durch den Seehandel vom Schwarzen Meer über das Mittelmeer Einhalt zu gebieten. In der Handelsstadt Ragusa, dem heutigen Dubrovnik, wurde 1377 beschlossen, Schiffen, die aus einem Pestgebiet kamen, eine sofortige Landung zu verbieten. Die Schiffsbesatzung sowie die Händler an Bord wurden 30 Tage auf einer nahe gelegenen Felseninsel isoliert und durften erst in den Hafen einlaufen, wenn niemand an Bord Symptome einer Erkrankung zeigte. Die Personen am Schiff wurden mit Nahrungsmitteln versorgt, sonst durfte niemand in ihre Nähe. Bei Verstößen drohte den Bürgern aus Ragusa ebenfalls eine 30-tägige Zwangsisolation mit den möglicherweise Pestinfizierten.

In Venedig, einer der führenden Seemächte im Hochmittelalter, das insbesondere Handel mit dem Orient betrieb, mussten Schiffe ebenfalls 40 Tage lang auf vorgelagerten Inseln, unter anderem auf Lazzaretto Vecchio, oder im Hafen liegen, bevor die Besatzung an Land und die Waren ausgeladen werden durften. Die Waren wurden vor der Ausschiffung zudem speziellen Reinigungsmaßnahmen unterzogen. Sie wurden gelüftet, in die Sonne gelegt und mit Rosmarin, Wacholderbeeren und sonstigen Kräutern ausgeräuchert. Häute und Felle wurden in Essig gewaschen, andere Gegenstände in kochendes Salzwasser getaucht. Genua, Pisa und Marseille schlossen sich diesen Maßnahmen an.

Im Lauf der Jahre wurde die Versorgung der Reisenden aus Risikogebieten professioneller organisiert. So adaptierte Ragusa 1397 auf einer vorgelagerten Insel ein Kloster als Isolierstation, um potenzielle Kranke zu versorgen, später wurde ein sogenanntes Lazareti errichtet. Dieses bestand aus acht Gebäuden mit separaten Eingängen, einer Wasserversorgung und strengen Vorschriften wie Ausgangsverbot und Abstandsregeln. Ärzte, Pflegepersonal und Priester kümmerten sich um die in Quarantäne befindlichen Personen. In Venedig wurden ab 1468 die tatsächlich Kranken von den Verdachtsfällen getrennt und auf unterschiedlichen Inseln isoliert.

Schlupflöcher gab es allerdings immer, und so konnten sich jene Händler, die über genügend Kapital verfügten, von der Quarantäne freikaufen. Aber auch illegale Bestechungen der Kontrollorgane von Händlern, die ihre Waren unbedingt an den Mann bringen wollten, waren an der Tagesordnung. Daher ist es nicht weiter verwunderlich, dass sich die Pest von Venedig über den Brenner nach Österreich und weiter in den mitteleuropäischen Raum verbreitete.

Der »Ferne Osten« – ein Hort der Epidemien

Pocken, Pest, MERS-CoV und SARS sind Infektionskrankheiten, die man unweigerlich mit Asien oder dem Mittleren Osten verbindet. Extreme Bevölkerungsdichte und eine rasche Urbanisierung zerstören den Lebensraum von Wildtieren, die daher gezwungen sind, näher an die Städte und damit an Menschen sowie Haustiere heranzukommen. Gerade Wildtiere wie etwa Fledermäuse sind jedoch Träger von zahllosen Viren und können nicht nur Haustiere, sondern in weiterer Folge auch Menschen infizieren. In ländlichen Gegenden wiederum leben Familien oft mit ihrem Viehbestand auf engstem Raum zusammen. Da die veterinärmedizinischen Bestimmungen mit denen in Europa nicht vergleichbar sind und zum Beispiel durchgängige Kontrollen des Gesundheitszustands der Tiere oder der Futterzusätze fehlen, ist eine Übertragung von Krankheiten von Schweinen, Hühnern oder Rindern auf den Menschen wahrscheinlicher. Dies gilt auch für Märkte, wo sich große Menschen- und Tiermassen zugleich aufhalten und die hygienischen Bedingungen ebenfalls nicht immer eingehalten werden können.

Das kaiserliche Heer – die sicherste Abwehr
von Viren und Bakterien

Ab dem Jahr 1520 versuchte das Osmanische Reich, das sich damals aufgrund seines großen Territoriums, seiner Bevölkerungszahl, seiner wirtschaftlichen und militärischen Ressourcen und seines leistungsstarken Verwaltungsapparats zu einer Weltmacht entwickelt hatte, Innerösterreich, wozu Steiermark, Kärnten, Krain und das istrische Küstenland zählten, unter seine Herrschaft zu bringen. Damit begann ein über Jahrhunderte währender (Klein-)Krieg entlang der habsburgischen Grenze zum Osmanischen Reich, der massive Abwehrmaß-

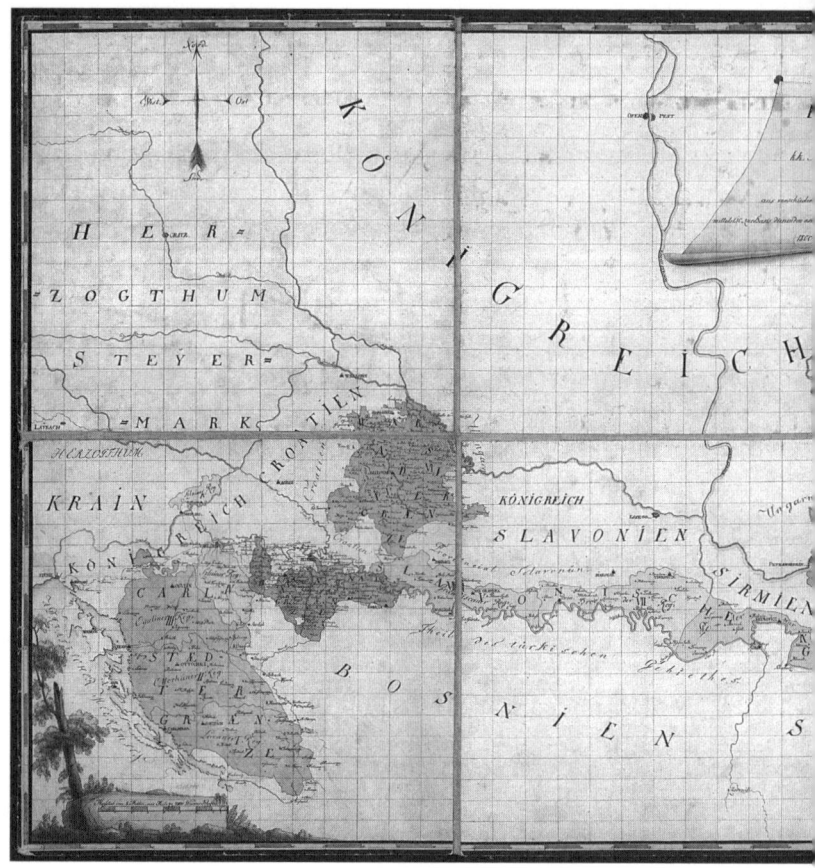

nahmen etwa in Form des Aufbaus einer Sicherheitszone erforderte. Um 1522 begannen die Habsburger, diese Schutz- und Verteidigungszone nahezu um die gesamte Balkanhalbinsel zu errichten, mit dem vorrangigen Ziel, die ansässige Bevölkerung zu unterstützen und die herannahenden Osmanen zurückzudrängen.

»Die Militärgrenze war in ihrer ersten Grundlage eine Schöpfung der Nothwehr gegen das Anstürmen der Türken, welche von ihrem Glaubensfanatismus aufgestachelt, über die Trümmer des serbischen Reiches hinwegschreitend, in grossen Haufen durch das Donauthal und die ungarische Tiefebene in das Wiener Becken vordrangen. Viele Tausende von Christen

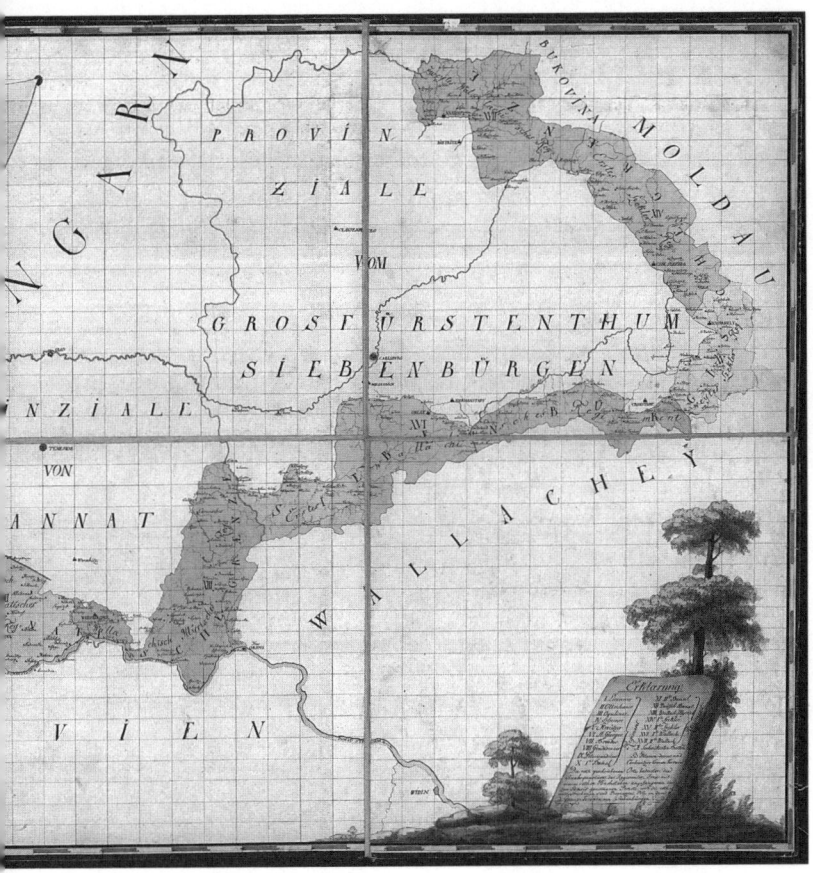

Karte der »k. k. Militair Gränzen«

wurden von ihnen getödtet oder in die Sklaverei geschleppt, blühende Städte dem Erdboden gleichgemacht.« So wird die Militärgrenze rückblickend 1898 in der von Carl Schmarda (1826–1899) zusammengestellten *Kurzgefasste[n] Geschichte des k. u. k. Otočaner Infanterie-Regiments Graf Jellačić No 79 und seiner Stammregimenter* beschrieben.

Zunächst wurden die Gebiete der Militärgrenze mit freien wehrhaften Bauern besiedelt, rasch jedoch musste man erkennen, dass dies allein zu wenig war, und es wurden feste militärische Stützpunkte angelegt. Die Militärgrenze hatte zur Zeit ihrer größten Ausdehnung um 1850 insgesamt eine Länge von 1850 Kilometern und eine Fläche von rund 50 000 Quadratkilometern. Sie verlief von der Adria bis in die Bukowina und umfasste vier Teilabschnitte, nämlich die kroatische Militärgrenze, die von 1538 bis 1878 bestand, die slawonische (oder windische) Militärgrenze von 1702 bis 1881, die Banater Militärgrenze von 1742 bis 1872 und die Siebenbürger Militärgrenze von 1764 bis 1851.

Von 1849 bis 1881 bildeten die Bezirke der Militärgrenze ein eigenes, dem Kriegsministerium unterstelltes Kronland mit 200 000 Quadratkilometern, 1,01 Millionen Einwohnern, zwölf Städten, den sogenannten Militärkommunitäten, neun Märkten und 1760 Dörfern. Stationiert waren in Spitzenzeiten der Ausdehnung der Grenze 17 Infanterie-Grenzregimenter, die aus je vier Bataillonen bestanden, ergänzt durch ein zusätzliches Grenzbataillon, mit gesamt gesehen rund 17 000 Mann.

Neben den Aufgaben der Verteidigung kam der Militärgrenze auch im Schutz gegen die Ausbreitung von Epidemien eine wichtige Bedeutung zu. Für die Bevölkerung der Habsburgermonarchie galten die Osmanen nicht nur als ein Hort des Schreckens, sondern von ihnen ging die große Gefahr aus, Infektionskrankheiten über Serbien, Ungarn und die damalige Untersteiermark in das Gebiet des heutigen Österreichs und weiter nach Europa einzuschleppen.

Eigentlich hatte das osmanische Heer mit seinen strengen Vorschriften eine gesunde Armee. Das Alkoholverbot erhöhte die Disziplin, die Abwesenheit von Frauen stärkte die Kampfkraft generell, da die osmanischen Soldaten dadurch weniger an Geschlechtskrankheiten litten als die Soldaten im kaiserlichen Heer, wo stets Marketenderinnen mit ins Feld zogen. Darüber hinaus wirkten sich die religiös bedingten vorgeschriebenen Waschungen auf die hygienischen Verhältnisse bei den Osmanen positiv aus. Trotzdem galten die Türken aus westlicher Sicht als »wild« und »unkultiviert«. Das rasche Erkennen von ersten Anzeichen des Auftretens einer epidemischen Erkrankung und das sofortige Einleiten entsprechender Gegenmaßnahmen zählten daher zu den wichtigsten Aufgaben der Grenzsoldaten.

Carl Schmarda berichtete darüber: »Die Grenzer hielten [...] nicht allein gegen den Erbfeind des christlichen Glaubens Tag und Nacht Wache, sondern sie standen auch in Folge des 1710 erflossenen Pestpatents mit geschultertem Gewehre auf ihrem Posten, um die Einschleppung der Pest, dieser ansteckenden, mörderischen Krankheit durch Reisende aus dem Orient zu verhüten. Die Čardaken [kleine Schutzfestungen, bestehend aus einem befestigten Erdgeschoss und einem hölzernen Obergeschoss] wurden vermehrt, alle Schleichwege besetzt, damit weder Personen noch Gegenstände mit den giftigen Miasmen der Pest in das Innere des Landes dringen und die Krankheit fortpflanzen könnten.«

Im Jahr 1710 wurde durch das Pestpatent geregelt, dass die damals entvölkerten Gebiete in Südungarn und Kroatien durch freie Bauern besiedelt werden und diese dort zu immerwährender Grenzverteidigung verpflichtet sind.

Im kaiserlichen Pestpatent von 1737 hieß es, dass das Militär das beste und einzig sichere und konstruktive Instrument sei, um das Eindringen von Seuchen zu verhindern. Daher wurden an der Grenze gegen das Osmanische Reich überall dort, wo es keine natürlichen Barrieren wie Felsen oder Flüsse gab, künstliche Hindernisse mit Zäunen, tiefen Gräben, Verbauungen und Dickicht, ein sogenannter Grenzkordon, errichtet, um die potenziell infektiösen Eindringlinge vom Übertritt in die Habsburgermonarchie abzuhalten.

Das Blockieren von illegalen Grenzübertritten war eine der wichtigsten Präventivmaßnahmen, die andere war die konsequente Kontrolle des Gesundheitszustandes der Einreisenden. Um dies zu bewerkstelligen, wurde ab dem beginnenden 18. Jahrhundert, insbesondere aber zur Zeit Kaiser Karls VI. und seiner Tochter Maria Theresia, ein flächendeckendes Netz von Quarantäne- beziehungsweise Kontumazstationen, der

Seuchenkordon oder Cordon sanitaire, errichtet. Darüber hinaus wurden Verordnungen erlassen und ein Maßnahmenkatalog – wie wir es heute nennen würden – im Kampf gegen die Epidemien erstellt.

Anfangs unterstand dieser Seuchenkordon der Sanitätshofkommission als verantwortliche Hofstelle für das gesamte Sanitätswesen, 1776 wurde er dem Militär übertragen. Die größte Quarantänestation lag in Semlin, einem heutigen Stadtbezirk von Belgrad, dem damals wichtigsten Knotenpunkt für die Überwachung des Warenaustausches zwischen den Habsburgern und den Osmanen. Aber auch die Städte Ofen und Pest, die Vorläufer des heutigen Budapests, galten beispielsweise als besonders gefährdete Orte, von denen sich Seuchen ausbreiteten und die Wiener Bevölkerung bedrohten.

Die Grenzwache erfolgte durch Patrouillen und Wachposten, die aus der örtlichen Bevölkerung rekrutiert wurden. Als Kontumazdirektoren, also Leiter der Quarantänestationen, fungierten Ärzte, denen zusätzliches Personal, darunter Wundärzte, Geistliche und Dolmetscher, zur Verfügung gestellt wurden. Reisende aus dem Osmanischen Reich durften die österreichische Grenze ausschließlich an diesen Kontumazstationen passieren. Dort mussten sie sich einer detaillierten Befragung, einer gründlichen Reinigung sowie einer eingehenden medizinischen Untersuchung unterziehen und durchschnittlich drei Wochen in Quarantäne bleiben. Diese konnte im Bedarfsfall, vor allem wenn Epidemien grassierten, auf bis zu 40 Tage verlängert werden. Pestverdächtige waren in eigenen Hütten untergebracht, Erkrankte kamen in ein Lazarett, offensichtlich Gesunde wurden mit mehreren Personen in Kontumazhäusern oder Kontumazhütten einquartiert. Die mitgeführten Tiere wurden, nachdem ihnen Sattel, Halfter, Stricke und Decken abgenommen worden waren, gereinigt, indem sie beispielsweise Flüsse durchqueren mussten oder an den Ufern oder in errichteten Schwemmteichen gewaschen wurden. Die in Quarantäne befindlichen Personen und Tiere wurden täglich kontrolliert und auf ihren Gesundheitsstand hin überprüft.

Da zwischen der Habsburgermonarchie und dem Osmanischen Reich rege Handelsbeziehungen bestanden, kam den Kontrollinstanzen nicht nur im sanitätsdienstlichen, sondern auch im bürokratischen Bereich eine wichtige Bedeutung zu. Für Handelsgut und Geld galten nämlich ebenso strengste Sicherheitsregeln.

Der Warenaustausch erfolgte unter der Leitung von Inspektoren in den sogenannten Rastellämtern, die ebenfalls dafür sorgen sollten, dass die Einschleppung von Seuchen verhindert wird. Hier standen sich die jeweiligen Händler, getrennt durch Barrieren, meist Gitter, und mit einem entsprechenden Sicherheitsabstand, gegenüber und mussten die Waren einem Reinigungsdiener übergeben, bevor sie der Handelspartner in Empfang nehmen durfte. Dabei unterschied man zwischen Waren, die leicht Keime aufnehmen konnten, also jene mit einer rauen, porösen, zottigen Oberfläche, und den glatten, flüssigen oder chemischen Körpern und Stoffen. Geld wurde vor der Übergabe in Essig getaucht. Wolllieferungen aus dem Osmanischen Reich mussten von einem Reinigungsdiener angegriffen und durchwühlt werden, oder er musste darauf schlafen. Erkrankte dieser innerhalb von drei Wochen, wurde die Lieferung unverzüglich verbrannt. Getreide, Salz oder Gemüse übergaben die Händler den Käufern über Rinnen. Briefe und Kleidung wurden ausgeräuchert.

Mitunter waren an den Kontumazstationen jeweils bestimmte Wochentage oder Zeiten für den Warenaustausch vorgesehen. Erst wenn man sicher sein konnte, dass weder von Personen noch Tieren oder der Handelsware irgendeine Gesundheitsgefahr ausging, erfolgte die Ausstellung eines Gesundheitszeugnisses, der sogenannten Sanitäts-Fede. Mit einer solchen amtlichen Bestätigung durfte man die Grenze passieren.

Die Missachtung jeglicher Quarantänevorschriften wurde mit sofortiger Todesstrafe geahndet, wer illegal die Grenze überschritt, wurde erschossen. Die Sanitäts-Feden betreffend Personen, Tieren und Waren galten als öffentliche Urkunden, jeglicher Versuch der Fälschung wurde als Betrug geahndet und verurteilt.

Darüber hinaus wurde der Sanitätsnachrichtendienst sukzessive erweitert, und es konnten höherrangige Militärärzte als Sanitätsbeobachter beziehungsweise Sanitätsspione in das Osmanische Reich geschickt werden, um den Gesundheitszustand der Bevölkerung vor Ort zu untersuchen und etwaige Gesundheitsgefahren rechtzeitig zu erkennen.

Diese rigorosen Vorschriften erzeugten vor allem im Gebiet von Ungarn massive Widerstände. Die Bevölkerung wollte sich einfach nicht an die hygienischen Maßnahmen halten. Nachdem im Juni 1831 die Cholera immer weiter in Richtung Wien vordrang, wurden im ungarischen Gebiet verschärfte Regeln angeordnet. In jedem Ort gab es einen Kontrolleur, der täglich alle Häuser zu inspizieren und mögliche Verdachtsfälle von Cholera unverzüglich zu melden hatte. Wurde die Erkrankung von einem Arzt bestätigt, musste vor dem jeweiligen Wohnhaus eine Wache positioniert werden, ebenso waren die Ortsausgänge mit Wachpersonal gesichert.

Ab Juli 1831 wurden die Maßnahmen weiter verstärkt und alle die Orte durchreisenden Personen kontrolliert. Wollte man von einem Komitat in ein anderes gelangen, war ein Sanitätspass nötig. Wer ohne einen solchen reiste oder in einem fremden Ort übernachtete, wurde mit einem Jahr Gefängnis bestraft. Bettlern und sogar Handwerksgesellen war das Herumziehen in Epidemiezeiten verboten. Wer einen Juden, ob krank oder gesund, bei sich aufnahm und erwischt wurde, musste gemeinsam mit allen Mitbewohnern des Hauses in eine 20-tägige Quarantäne.

Als am 14. Juli 1831 die Cholera im damaligen Pest ausgebrochen war, wurde das rechte Donauufer abgesondert und die Brücke zwischen Pest und Ofen abgetragen. Im Herbst bes-

Nr. 127. 1145
S. C.

Circulare
von dem
k. k. N. Oe. Kreisamte V. U. W. W.

Die Contumaz für Reisende und Waaren wird auf fünf Tage herabgesetzt.

Seine k. k. Majestät haben laut hoher Regierungs-Eröffnung vom 3. d. M. Zahl 2856 mit Allerhöchstem Cabinets-Schreiben vom 1. l. M. die Contumaz-Zeit für Reisende und Waaren bey dem hier Landes gegen Ungarn bestehenden Cordon auf **fünf Tage** festzusetzen geruhet.

Wien den 4. October 1831.

Carl Edler von Seydel,
k. k. N. Oe. Regierungsrath und Kreishauptmann.
(83.)

»Circulare von dem k. k. Kreisamte« vom 4. Oktober 1831 betreffend die Verringerung der Quarantänezeiten

serte sich die Situation, die Quarantänemaßnahmen wurden gelockert.

Doch die Cholera verschwand nicht. Mithilfe von Zeitungsberichten versuchte man die ungarische Bevölkerung immer wieder für die Gefahren zu sensibilisieren, offensichtlich mit wenig Erfolg. Gewaltausbrüche waren keine Seltenheit. So berichtete der Geograf, Lexikograf und Schriftsteller Anton Johann Gross-Hoffinger (1808–1875) 1833 in *Austria, Zeitschrift für Oesterreich und Teutschland*: »[…] ein Tumult von einem

Haufen Juraten (Studenten der Jurisprudenz werden dort so genannt), einer Klasse Menschen, die sich in Ungarn durch Rohheit auszeichnet, erregt, erzwang die Wiederherstellung der Brücke und Verbindung zwischen den beiden Städten. Man wollte an die Cholera nicht glauben, widersetzte sich den Maaßregeln der Regierung, mißhandelte die Aerzte und verharrte hartnäckig in dem Mahne, als würden die Kranken von den Aerzten vergiftet. Es wurden die Fenster mehrerer öffentlicher und Privatgebäude mit Steinen eingeworfen, zernirte Häuser frei gemacht, einige Schenken geplündert, worauf dann der vom Weine erhitzte Pöbel an das vor der Linie der Hauptstadt befindliche Kontumazgebäude zog und es zerstörte.«

Auch wenn mit Gewalt gegen die Aufständischen vorgegangen wurde, waren solche Rebellionsversuche beispielgebend für zahlreiche weitere und mitverantwortlich für die hohe Sterblichkeit an der Cholera in dieser Zeit.

Sanitätskonferenzen – erste europäische Versuche zur Seucheneindämmung

Ab den frühen 1830er-Jahren gab es in den europäischen Herrscherhäusern Bestrebungen, die Ursachen von Epidemien zu erforschen und gemeinsame Maßnahmen gegen die Ausbreitung der Seuchen zu entwickeln. Von Juli 1851 bis zum Jänner 1852 fand in Paris die erste internationale Sanitätskonferenz statt, die von Frankreich organisiert wurde und an der Österreich, Großbritannien, Griechenland, Spanien, Frankreich, Portugal, der Kirchenstaat, Sardinien, Toskana, Russland und das Osmanische Reich mit jeweils zwei Delegierten, einem Diplomaten und einem Arzt teilnahmen. Diese Konferenz, die aus heutiger Sicht als eine Vorläuferin der WHO gesehen werden kann, setzte sich zum Ziel, einen international einheitlichen Quarantänekodex gegen die Verbreitung von Pest, Cholera und Gelbfieber mit zwei wichtigen Aspekten zu schaffen, nämlich der Eindämmung und Verhinderung der Ausbreitung von Pandemien, jeweils im Hinblick auf die Interessen der einzelnen Staaten.

Die Konferenzteilnehmer einigten sich auf ein internationales Sanitätsübereinkommen und ein Sanitätsreglement mit 137 Artikeln. Das Sanitätsübereinkommen beinhaltete unter anderem Maßnahmen im Seeverkehr gegen Cholera, Gelbfieber und Pest sowie Quarantänemaßnahmen an Land, wurde von allen zwölf teilnehmenden Staaten unterzeichnet, aber nur von Frankreich, Portugal und Sardinien ratifiziert.

Auch wenn dies zunächst ein wenig zufriedenstellendes Ergebnis war und die jeweiligen Staaten auf ihre eigene Weise weitermachten, folgten doch weitere Sanitätskonferenzen, unter anderem die vierte 1874 in Wien. Dort war der Siebenbürger Mediziner, Balneologe und Syphidologe Carl Ludwig Sigmund Ritter von Ilanor (1810–1883) ein wichtiger Impulsgeber. Er hatte bereits 1837 die Publikation *Die italienischen See-Sanitätsanstalten und allgemeinen Reformanträge* verfasst, die bei der Wiener Konferenz als Diskussionsbasis diente und zum Entwurf einer »Internationalen Sanitätsconvention« führte. Weiters propagierte er die Gründung einer ständigen internationalen wissenschaftlichen Seuchenkommission mit Sitz in Wien. Der Vorschlag wurde zwar angenommen, doch auch dieser Konferenz war nur mäßiger Erfolg beschieden, da die Bakteriologie und somit das Wissen über Übertragungswege noch in den Kinderschuhen steckte.

Dennoch sind diese Sanitätskonferenzen als ein Impuls der ersten internationalen Auseinandersetzungen zum Thema öffentliche Gesundheit zu verstehen. Die »Internationale Sanitätsconvention« wurde letztlich 1892 zwischen Österreich-Ungarn, Deutschland, Belgien, Dänemark, Schweden, Norwegen, Spanien, Portugal, Frankreich, Großbritannien, den Niederlanden, Griechenland, Italien, der Türkei und Russland abgeschlossen und in Ischl ratifiziert, aber erst 1894 öffentlich kundgetan. Es ging darin um Reisebestimmungen, vor allem auf dem Seeweg, und die entsprechenden Quarantänebestimmungen für verdächtige oder verseuchte Schiffe sowie um die Durchführung und Kontrolle der entsprechend notwendigen Hygienemaßnahmen und Versorgung der Erkrankten.

Die Notwendigkeit einer internationalen Zusammenarbeit zeigte sich stark an der Militärgrenze, insbesondere, weil sich die Quarantänebestimmungen oft negativ auf den Handel auswirkten. Waren mussten tagelang auf den Weitertransport warten, Nahrungsmittel verdarben und mussten, statt verkauft, entsorgt werden. Daher kam es immer wieder zu Versuchen von Lockerungen mit einer Verkürzung von Quarantänezeiten sowie Reinigungsmaßnahmen nur für bestimmte Waren wie Kleidung, Briefe, Geldmünzen, Felle sowie Häute und für Tiere im Allgemeinen. Darüber hinaus forderte man mehr Überwachung in pestverdächtigen Gebieten und Städten, etwa in Konstantinopel, Beirut, Alexandria oder Kairo. Sogenannte Amtsärzte sollten intensiv den Austausch mit türkischen und ägyptischen Regierungen hinsichtlich Sanitätsbestimmungen pflegen.

Letzten Endes blieben die Quarantänebestimmungen an der Militärgrenze bis zum Jahr 1857 aufrecht, die Quarantänezeiten wurden aber im Lauf der Jahre auf zehn Tage verkürzt. Mitte des 19. Jahrhunderts, praktisch gleichsam mit dem Beginn der sogenannten Zweiten Wiener Medizinischen Schule, der Spezialisierung und Herausbildung einzelner klinischer Fächer und der (natur-)wissenschaftlichen Erkenntnis des engeren Zusammenhangs zwischen Symptomen, Diagnose und Therapie, begann eine individuellere Gesundheitsversorgung mit Präventivmaßnahmen, darunter der Aufbau eines Impfwesens gegen Pocken und eine umfassendere Organisation des Gesundheitssystems in den einzelnen Ländern der Habsburgermonarchie, aber auch in den angrenzenden Gebieten, wie zum Beispiel im heutigen Serbien. Unterstützt wurde die einheitliche Regelung des Sanitätswesens durch das Reichssanitätsgesetz vom 30. April 1870. Unter Paragraf 1 hieß es da: »Die

Oberaufsicht über das gesammte Sanitätswesen und die oberste Leitung der Medicinalangelegenheiten steht der Staatsverwaltung zu. Die unmittelbare Wirksamkeit derselben umfaßt alle jene Geschäfte, welche ihr vermöge besonderer Wichtigkeit für den allgemeinen Gesundheitszustand zur Besorgung ausdrücklich vorbehalten werden.« In Bezug auf die Seuchenprävention waren Paragraf 2c und Paragraf 2d wesentlich. Ersterer besagte, dass der Staatsverwaltung »die Handhabung der Gesetze über ansteckende Krankheiten, über Endemien, Epidemien und Thierseuchen, sowie über Quarantänen und Viehcontumazanstalten, dann in Betreff des Verkehres mit Giften und Medicamenten« oblag, und Letzterer, dass sie die Leitung des Impfwesens innehatte. Die Gemeinden waren für »die Handhabung der sanitätspolizeilichen Vorschriften in Bezug auf Straßen, Wege, Plätze und Fluren, öffentliche Versammlungsorte, Wohnungen, Unrathscanäle und Senkgruben, fließende und stehende Gewässer, dann in Bezug auf Trink- und Nutzwasser, Lebensmittel (Vieh- und Fleischbeschau u. s. w.) und Gefäße, endlich in Betreff öffentlicher Badeanstalten« verantwortlich und hatten für die »örtlichen Vorkehrungen zur Verhütung ansteckender Krankheiten und ihrer Weiterverbreitung« zu sorgen. Aufgrund dieser Bestimmungen verlor die Militärgrenze – eine wohl derart einzigartige Einrichtung – als Seuchenabwehr an Bedeutung und wurde sukzessive bis 1881 aufgelöst.

Die k. (u.) k. Armee im Kampf gegen Epidemien

Die habsburgische Armee hatte in der Seuchenprophylaxe weit mehr zu tun, als nur die Pest an der Militärgrenze abzuhalten. Malaria, Tuberkulose, Cholera, Typhus, Ruhr und Fleckfieber zählten bis in die Mitte des 20. Jahrhunderts zu den sogenannten Kriegsseuchen. Besonders betroffen davon war man in Österreich beziehungsweise in der Habsburgermonarchie ab dem 17. Jahrhundert. Damals wurden die Söldnerheere, die aus Soldaten, welche man nur im Bedarfsfall angeworben hatte und deren Dienstzeit zeitlich begrenzt war, schrittweise durch sogenannte stehende Heere ersetzt.

Die Bildung solcher Heere war einerseits eine Reaktion auf die wachsenden kriegerischen Auseinandersetzungen in Europa, andererseits entsprach dies dem Organisationsgedanken des Barocks und hatte repräsentativen Charakter. Der absolutistische Herrscher, egal ob Kaiser oder König, hatte nämlich nun stets ein präsentes militärisches Instrument mit ständig unter Waffen stehenden Truppen zur Verfügung. Die damalige Entwicklung des Finanzwesens mit regelmäßigen Steuereinnahmen ermöglichte zudem eine Bezahlung der Soldaten.

Im Zuge der Neuorganisation des Heerwesens wurden Kasernen errichtet und bestimmten Truppenkörpern feste Garnisonsorte zugewiesen. Das hieß zugleich, dass Soldaten auf engem Raum zusammenlebten, insbesondere, weil manche Kasernen relativ klein gebaut waren. Somit war es oft schwierig, hygienische Standards einzuhalten. Noch schlimmer waren die Zustände während etwaiger Kampfhandlungen auf den Kriegsschauplätzen, aber auch auf den Verbandsplätzen oder in den Feldspitälern. All das führte dazu, dass sich

Epidemien rasend schnell verbreiten konnten. Im Laufe der Zeit veränderte sich zudem die Manövertaktik. Soldaten mussten oft lange Märsche zurücklegen, wodurch sie schneller ermüdeten und infektionsanfälliger wurden. Vor der bekannten Schlacht von Solferino 1859 beispielsweise legten die österreichischen Soldaten tagelange Fußwege zurück, bevor es zum eigentlichen Gefecht kam, bei dem ein Großteil von ihnen dann schon körperlich schwer gezeichnet war. Eine Besonderheit der habsburgischen Armee waren darüber hinaus die häufigen Verlegungen und Standortwechsel von Truppenkörpern. Dadurch wollte man eine Verbrüderung der Soldaten mit der Bevölkerung vermeiden, damit das Heer im Fall innerer Unruhen ein zuverlässiges Machtinstrument der Monarchie blieb und Ruhe sowie Ordnung wiederherstellte oder aufrechterhielt. Auch wenn diese Verlegungen von den Soldaten vielfach goutiert wurden, weil diese dadurch die Möglichkeit hatten, von ihrem Wohnort weit entfernte Gebiete der Monarchie kennenzulernen, konnten sie durch das Zurücklegen langer Strecken Viren und Bakterien über große Teile des Landes verbreiten.

Ab dem 19. Jahrhundert dehnten sich noch dazu die Kriegsschauplätze sukzessive in den Süden und Osten Europas, nach Nordafrika, aber auch nach Russland aus, wodurch es noch mehr Ansteckungsmöglichkeiten gab. Nicht zu vergessen sind darüber hinaus jene Epidemien, die durch die Marinesoldaten und die k. u. k. Kriegsflotte aus fernen Ländern eingeschleppt wurden. Im Ersten Weltkrieg beispielsweise erkrankten von den 5,6 Millionen eingezogenen Soldaten der k. u. k. Armee über 331 000 Soldaten an Malaria, mehr als 433 000 an Tuberkulose, über 418 000 an Darmtyphus, über 400 000 an Ruhr, über 1,2 Millionen an Syphilis und anderen Geschlechtskrankheiten. Dazu kamen noch über 187 000 Fälle von Trachom, einer bakteriellen Augenentzündung, die zur Erblindung führen kann, über 78 000 Armeeangehörige erkrankten an Asiatischer Cholera, rund 32 500 an Fleckfieber, 20 100 an Paratyphus A und B und fast 8000 an Rückfallfieber, einer bakteriellen Infektion, die von Läusen und Zecken übertragen wird. Während die meisten Soldaten die Geschlechtskrankheiten überlebten, starben an Cholera rund 20 Prozent, an Tuberkulose und Fleckfieber je rund neun Prozent und an Typhus fast sechs Prozent aller Erkrankten.

Schon 1788 hatte sich Kaiser Joseph II. (1741–1790) im Zweiten Russisch-Österreichischen Türkenkrieg mit Malaria angesteckt, als das Heer in einem Sumpfgebiet vor Belgrad sein Lager aufschlug. Er war nicht der Einzige. Damals waren bereits vor Beginn der eigentlichen Kampfhandlungen Tausende Soldaten an Malaria erkrankt oder gestorben. Seuchen ruinierten also ganze Armeen, und die Erfahrungen zeigten bis weit in die Geschichte zurück, dass Verluste durch das Auftreten von Epidemien oft größer waren als Gefechtsverluste. Nicht zuletzt deshalb, weil kriegführende Armeen Seuchen als Kampfmittel einsetzten. Trinkwasser, Lebensmittel oder Kleidungsstücke konnten mit Bakterien verseucht werden.

Der habsburgische Kaiser Karl V. (1500–1558), dem der berühmte Ausspruch »In meinem Reich geht die Sonne nie unter« zugeschrieben wird, führte im 16. Jahrhundert Krieg gegen König Franz I. von Frankreich (1494–1547). Die beiden waren Rivalen bei der Kaiserwahl 1519 um die Vormachtstellung in Europa. Letztlich setzte sich Karl V. durch, das Resultat war ein jahrelanger Krieg, weil sich Franz I. nun von den Habsburgern, die in Österreich und Spanien regierten, umzingelt fühlte. Bei einer Auseinandersetzung im Jahr 1536 in der heutigen Region Provence-Alpes-Côte d'Azur verfügte der französische Herrscher über eine weniger erprobte und noch dazu kleinere Kampftruppe als Karl V. und setzte auf die brutale »Strategie der verbrannten Erde«. Ganze Städte wurden kampflos aufgegeben, Getreidemühlen, Vorratslager und Brunnenanlagen zerstört, Getreidefelder in Brand gesteckt, Vieh geschlachtet. Lediglich Obstbäume und Weingärten ließ man stehen, denn durch den übermäßigen Verzehr von Früchten hoffte man, dass im habsburgischen Heer die Ruhr ausbrechen werde. Frankreichs Plan ging auf. Aufgrund der schlechten Versorgungslage der kaiserlichen Truppen mit Trinkwasser und des massiven Obstkonsums fielen tatsächlich Tausende Soldaten der Ruhr zum Opfer, weitere Tausende waren infiziert und kampfunfähig. Karl V. hatte 8000 Mann verloren, bevor eine einzige Schlacht geschlagen war.

Eine weitere Seuche, die unweigerlich mit Krieg sowie Gefangenen- und Flüchtlingslagern in Verbindung gebracht wird, ist das Fleckfieber, unter anderem auch Flecktyphus, Läusefleckfieber oder bezeichnenderweise Kriegspest beziehungsweise Lazarettfieber genannt. Der Erreger dieser epidemisch auftretenden Krankheit ist ein Bakterium der Gattung Rickettsia, das von Zecken, Flöhen, Milben und Läusen, aber auch Läusekot übertragen wird. Zu den typischen Symptomen gehören Fieber, Schüttelfrost, Kopf- und Gliederschmerzen sowie Hautausschläge. In weiterer Folge kann es zu Bewusstseinseintrübungen, Hirnhaut-, Lungen- und Herzmuskelentzündungen kommen. Seit der Mitte des 20. Jahrhunderts tritt die Krankheit nur noch in tropischen und subtropischen Gebieten auf und ist mittels Antibiotika gut heilbar. Unbehandelt endet die Krankheit aber auch heute noch in bis zu 40 Prozent aller Fälle tödlich.

Fleckfieber dürfte es wie die meisten Seuchen schon in der Antike gegeben haben, ab dem 16. Jahrhundert ist es als Kriegs- und Elendsseuche bekannt. Die erste Beschreibung des Erregers erfolgte im Jahr 1916 durch den in Hamburg wirkenden brasilianischen Mikrobiologen Henrique da Rocha Lima (1879–1956). Napoleons Feldzug gegen Russland war aber bereits stark von Fleckfieberepidemien gezeichnet, ebenso der Krim-Krieg, der Russisch-Osmanische Krieg sowie die beiden Weltkriege. Während des Ersten Weltkrieges kam es an der Ostfront zu massiven Krankheitsausbrüchen.

Der rasante Anstieg dieser Epidemien in Kriegszeiten erklärt sich dadurch, dass Soldaten oft keine Möglichkeit hatten, ihre Kleidung regelmäßig zu wechseln oder zu säubern. Während der Napoleonischen Kriege, aber auch im Ersten Weltkrieg versuchten sich Soldaten besonders im russischen Winter zusätzlich mit Kleidungstücken von Gefallenen zu wärmen, und dies bot den Kleiderläusen den optimalen Übertragungsweg.

Verdienste um einen Impfstoff gegen das Fleckfieber erwarb sich der aus Mähren stammende altösterreichische Biologe Rudolf Weigl (1883–1957). Er vertiefte nach seinem Studium der Naturwissenschaften an der Universität Lemberg seine Kenntnisse in Bakteriologie in Wien. Im Ersten Weltkrieg wurde er in das Sanitätswesen der österreichisch-ungarischen Armee einberufen und begann in den Kriegsgefangenenlagern in Tarnów und Przemyśl mit Forschungen zu Fleckfieber, die er dann an der Universität Lemberg fortsetzte. Im Jahr 1924 war die Entwicklung des nach ihm benannten Weigl-Impfstoffs aus Rickettsia-Suspensionen, die er aus dem Verdauungstrakt von Läusen gewann, abgeschlossen. Geimpfte Personen waren zwar nicht immun, aber der Verlauf der Erkrankung war deutlich milder.

Es gibt wohl nichts Wichtigeres als Gesundheit

Aufgrund solcher Erfahrungen gewannen die Seuchenbekämpfung und -prophylaxe in der habsburgischen Armee mehr und mehr an Bedeutung. Die Militärgesundheitspflege hatte allerdings nicht nur für die Erhaltung der Kampfkraft der Soldaten zu sorgen, sondern sollte auch einen wichtigen Beitrag zur Volksgesundheit im Allgemeinen leisten. Bereits 1620, also zur Zeit des Dreißigjährigen Krieges, legte der Arzt Raymund Minderer (um 1570–1621) in seinem Buch *Medicina militaris seu Libellus Castrensis: Euporista ac facilè parabilia Medicamenta comprehendens. Id est: Gemaine Handstücklein zur Kriegs Artzney gehörig. Mit wolgegründten Experimenten gezieret, und den gemainen Soldaten, Ritter und Knechten zum nutzen an Tag gegeben* die Aufgaben des Militärsanitätswesens dar und gab den Soldaten auch gleich Ratschläge.

Zuallererst forderte Minderer eine gemäßigte Lebensweise, auf Hygiene zu achten und sich im Genuss von Speisen und Getränken zurückzuhalten. Als besonders gesundheitsschädlich galt rohes Obst – man hatte also aus den Erfahrungen gelernt. Zum Reinigen der Luft in den Unterkünften empfahl er, Wacholderstauden anzuzünden oder Schwefelrauch durch das Abbrennen von Schießpulver zu erzeugen. Traten Erkrankungen auf, vertraute Minderer auf Kräuter, Essig, Branntwein und Wermut. Aber auch gekochte und anschließend abgeriebene Schlangenschwänze sowie die Eingeweide von Nattern und geriebener Blutstein besaßen nach damaligen Ansichten heilende Wirkung.

Ab dem Zeitalter der stehenden Heere musste der Staat die medizinische Betreuung der Soldaten übernehmen, weil der einfache Soldat selbst keine finanziellen Mittel zur Verfügung hatte, um im Verwundeten- oder Krankheitsfall einen Arzt oder eine Pflege zu bezahlen. Der noch niedrige Kenntnisstand der Medizin im 17. und beginnenden 18. Jahrhundert, das vielfache Unwissen in der Therapie von Krankheiten und Verletzungen und nicht zuletzt das mangelnde Verständnis der Herrscherpersönlichkeiten für die Erfordernisse der Truppenmedizin begrenzten zunächst Fortschrittsgedanken im entstehenden Militärmedizinalwesen. Aufgrund des in der damaligen Zeit generellen Ärztemangels fehlte es auch in der Armee an Medizinern, und die vorhandenen waren für ihre Aufgaben oft unzureichend ausgebildet. Die Hauptlast der medizinischen Versorgung trugen Bader und Scherer, also Wundärzte. Die Universitätsabsolventen der Medizin hingegen scheuten vielfach das Messer, Blut und Eiter. Paradoxerweise wurden die Feldscherer aber gerade von den Wiener Medizinern geprüft, die selbst das Fach Chirurgie nicht ausübten. Also brauchte es Lösungen.

Ein erster Schritt in eine neue Richtung war die Verbesserung der bis dahin unterprivilegierten Stellung der Militärärzte, indem man sie der Prügelstrafe entzog, ein zweiter die Errichtung einer Lehranstalt für Militärchirurgen.

Wie so oft waren es Maria Theresia und in weiterer Folge ihr Sohn Joseph II., die zu Impulsgebern wurden und zu den wichtigsten Protagonisten im österreichischen Militärsanitätswesen gehörten, Maria Theresia als begnadete Organisatorin, Joseph II. aus seinem tiefen Mitgefühl für Verwundete, Kranke und sozial schwache Menschen. Nicht nur, dass der Kaiser im Krieg gegen die Osmanen Essig, Kren und Sauerkraut unter den Truppen verteilen ließ, um das Ausbrechen von Skorbut zu verhindern, sorgte er in der gesamten Armee ebenso für die gleichmäßige Umsetzung der sanitätsdienstlichen Bestimmungen durch einheitliche Reglements. Die unter seiner Regentschaft 1781 eröffnete Militärische Sanitätsschule bot nicht nur praktische Ausbildung in Kriegstraumatologie, sondern schulte die Absolventen vor allem in Hygiene und Epidemiologie. Nur vier Jahre später wurde die k. k. medizinisch-chirurgische Josephs-Academie, das Josephinum, vom Leibarzt des Kaisers Giovanni Alessandro Brambilla (1728–1800) eröffnet, das ein Jahr später Universitätsstatus erhielt. Unterrichtet wurden Anatomie, Physiologie, Pathologie, Physik, Botanik, Chemie, Pharmazie, Innere Medizin, Instrumenten- und Bandagenlehre, Seuchenlehre sowie Kinder- und Frauenkrankheiten.

Neben Maria Theresia und Joseph II. zählte Gerard van Swieten (1700–1772) zu jenen Persönlichkeiten, ohne die die Entwicklung und Modernisierung des Militärsanitätswesens im 18. Jahrhundert in Österreich undenkbar gewesen wäre. 1745 aus Leyden nach Wien gekommen, wurde er Leibarzt Maria Theresias und Vorstand des gesamten Medizinalwesens. Er reformierte die medizinische Ausbildung, unterstellte die Universität dem Staat und holte international bedeutende Persönlichkeiten als Universitätslehrer nach Wien. Darüber hinaus setzte er neue Behandlungsmethoden durch, führte den

Unterricht am Krankenbett ein, errichtete chemische und physikalische Laboratorien und begründete die erste Schule für Wiener Tierärzte.

All das hatte auch Einfluss auf die Ausbildung der Ärzte für die Armee. Bereits 1749 ordnete van Swieten an, dass jedes Regiment mit einem Regimentsfeldscherer (Chirurgen) zu versehen sei und in jeder Garnison, wo ein Regiment stationiert war, ein Spital beziehungsweise zumindest ein Lazarett zu errichten war. Zu den Aufgaben dieser Regimentschirurgen gehörten die regelmäßige Visite bei den Patienten, die Verabreichung der notwendigen Medikamente, die Beschaffung dieser über die Hofapotheken, die Kontrolle der Einhaltung von Diäten sowie die medizinische Betreuung der Soldatenfrauen und -kinder, aber auch der Bevölkerung in den Garnisonsstädten. Monatlich mussten Berichte über Krankenstände und Medikamentenverbrauch erstattet werden. Zusätzlich wurden Offiziere mittels Vorträgen in der Seuchenprävention geschult, um die Ärzte zu unterstützen. 1750 publizierte van Swieten sein militärärztliches Lehrbuch *Compendium von der Heilart der Krankheiten für österreichische Feldärzte*, das wesentlich zur wissenschaftlichen Bildung der Feldchirurgen beitrug, Behandlungs- und Rezeptempfehlungen enthielt und in ganz Europa verbreitet wurde. 1784 wurde festgelegt, dass Offiziere, die sich Krankheiten durch eine ausschweifende und unmäßige Lebensweise zugezogen hatten, verpflichtet waren, den Feldchirurgen für die Behandlung ein Honorar zu zahlen.

In der Theorie klang dies alles vorbildlich, und immerhin verfügte die österreichische Armee 1795 über 224 gut ausgebildete Militärärzte. Dass in der Praxis noch nicht alles zum Besten stand, bewies eine Grippeepidemie in den Garnisonen von Ferrara und Venedig im Winter 1831/32. Der damalige Kommandant Feldmarschall Joseph Graf Radetzky (1766–1858) berichtete über die Zustände Folgendes: »Wenn die Anzeigen von dort [Ferrara und Venedig] lauten, daß die gesunde Mannschaft in den Kasernen ohne Strohsack und Decken auf bloßen

Steinen lag, wenn selbst den Rekonvaleszenten kein besseres Los zuteil ward, wenn die Kranken erst nachmittags besucht, besorgt und mit Arzneien versehen werden, so kann weder der bedeutende Krankenstand noch die große Sterblichkeit unter der Mannschaft auffallend sein.« Kaiser Franz II. (I.) (1768–1835) leitete eine Untersuchungskommission ein, die Beschuldigten wurden bestraft.

Das Revolutionsjahr 1848/49 sollte für Radetzky auf dem italienischen Kriegsschauplatz nochmals zur Herausforderung werden. Die Bekämpfung von Cholera, Typhus, Ruhr und Lagunenfieber gestaltete sich besonders schwierig, weil gleich zu Beginn des Krieges fast alle Sanitätsanstalten der Habsburgerarmee in die Hände der italienischen Feinde gefallen waren. Doch Radetzky war ein Meister der Improvisation, und es gelang ihm, trotz aller Probleme eine einigermaßen erfolgreiche Sanitätsversorgung aufrechtzuerhalten.

Dabei half ihm, dass Mitte des 19. Jahrhunderts das Prinzip der Krankenzerstreuung eingeführt wurde. Das System beruhte auf der Notwendigkeit einer entsprechenden Unterbringung und Verteilung der Kranken auf verschiedenste Orte, um vor allem eine Überfüllung von Frontspitälern und die daraus resultierende Ausbreitung von Epidemien zu vermeiden. Kranke, aber auch Verwundete wurden in rückwärtige Provinzen der Monarchie transportiert, auf diverse Spitäler aufgeteilt und dort ärztlich betreut. Bei einer kompletten Überfüllung der Spitäler scheute man sich nicht, Kranke in Privatpflege zu geben und der ortsansässigen Bevölkerung zu kurierende Soldaten in ihren Häusern oder Wohnungen anzuvertrauen.

Dennoch war klar, dass die Versorgung Epidemiekranker allein nicht reichte, man musste schon im Vorfeld etwas tun und die hygienischen Grundsätze in den Kasernen und bei den Soldaten weiter verbessern. Die Militärgesundheitspflege achtete in der Folge noch mehr auf die Bereiche Ernährung, Unterkunft, Bekleidung und Rüstung, Körperreinigung und Leibesübungen sowie auf eine regelmäßige ärztliche Kontrolle. Besonderes Augenmerk wurde seitens der Behörden auf die Sauberkeit der Küchen gelegt. Köche und Küchenpersonal mussten sich regelmäßigen Untersuchungen unterziehen und wurden bezüglich der Einhaltung aller Reinlichkeitsregeln strengstens überwacht. Koch-, Trink- und Essgeschirr durften keine gesundheitsschädlichen Substanzen enthalten, eine Regelung, die an Aktualität nichts eingebüßt hat. So entfernte das österreichische Bundesheer 2015 aluminiumhaltiges Geschirr, das bei Einsätzen und Manövern verwendet wurde, zugunsten von Einweggeschirr. Im 19. Jahrhundert achtete man stark darauf, dass jeder Soldat ausschließlich sein eigenes Essgeschirr verwendete. Nahrungsmittel, die möglicherweise durch infizierte Hände, infizierte Geräte, Insekten oder Staub kontaminiert worden waren, durften nur in frisch gekochtem Zustand gegessen werden. Auf rohes oder halb rohes Fleisch sowie rohe Milch sollte gänzlich verzichtet werden. Gemüse, Salat und Obst sollten, sofern möglich, nur in gekochtem Zustand verzehrt werden. War es vom gesundheitspolizeilichen Standpunkt notwendig, durften für die Truppen oder Heeresanstalten auf bestimmte Zeit Rationen von schwarzem Kaffee, Tee, Rum, Essig, Zitronen, Wein und Branntwein unter dem Titel »Sanitätszulage« angefordert werden. Speziell geachtet wurde auf das Trinkwasser. Wasserbehälter und Wasserleitungen für die Trinkwasserversorgung wurden regelmäßig auf ihre Qualität hin überprüft. Oberflächenwasser aus Bächen, Teichen, Flüssen und Seen durfte ausschließlich nach erfolgter Filtration oder Vernichtung der Keime durch Abkochen getrunken werden. Pro Kasernenbewohner wurden täglich 35 bis 40 Liter Wasser berechnet.

Besonders problematisch war das dicht gedrängte Zusammenleben. Erst im Jahr 1850 erhielt jeder Soldat ein eigenes Bett. In allen Unterkünften und Spitalseinrichtungen wurde daher abgesehen vom oftmaligen Lüften das zweimalige tägliche Auskehren angeordnet. In den Militärspitälern sollten jedem Kranken etwa 30 Quadratmeter an Raum zur Verfügung stehen, um etwaige Ansteckungen zu vermeiden. Neben der Kleidung des Soldaten, die einen ausreichenden Schutz gegen die schädlichen Einflüsse der Witterung, egal ob Hitze oder Kälte, bilden musste, legte man besonderen Wert auf die persönliche Hygiene. Es wurde angeordnet, dass sich jeder Soldat täglich das Gesicht, vor allem die Augen, die Ohren und den Mund sowie mehrmals am Tag die Hände waschen, Bart und Haare kämmen, die Zähne putzen und in regelmäßigen Abständen den ganzen Körper reinigen musste. Einmal in der Woche war die Wäsche zu wechseln. Regelmäßige gymnastische Übungen kräftigten den Körper und sicherten die Erhaltung und Stärkung der Gesundheit. Zweimal monatlich wurde die gesamte Mannschaft ärztlich untersucht. Eine gründliche medizinische Untersuchung erfolgte auch vor jeder Einschiffung.

Den Handel mit Viktualien und Getränken durften in den Kasernen ausnahmslos Marketender und Händler betreiben, die einen »Befreiungsschein« vom Kasernenkommando besaßen. Die Soldaten wurden aufgefordert, all jene Orte zu meiden, in denen größere Menschenansammlungen zu erwarten waren, darunter vor allem Gasthäuser. Im Rahmen der Volksgesundheit wurde auch die jeweils in den Garnisonen ansässige Bevölkerung überwacht. In Ortschaften, wo Seuchen aufgetreten waren, durften keine Unterkünfte bezogen werden. Traten in Garnisonen epidemische Krankheiten auf, wurden sofort alle Erkrankten isoliert.

Probleme bereitete die fachgerechte Entsorgung der Abfälle, allen voran die Ausscheidungsprodukte der Soldaten selbst, die eine nicht zu unterschätzende Ansteckungsgefahr darstellten. Als bestmögliche Entsorgung für alle Sekrete und Exkrete sowie für Abwässer galt die Schwemmkanalisation. In jenen Orten, wo keine Kanalisation vorhanden war, sollten Kot, Urin und Abwässer in betonierten Senkgruben oder Tonnen gesammelt werden. Trockene Abfallstoffe lagerte man in gemauerten, gut verschließbaren Behältern. Wurde die Räumung von Senkgruben und Müllansammlungen von Soldaten selbst durchgeführt, erhielten diese eine spezielle Schutzkleidung. Ferner war ihnen während der Tätigkeit das Rauchen sowie jegliche Berührung des Gesichts zu verbieten. Nach vollzogener Arbeit waren die Schutzkleidung und Schuhe zu desinfizieren, und die Mannschaft hatte sich einem gründlichen Bad zu unterziehen. Die Aborte sollten darüber hinaus zweckmäßig konstruiert und mit Wasserspülung versehen sein. Bei Benützung dieser war auf peinlichste Sauberkeit zu achten. Die Wände waren von Zeit zu Zeit zu tünchen, Türschnallen, Sitzbretter, Aborttrichter, Fußböden und Urinrinnen regelmäßig mit desinfizierenden Mitteln zu reinigen.

Tat man im 19. und beginnenden 20. Jahrhundert alles Menschenmögliche, die Truppen gesund und einsatzfähig zu erhalten und die Bevölkerung mitzuversorgen, so brachte der Erste Weltkrieg eine dramatische Wende.

Die harte Probe für die Seuchenbekämpfung

Als im Jahr 1914 der Erste Weltkrieg ausbrach, funktionierte in der Sanitätsversorgung nichts so, wie man es sich in den Ministerien vorgestellt hatte. Dieser Krieg übertraf nicht nur die Schlachten der vergangenen Jahrhunderte bei Weitem an Grausamkeit, man war auf einen Krieg dieser Größenordnung einfach nicht vorbereitet. Der Einsatz von Massenheeren, die Anwendung nach damaligem Gesichtspunkt moderner Artilleriewaffen sowie chemischer Kampfstoffe und die Ausweitung des Kriegsschauplatzes auf hochalpines Gelände stellten Militärärzte und Sanitätsversorgung vor völlig neue Aufgaben. Die Zustände auf den Verbandsplätzen waren katastrophal, Dreck und Läuse zur alltäglichen Gewohnheit geworden. In den Kavernen, Stellungen und Schützengräben drängten sich auf

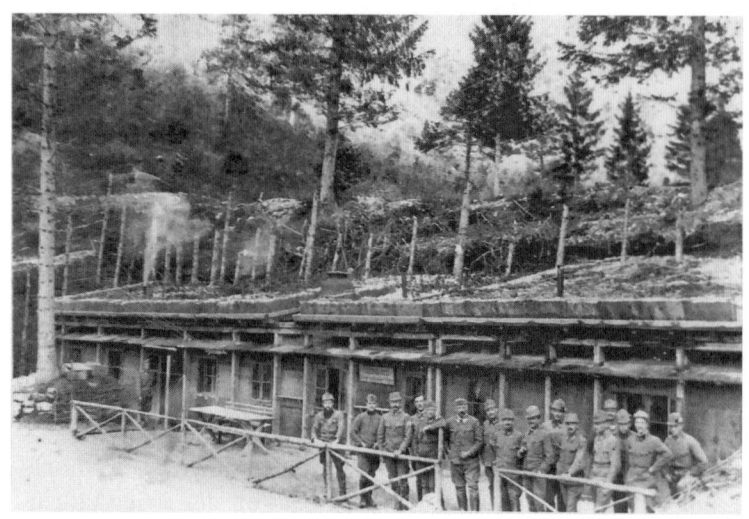
Unterkunft hinter der Stellung an der Isonzofront

wenigen Quadratmetern oft bis zu 20 Soldaten zusammen, um Schutz oder Unterkunft zu suchen. Wegen der extremen Kälte im Hochgebirge und am russischen Kriegsschauplatz erfroren zahlreiche Verwundete und Kranke, während sie im Feld liegend auf ihren Abtransport warteten. Die Verlegungen der Truppen beispielsweise von der östlichen Front an den italienischen Kriegsschauplatz verstärkten die Verbreitung epidemischer Erkrankungen. Mit fortschreitenden Kriegsjahren verschlechterte sich die Ernährungssituation dramatisch.

1918 gab es in der Früh nur noch schwarzen Kaffee oder Kaffee-Ersatz mit Maisbrot, in welches häufig große Stücke Maiskolben mitgebacken waren. Zu Mittag erhielten die Soldaten Suppe, in seltenen Fällen Rindfleisch oder Fleischkonserven. Anstatt Fleisch verabreichte man der kämpfenden Truppe nur Polenta mit Marmelade-Ersatz. Pro Tag stand den Soldaten auch in der größten Sommerhitze nur ein Liter Wasser zur Verfügung, wobei die Hälfte davon zum Trinken und Waschen reichen musste, die andere Hälfte zur Zubereitung von Suppe oder Kaffee. Um trinkbare Flüssigkeit zu erhalten, wurden oft eigene Ausscheidungsprodukte getrunken und im Winter Schnee geschmolzen. Im Durchschnitt wog ein Soldat 1918 knapp um die 50 Kilo, sein Gepäck betrug 30 Kilo.

Bereits unmittelbar nach Kriegsbeginn mussten Zivilspitäler im Hinterland ausschließlich für die Versorgung von Soldaten genutzt werden, darüber hinaus Marodenhäuser, Kuranstalten und medizinische Ausbildungsstätten. Im Jahr 1917 waren an der Südwestfront alle Epidemiespitäler mit Ruhr- und Typhuspatienten überfüllt. Auch konnte der Militärsanitätsdienst die Verwundeten und Kranken nicht mehr allein versorgen und musste von zivilen Organisationen unterstützt werden.

Die Kriegsmedizin wurde abgesehen von der Kriegschirurgie von der Kriegshygiene dominiert. Die Verwundetenversorgung zwang die Ärzte und Sanitätssoldaten oft direkt in den Frontbereich, wo mobile Chirurgengruppen erste lebensrettende Eingriffe durchführten. Die Aufgaben der Kriegshygiene lagen in vorbeugenden Maßnahmen und in der Behandlung von Kriegsseuchen. Neben den bereits eingangs erwähnten Epidemien traten zusätzlich Krankheitsfälle von Keuchhusten, Pocken, Feuchtblattern, Scharlach, Masern, Diphtherie, Milzbrand (Anthrax), Rotz (eine mit Nasensekretion verbundene Infektionskrankheit), Tollwut, Gelbfieber, die Weilsche Krankheit (Leptospirose), Pest, Augentripper (eine eitrige Bindehautentzündung), Rotlauf, Epidemische Genickstarre (eine Unterform der eitrigen Meningitis) und Mumps sowie ab 1917 die Koch-Week'sche Konjunktivitis (eine ansteckende Bindehautentzündung) auf.

Ein nicht zu unterschätzender Infektionsweg waren Ansteckungen durch Tiere. Gerade Tiere waren aber während des Ersten Weltkrieges unersetzliche Hilfsmittel, vor allem im Transportwesen. Daher gab es strikte Anweisungen: »Zum Zwecke der leichteren Seucheneindämmung und -tilgung empfiehlt es sich, die Tiere in nicht zu großen Beständen aufzustellen, sondern sie gruppenweise voneinander isoliert unterzubringen.« Für erkrankte Tiere gab es eigene Pferdespitäler.

Im Kampf gegen den unsichtbaren Feind

Als Hauptproblem des Sanitätswesens im Ersten Weltkrieg galt es, große Menschenmassen auf oft engem Raum gesund und einsatzfähig zu erhalten, diesmal aber vermehrt auf den Kriegsschauplätzen direkt. Zu plötzlich veränderten Lebensumständen kamen forcierte Märsche, Beschwerden des Feldlebens, gedrückte Stimmung, Angst, ungünstige Klima- und Witterungsverhältnisse, unregelmäßige, mangelhafte Ernährung und Verwundungen hinzu.

Da die Schlagkraft der Truppe durch das Ausbrechen von epidemischen Erkrankungen in unberechenbarer Weise beeinträchtigt werden konnte, war eine wesentliche prophylaktische Maßnahme das Einholen von Erkundigungen über den Gesundheitszustand der Zivilbevölkerung in jenen Landstrichen, die die Truppen durchzogen, insbesondere dort, wo sie stationiert wurden. Militärärzte übernahmen daher während des Krieges auch die Behandlung von an Epidemien erkrankten Zivilpersonen.

Besonderen Wert legten Ärzte und Sanitätspersonal auf das Vorhandensein von geeigneten Räumlichkeiten für Quarantänen beziehungsweise für die Errichtung von Epidemie- und Isolierspitälern. Ausgesprochen schwierig waren solche Informationen einzuholen, wenn sich der Kriegsschauplatz in einem fremden Land befand. Gerade dann wussten die Verantwortlichen wenig über die Ausbreitung von Krankheiten bei den benachbarten Truppen oder in den umliegenden Orten. Daher konnte die Unterbringung von Soldaten in verseuchten Dörfern oder Städten vor allem in Ostgalizien oder am russischen Kriegsschauplatz massiv zur Verbreitung von

Infektionskrankheiten beitragen. Dennoch versuchten Ärzte alles, um den Gesundheitszustand der Bevölkerung richtig einzuschätzen. Nach diesen Erkenntnissen richtete sich nämlich die Mitnahme der sanitären Ausrüstung, insbesondere Zelte, Baracken, Desinfektionsmittel, Wasserfilter und Wasserkocher. Aber auch bakteriologische und chemische Untersuchungsbehelfe wurden im Bedarfsfall mitgeführt und mobile chemische und bakteriologische Feldlaboratorien, Desinfektionsapparate und Entlausungsanstalten unmittelbar im Frontbereich eingesetzt. Um die Tätigkeit der Ärzte an den Fronten zu unterstützen, wurde durch verständliche Vorträge das Bewusstsein für Hygiene und für eine spezielle Seuchenprophylaxe insbesondere bei Offizieren gehoben. Diese wiederum sollten auf ihre Untergebenen einwirken und so die Militärärzte und das Sanitätspersonal im Kampf gegen ansteckende Krankheiten unterstützen. Selbst behelfsmäßige Brausebäder wurden in den Frontabschnitten zur Verfügung gestellt.

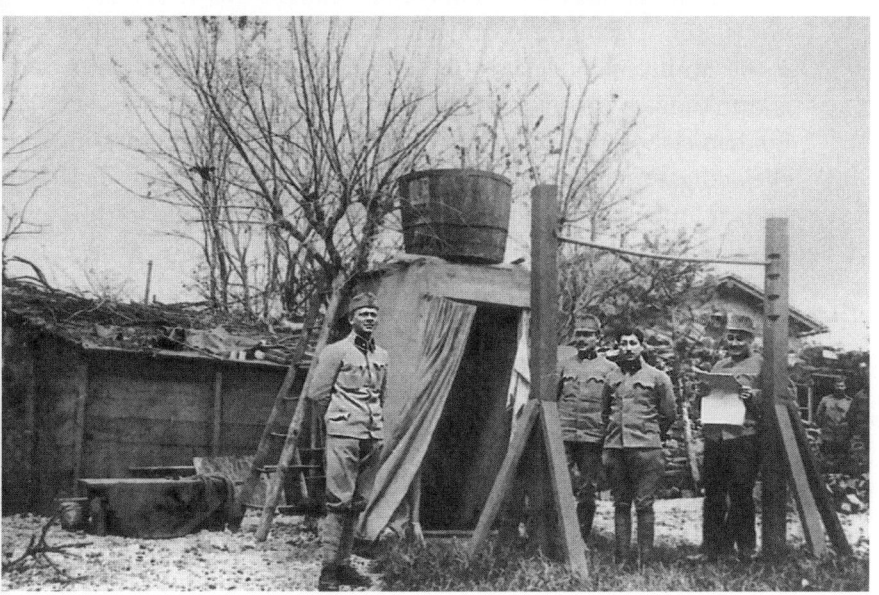

Brausebad an der Isonzofront

Wie bereits aus Pestzeiten bekannt, gab es rigorose Maßnahmen betreffend des Brief- und Postverkehrs vor allem aus den Sanitätsanstalten und den Kriegsgefangenenlagern. So hatte das Kriegsministerium eine Weisung erlassen, dass nur unverdächtige beziehungsweise einer entsprechenden Desinfektion unterzogene Gegenstände, die »sodann mit dem Vermerk ›Desinfiziert‹ zu versehen« waren, zur Beförderung zugelassen wurden.

Brachen dennoch Infektionskrankheiten aus, waren die Erkrankten sowie alle Gegenstände, mit denen sie in Berührung gekommen waren, so rasch wie möglich zu isolieren, ebenso wie Personen, die Symptome zeigten, bei denen die Krankheit aber noch nicht diagnostiziert war. Personen, die mit Erkrankten in Kontakt waren, wurden ebenfalls isoliert oder zumindest mehrere Tage beobachtet.

Die Ausstattung für die »Beobachtungsstationen« sollte von den Divisionssanitätsanstalten mitgeführt werden. Dazu zählten Desinfektionsmittel, Impfstoffe, damals moderne Heilmittel für Darmerkrankungen wie Tierkohle, Bolus alba sowie Stuhlversandgefäße für Cholera-, Typhus- und Ruhrerkrankungen. Man bemühte sich, die Untersuchungen in den Epidemielaboratorien möglichst rasch durchzuführen, um ehebaldigst entsprechende Diagnosen zu erhalten und Behandlungen einzuleiten. So kam etwa im September 1915 folgende Anweisung: »Das in letzter Zeit beobachtete häufige Auftreten der Malaria bei Militärpersonen, die vom Kriegsschauplatze eingelangt sind, läßt es dringend geboten erscheinen, die Ärzte (insbesondere Spitalsärzte) auf diese Tatsache aufmerksam zu machen, damit in zweifelhaften Krankheitsfällen an der Hand des mikroskopischen Blutbefunds zeitgerecht die spezifische (Chinin-)Behandlung eingeleitet werden kann.« Chinin galt als wichtigstes Mittel gegen Malaria, verursachte allerdings oft starke Nebenwirkungen wie Übelkeit, Ohrensausen, Händezittern, Augenflimmern, Appetitlosigkeit und Durchfall. Als Malariaherde galten Montenegro und Albanien.

Vom Zeitpunkt des Einmarsches im Februar 1916 bis zum Oktober 1917 büßte das am Balkan stationierte XIX. Korps die Hälfte der insgesamt 120 000 Soldaten ein, ohne nennenswerte Gefechtsverluste erlitten zu haben. 80 Prozent des Krankenabgangs waren Malariainfizierte. Also kontrollierte man prophylaktische und therapeutische Maßnahmen und versuchte, die Mückenplage zu bekämpfen. Dazu schüttete man Tümpel und Teiche in größeren Städten mit Erde zu und übergoss sie zweimal pro Monat mit Petroleum, um die Brutstätten der Stechmücken zu zerstören. Die Empfehlung, dass Soldaten ihre Haut mit ätherischen Ölen oder Knoblauch einreiben sollten, brachte keinen umfassenden Schutz, daher wurden Hauben, Handschuhe und Netze zum Schlafen verteilt sowie in Räumlichkeiten Fliegengitter befestigt. Um mögliche Infizierte ausfindig zu machen, waren an Bahnhöfen Fragebögen über eine etwaige Ansteckung auszufüllen. Letztendlich versuchte man die Ansteckungen innerhalb der Truppen so einzudämmen, dass man infizierte Soldaten nicht mehr in andere Frontabschnitte abkommandierte. Ab Oktober 1917 wurden die Malariainfizierten in den verseuchten Bereich des XIX. Korps geschickt. So erhoffte man sich, alle anderen Kriegsschauplätze und das Hinterland von dieser Seuche zu befreien. Das Armeeoberkommando erklärte diese Aktion zwar als inhuman, aber volksökonomisch als einzige Chance, gegen die Seuche anzukommen.

Einen ähnlichen Zugang hatte man bei den Trachomkranken. Bereits ab Kriegsbeginn fasste das Armeeoberkommando die an Trachom leidenden Soldaten in sogenannten Trachombataillonen zusammen, da es zur Zeit des Ersten Weltkrieges noch keine medikamentöse Behandlung gab und die Soldaten ihre Symptome nur mit Augenspülungen lindern konnten. Die Angehörigen der »T-Baone«, die vorwiegend im Hochgebirge eingesetzt waren, weil dort mit weniger Staubbelastung zu rechnen war, waren mit einem roten »T« an der Kappe, am linken Blusen- und am linken Mantelärmel gekennzeichnet. Sie mussten sich von gesunden Soldaten und deren Unterkünften fernhalten, Wäsche oder Essgeschirr durften keinesfalls untereinander ausgetauscht werden. Da diese ägyptische Augenentzündung auch durch kontaminiertes Papier übertragen werden konnte, war bei der Weitergabe von Dokumenten und Briefen besondere Vorsicht geboten. Letztendlich gab es sechs Heeres- und zwei ungarische Landsturm-Trachombataillone sowie eine Trachom-Baukompagnie.

Während der Kampfhandlungen gestaltete sich die rechtzeitige Isolierung von Patienten besonders schwierig. Feldsanitätsanstalten sollten nicht mit Infektionskranken belegt werden, ebenso musste der Verschleppung der Seuchen in das Hinterland Einhalt geboten werden. Also bedurften Rücktransporte von Infektionskranken in Spitäler im Hinterland größter Vorsicht oder waren eigentlich zu unterlassen. Traten nur einige wenige Krankheitsfälle auf, wurden die Betroffenen an Ort und Stelle in einem isolierten Gebäude behandelt. War mit einem vermehrten Anfall von Patienten zu rechnen, wurden eigene Epidemiespitäler abseits von Etappenstraßen, in von Truppen nicht besetzten Orten errichtet. Solche Spitäler sollten eine Aufnahmekapazität von maximal 200 Patienten nicht übersteigen und waren deutlich sichtbar als Epidemiespitäler zu kennzeichnen. Infektionskranke oder -verdächtige, die in Eisenbahnen oder auf Schiffen transportiert wurden, waren in gesonderten Abteilungen unterzubringen. Nach erfolgtem Transport waren die betreffenden Fahrzeuge gründlich zu desinfizieren. Zwar organisierte man eigene Infektionskrankenzüge, in Notzeiten wurden diese aber trotzdem für den Verwundetentransport genutzt.

Eine Möglichkeit, die Ausbreitung von Seuchen zu vermindern, waren prophylaktische Impfungen, über deren Notwendigkeit und Durchführbarkeit die sogenannte Salubritätskommission, zu deren Aufgaben die Epidemiebekämpfung zählte, entschied. Allerdings gab es dazu kontroverse Einstellungen. So kritisierte Generalstabschef Freiherr Carl von Bardolff

(1865–1953) die seiner Ansicht nach zu geringen Schutzmaßnahmen an der Ostfront. Als bei einem Infanterieregiment 1914 eindeutig ein Fall von Asiatischer Cholera durch einen Oberstabsarzt festgestellt wurde, beantragte dieser eine sofortige Impfaktion. Das zuständige Etappenoberkommando lehnte jedoch ab und meinte, es genüge zunächst einmal ein Verbot, Obst zu essen, und Patienten, die möglicherweise erkrankt waren, in eine Isolierstation im Hinterland abzuschieben. Speisen und Trinkwasser für die übrigen Soldaten sollten abgekocht werden. Händewaschen sowie die Desinfektion der Ausscheidungsprodukte des Erkrankten mittels Ätzkalk wurden angeordnet. Man fühlte sich nicht gut genug vorbereitet, an der Front zu impfen, weil die Impfstoffe gerade erst im Hinterland getestet wurden.

Schützenhilfe kam vom Gründer und Leiter des Serotherapeutischen Instituts in Wien, dem Pathologen Richard Paltauf (1858–1924), der sich ebenfalls gegen die Choleraimpfung aussprach. Sie wurde zwar in Indien, Japan und Russland bereits bei der Zivilbevölkerung angewendet, war aber nach Paltaufs Ansicht zu wenig erprobt. Außerdem brauchte der Geimpfte drei bis vier Tage Ruhezeit.

Nach eingehender Kontrolle des Oberstabsarztes im betroffenen Infanterieregiment forderte das Armeekommando vom Etappenoberkommando jedoch, umgehend die Schutzimpfungen durchzuführen. Weiters wurde die Errichtung von vier Epidemiespitälern angeordnet und der Transport von erkrankten Soldaten ins Hinterland sofort verboten.

Die Durchführung der Schutzimpfung wurde allerdings abermals abgelehnt, mit der Begründung, die Reaktionen der Soldaten auf die Impfungen könnten die Kampfkraft der Truppe schwächen. Außerdem, so argumentierte man, bedürfe es einer zweiten Impfung innerhalb von sechs bis acht Tagen. Soldaten, die man bald nach der ersten Impfung in den Kampfeinsatz schicke, hätten somit keine Möglichkeit, eine vollständige Immunisierung zu erhalten.

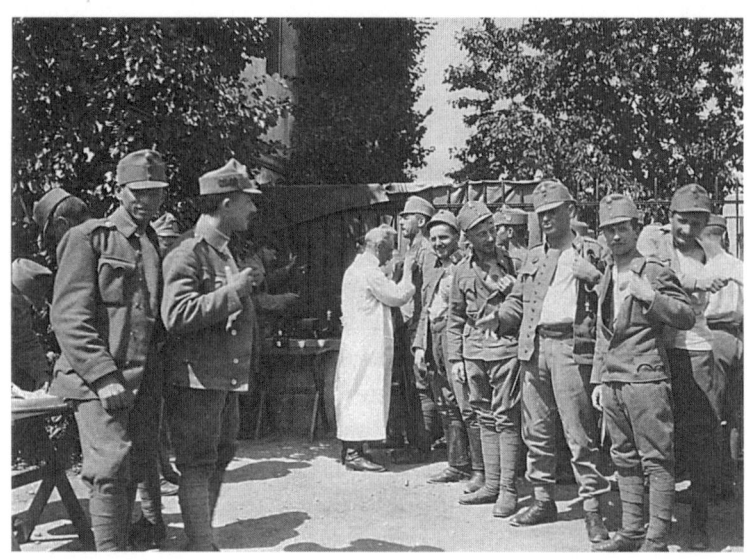
Impfung gegen die Cholera an der Front

Weil die herkömmlichen Desinfektionsmaßnahmen gegen Cholera jedoch versagten und es vor allem an Ätzkalk fehlte, griffen die Regimentsärzte des Armeeoberkommandos schließlich ein. Die Truppe wurde doch noch geimpft.

Die Choleraimpfung war nach wie vor umstritten. Sie wurde von den Soldaten wegen ihres negativen Rufs vielfach abgelehnt und ersetzte außerdem nicht die prophylaktischen Hygienemaßnahmen, weil sie keinen hundertprozentigen Schutz vor einer Erkrankung bot. Bei Ansteckung bedeutete sie aber einen milderen Verlauf.

Die prophylaktische Tetanus-Schutzimpfung wurde damals sogar als wirtschaftlich unnötig empfunden und zunächst ebenso verweigert. So hieß es: »Aus Anlaß eines speziellen Falles hat das k. u. k. Kriegsministerium mit Erlass vom 7. Oktober 1915, Zl. 23.555/Abt. 14, alle Militärkommandos angewiesen, den Sanitätsanstalten die Anwendung des Tetanusserums zur prophylaktischen Schutzimpfung der Mannschaft vor dem Abgehen zur Front aus dem Grunde zu verbieten, weil eine derartige Impfung, die nur einen ungefähr 14 Tage dauernden Schutz verleiht, eine Verschwendung des Serums bedeutet.«

Allerdings sollte die Tetanusimpfung die Soldaten nicht nur vor einer Wundstarrkrampfinfektion infolge einer Verwundung im Kampf schützen, sondern in erster Linie bei Verletzungen, die sie sich beim Kavernen- und Stellungsbau zuzogen.

Im Lauf des Ersten Weltkrieges zeigten Impfaktionen, die teilweise eigenmächtig von Armeekorps durchgeführt wurden, durchwegs Erfolge. Daher setzten sich nicht nur die Schutzimpfungen gegen Cholera durch, sondern das Kriegsministerium schrieb auch bei anderen Seuchen wie der Ruhr, den Pocken oder bei Typhus Impfungen vor. Das verlief nicht immer reibungslos.

Impfungen gegen Typhus waren bei den Kommanden ziemlich verschrien, da bis zu 23 Prozent der geimpften Soldaten Nebenwirkungen zeigten und das Durchimpfen daher auf die operativen Planungen und Kriegseinsätze abgestimmt werden musste. Letzten Endes wurde aber erkannt, dass es weit besser war, eine geimpfte Truppe einzusetzen, als erst dann zu impfen, wenn die Krankheit schon ausgebrochen und verbreitet war.

Wenn Lust und Leidenschaft die Kampfkraft schwächen

Als ein großes Problem im Ersten Weltkrieg erwies sich das Lustleben der Soldaten – und die damit einhergehende Prostitution, die massiv zum Ausbruch von Infektionskrankheiten beitrug, vor allem das Ansteigen der geheimen Prostitution.

Grundsätzlich oblag die Kontrolle der Prostitution in Österreich der Sittenpolizei. Sie registrierte die gewerbsmäßigen Prostituierten und überwachte regelmäßig deren Gesundheitszustand. Während des Ersten Weltkrieges gab es die gewerbliche Prostitution sowohl an der Front als auch im Hinterland oder in der Etappe, kontrolliert und ärztlich betreut durch Militärärzte. Manche Freudenhäuser wurden von Militärärzten selbst betrieben. Für Soldaten und Offiziere gab es getrennte Bordelle. Mannschaftssoldaten mussten sich vor dem Bordellbesuch von einem Sanitäter untersuchen lassen und einer Behandlung mit dem Silberpräparat Protargol und mit Vaseline unterziehen oder erhielten eine Desinfektionsspritze in die Harnröhre. Offiziere konnten ein Bordell ungehindert besuchen.

Ziel war es seitens des Militärs einerseits, die Sexualität der Soldaten zu kontrollieren und ausschweifende Verhaltensweisen zu unterbinden, um die Kampfkraft zu erhalten, und andererseits die Eindämmung von Homosexualität und Homoerotik. Außerdem erhoffte man sich, dass weniger Frauen vergewaltigt werden, wenn das sexuelle Verlangen in Freudenhäusern befriedigt werden konnte. Zusätzlich zu den medizinischen Untersuchungen wurden Broschüren und Flugblätter mit Informationen zu Geschlechtskrankheiten verteilt sowie Kondome ausgegeben.

Am 13. September 1915 jedoch sandte die Statthalterei ein alarmierendes Rundschreiben an die Bezirkshauptmannschaften von Deutschtirol sowie an die Stadtmagistrate Innsbruck und Bozen, in welchem die Problematik der Prostitution deutlich gemacht wurde. »Laut Mitteilung des k. u. k. Landesverteidigungskommandos in Tirol wurde in jüngster Zeit eine bedeutende Vermehrung der venerischen Erkrankungen von Militärpersonen in Deutschtirol wahrgenommen. Da dieses Übel hauptsächlich auf das Überhandnehmen der geheimen Prostitution zurückzuführen ist, wird die k. k. Bezirkshauptmannschaft/das Stadtmagistrat/[…] angewiesen, die schärfste Überwachung der Prostitution eintreten zu lassen, und gegen venerisch erkrankt befundene Prostituierte, welche trotz Kenntnis ihrer ansteckenden Krankheit den Verkehr mit Männern fortsetzen, die gerichtliche Strafanzeige zu erstatten.« Ziel war es, die geheime Prostitution tunlichst zu verhindern. Man wollte erkrankte Frauen sofort erkennen, sie ehestmöglich aus den Bordellen entlassen und in eigens eingerichtete Frauenspitäler zur Behandlung bringen.

Das k. u. k. Kommando der Südwestfront verbot in der Folge in einer Verfügung sogar die Behandlung geschlechtskranker Militärpersonen durch Zivilärzte. Dadurch erhoffte man sich einen weiteren Schritt im Kampf gegen die Ausbreitung von sexuell übertragbaren Krankheiten. Im Gegensatz dazu wurde in Salzburg die Behandlung geschlechtskranker Soldaten durch die Krankenkasse gefördert. Zusätzlich standen unter anderem in Salzburg, Hallein, St. Johann, Tamsweg und Zell Fürsorgestellen für die unentgeltliche Behandlung betroffener Soldaten zur Verfügung. Steckten sich 1914 noch rund 59 Prozent der Erkrankten in den oft überlasteten Feldbordellen an, infizierten sich 1917 etwa 75 Prozent außerhalb des Armeebereichs, ein Teil im Rahmen von Heimaturlauben, ein anderer bei Regimentsverlegungen. Daher wurden Soldaten, bevor sie einen Heimaturlaub antreten durften beziehungsweise auch nach ihrer Rückkehr an die Front, auf venerische Krankheiten hin untersucht.

Sexuell übertragbare Krankheiten wurden aber auch nach Kriegsende zum Problem. Infolge des ungeordneten Rückzugs der k. u. k. Armee fielen die rigorosen Kontrollen der Soldaten weg. Viele Heimkehrer steckten ihre Ehefrauen oder Partnerinnen zu Hause mit venerischen Erkrankungen an. Die Bekämpfung wurde in der Ersten Republik ein wichtiges Thema. In größeren Städten Österreichs eröffnete man eigene Abendambulatorien, wohin sich Geschlechtskranke täglich wenden konnten und gratis behandelt wurden.

Man tat also, was man konnte. Doch was tun, wenn das Missverhältnis von betroffenen Patienten und Gefahren im Vergleich zu vorhandenen Einsatzkräften, Material und Informationen zu groß ist. Dann gibt es nur mehr die entscheidende Frage …

Wer darf überleben?

Spätestens seit Corona ist das Wort »Triage« untrennbar mit Pandemien verbunden. Fehlen Intensivbetten und Beatmungsgeräte, muss entschieden werden, wem man hilft. Eine Situation, die Ärzte und medizinisches Personal an ihre Grenzen bringt und immer schon an einen Massenanfall von Patienten in Kombination mit zu wenig verfügbaren Kapazitäten sowie zu wenig Material gekoppelt war und ist.

Der Begriff »Triage« kommt aus der Militärmedizin und wurde erstmals 1808 von dem französischen Militärchirurgen Pierre-François Percy (1754–1825), einem Kollegen des Leibarztes von Napoleon I. (1769–1821) und Chefarztes der französischen Armee Dominique-Jean Larrey (1766–1842), verwendet, der die Verwundetenversorgung direkt auf dem Schlachtfeld revolutionierte und heute als Vater der Notärzte bezeichnet werden kann.

In den Kriegen des 19. Jahrhunderts sowie den beiden folgenden Weltkriegen erzwang die große Zahl der vom Kriegsgeschehen Betroffenen die Abwendung von der optimalen Individualmedizin hin zur optimierten Kollektivmedizin. Das Überleben eines möglichst großen Kollektivs stand über dem möglichst geringen Schaden des Individuums. In Notzeiten konnte man nicht die aufwendige Medizin der »Restitutio ad integrum«, also die rasche Wiederherstellung der Feldverwendungsfähigkeit, betreiben, sondern nur eine behelfsmäßige Medizin, die wir heute als Katastrophenmedizin bezeichnen, mit einem von vornherein eingeschränkten Ziel.

Perfektioniert wurde das System von dem russischen Militärchirurgen Nikolai Iwanowitsch Pirogow (1810–1881) während des Krimkrieges. Er legte damals fünf Gruppen fest, von den hoffnungslosen Fällen bis hin zu ganz leicht Verletzten. Am Schlachtfeld half man jenen Schwerverletzten zuerst, von denen man erwartete, dass sie überlebten. Erst dann kamen leichter Verletzte an die Reihe und zum Schluss jene, die eine

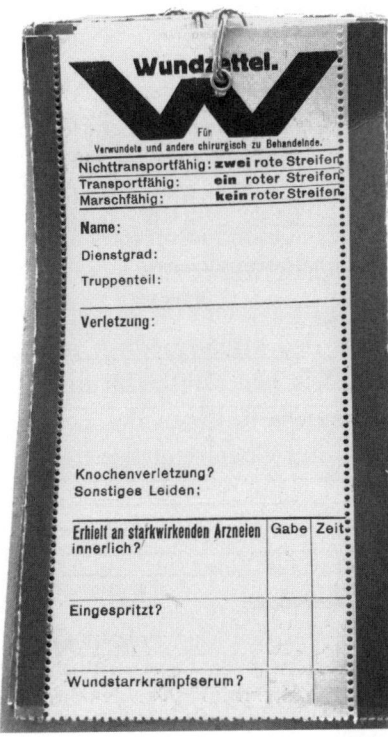

Patientenleittasche im Ersten Weltkrieg. Spätestens bei der Ankunft an der Triagestelle wurde an dem Betroffenen die Patienten-, heute Personenleittasche befestigt. Auf dieser Karte werden die Triageentscheidungen dokumentiert. Darüber hinaus sind kurz und bündig der Zustand des Patienten, Verdachtsdiagnosen und die geleisteten Maßnahmen sowie verabreichte Medikamente notiert. Im Ersten Weltkrieg war mittels der roten Streifen der Zustand des Patienten rasch erkennbar. Fehlten die roten Streifen, bedeutete dies »schwerverletzt«, war ein roter Streifen abgerissen, erforderte dies einen raschen Transport in ein Krankenhaus, waren beide Streifen vorhanden, signalisierte dies »leichtverletzt«.

geringe Überlebenschance hatten. Da man die Frontspitäler für die Frischverwundeten benötigte, wurden Genesende ins Hinterland transportiert, wo ebenfalls Triage notwendig, also die Frage zu klären war: Wer wird wann wohin zur weiteren Behandlung und für die Phase der Rekonvaleszenz geschickt.

Das »Sortieren« soll immer nach dem Gesichtspunkt betrieben werden, möglichst viele Menschenleben zu retten. Egal ob es sich um Kriege, Naturkatastrophen, Terroranschläge, Großschadensereignisse wie beispielsweise Zugsunglücke oder Pandemien handelt, gilt die Triage als ein Verfahren des modernen Patientenmanagements, das zwar nur in absoluten Notsituationen angewandt wird, aber auch aus dem zivilen Rettungsdienst nicht wegzudenken ist. Ziel heute ist es, den Patienten mit dem geeignetsten Transportmittel ehestmöglich in das richtige

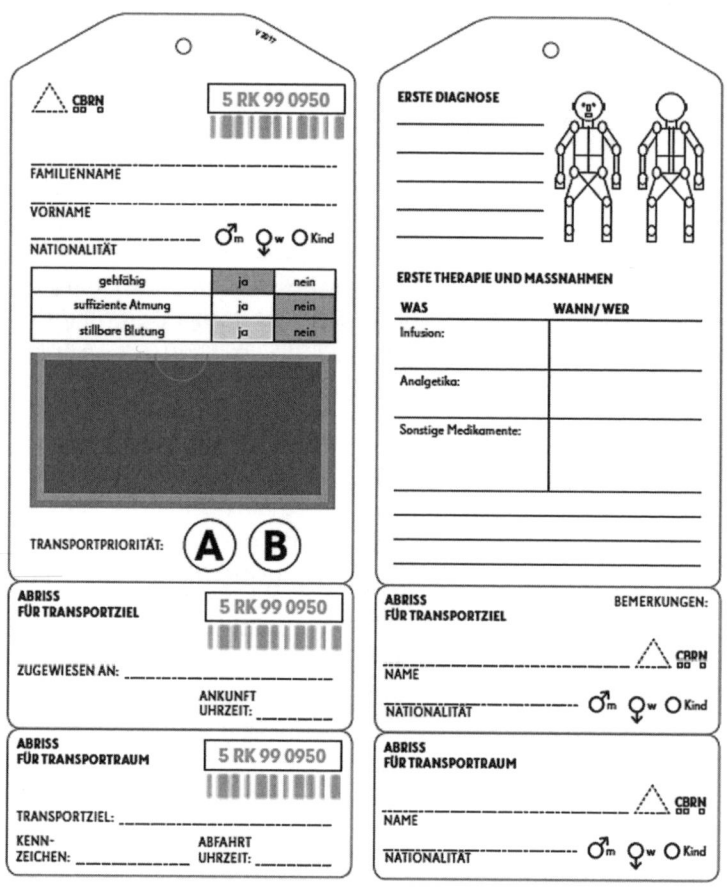

Die heute verwendete Personenleittasche im Großschadenseinsatzmanagement (GEM)

Krankenhaus oder die richtige Abteilung zu verbringen. Dabei wird unterschieden, ob der Patient kritisch, stabil oder unverletzt ist. Nach diesen Kriterien wird beurteilt, wer am Notfallort versorgt, wer rasch in ein Spital gebracht werden muss oder wer aufgrund leichterer Verletzungen oder Erkrankungen am Einsatzort warten kann, bis eine Versorgung möglich ist. Für die Beurteilung hat man grob eine Minute Zeit. Das klingt lange, wenn der Zahnarzt eine Minute bohrt oder wenn man mit einem Sportler bei einem Skirennen mitfiebert, ist aber äußerst kurz für die Einschätzung des Zustands eines Verletzten oder Erkrankten.

Bakterien und Viren hielten die Menschen seit Jahrtausenden in Atem und waren früher mitschuldig am Untergang von ganzen Reichen. Hatte man in früheren Zeiten zwar vielfach falsche Vorstellungen von Seuchen, ihren Übertragungswegen und ihrer Bekämpfung, muss man es den Armeen dennoch generell hoch anrechnen, dass sie sich um die Gesundheit der Soldaten und um die Gesundheit der Zivilbevölkerung gekümmert und alles Erdenkliche versucht haben, der Seuchenausbreitung Herr zu werden. Natürlich in erster Linie, um die Kampfkraft und die Einsatzfähigkeit der Soldaten, aber auch die Wirtschaftlichkeit der Länder zu erhalten. Im Lauf der Kriegsgeschichte kam man jedoch zur Einsicht, dass man Soldaten, die für ihr Vaterland und damit für die jeweilige Führungsspitze in den Krieg zogen, eine bestmögliche Versorgung zuteilwerden lassen muss. Das gipfelte nicht zuletzt im Ersten Weltkrieg in der Behandlung von Invaliden mit Prothesen oder der beruflichen Umschulung von Zivilisten, die im Kriegseinsatz dauerhaft geschädigt worden waren.

Quarantäne, Isolation, Trockenlegung von Brutstätten, Errichtung von Epidemiespitälern, Desinfektionsmaßnahmen und Impfungen wurden mehr und mehr zum Mittel der Prävention. Dies ging einher mit den stetig wachsenden Erkenntnissen in den Naturwissenschaften, insbesondere der Bakteriologie seit dem letzten Drittel des 19. Jahrhunderts. Die Maßnahmen zeigten Erfolg. Immerhin gelang es der k. (u.) k. Armee, die Einschleppung von Cholera, Ruhr oder Typhus von der Front ins Hinterland weitestgehend zu verhindern und erkrankte Soldaten vielfach zu heilen.

Die Impfung –
ein Wagnis ins Ungewisse

Seit dem Jahr 2020 sind Wissenschaftler, Forscher, Pharmakonzerne und Unternehmen weltweit gefordert und arbeiten auf Hochdruck, um einen Impfstoff gegen das Coronavirus SARS-CoV-2 zu entwickeln. Mit Ende 2020 waren 246 Impfstoffprojekte bekannt. Als in Europa federführend gilt Deutschland, aber auch an der Wiener Universität wird gemeinsam mit dem biopharmazeutischen Unternehmen Viravaxx AG an der Entwicklung eines Impfstoffes gearbeitet.

Ende Dezember 2020 wurde in Europa der Impfstoff von BioNTech und Pfizer zugelassen, Großbritannien ließ noch knapp vor dem Jahreswechsel jenen von AstraZeneca in Zusammenarbeit mit der Universität Oxford entwickelten Covid-19-Impfstoff als erstes Land zu, der bald wegen seiner Nebenwirkung als umstritten galt. Anfang 2021 erhielt der Impfstoff von Moderna für Personen ab 18 Jahren in der Europäischen Union die Zulassung und der russische Impfstoff Sputnik V. in Ungarn, weitere folgten.

Für viele Menschen eine heiß ersehnte Rettung und die Hoffnung, in einen normalen Alltag ohne Abstandsregel, Mund-Nasen-Schutz, Reisebeschränkung und Einschränkungen bei Besuchen von Theatern, Kinos, Freizeiteinrichtungen oder Lokalen zurückzukehren. Auch wenn Impfungen zu den wichtigsten Präventionsmaßnahmen in der Medizin zählen, Skeptiker und Impfgegner gab es immer, nicht nur bei Corona.

Deutlich zeigte sich in den letzten Jahrzehnten eine verminderte Bereitschaft zur Impfung gegen Masern, was dazu führte, dass gehäuft Fälle vor allem in österreichischen Kindergärten und Schulen auftraten. Heute vernetzen sich Impfkritiker durch soziale Medien besser, nutzen eine breitere Plattform und vermischen dadurch Ideologien, politische Bewegungen und Weltanschauungen. Dabei wird oft vergessen, dass durch Impfungen der Ausbruch von Epidemien stark vermindert werden kann und infolge einer hohen Durchimpfungsrate eine Herdenimmunität entsteht, die auch ungeimpfte Personen schützt. Dazu zählen nicht nur eklatante Impfverweigerer, sondern vor allem jene Menschen, die sich aufgrund von allergischen Reaktionen gegen einen Bestandteil des Impfstoffs oder gewisser Vorerkrankungen nicht impfen lassen dürfen oder zu einem Personenkreis gehören, für dessen Alter der Impfstoff nicht zugelassen ist.

Die Pocken – der Erzfeind der Habsburger

Bereits um 1500 vor Christus wurde die Pockenkrankheit in Sanskrit-Texten erwähnt. In China, Persien, Arabien und Ägypten war sie seit Langem bekannt und wurde als virologische Waffe eingesetzt. Einmaliges Anhusten reichte schon.

Die durch Tröpfcheninfektion übertragbare Krankheit, die hohes Fieber, Schüttelfrost, rote Flecken, eitergefüllte Bläschen mit oft zurückbleibender Narbenbildung, Kopf- und Gliederschmerzen hervorrief und zu Blindheit, Taubheit und Lähmungserscheinungen führen konnte, plagte die Menschheit bis ins 20. Jahrhundert.

Um 1800 gab es in Wien rund 3300 Pockenfälle, darunter viele Kinder. Ende des 18. Jahrhunderts starben in Niederösterreich jährlich rund 2000 Menschen an Pocken, in Wien rund 500 bis 600, europaweit rund 400 000. In Epidemiezeiten erhöhte sich die Zahl beträchtlich. Wolfgang Amadeus Mozart, Joseph Haydn, Ludwig van Beethoven, Johann Wolfgang von Goethe und der als Sonnenkönig bekannt gewordene Franzose Ludwig XIV. hatten Glück, die Infektion zu überleben, wenn auch von Narben gezeichnet. Aber viele andere berühmte Persönlichkeiten wie Pharao Ramses V., Maria II. von England, der französische König Ludwig XV. und der russische Zar Peter II. fielen der Krankheit zum Opfer. Erst 1980 konnte die WHO bekannt geben, dass die Pockenkrankheit ausgerottet ist. Übrigens die einzige Krankheit bis heute, die durch eine Impfung besiegt werden konnte.

Formen von Impfungen sind seit rund 200 vor Christus in China belegt, in Indien versuchte man ebenfalls vor rund 2000 Jahren, eine Immunisierung gegen die Pocken durchzuführen. In China wurden Krustenstücke von Pockenkranken abgekratzt, zermahlen und in die Nase von zu immunisierenden Personen eingeführt. In Indien entnahm man den Pockenkranken mittels einer Lanzette Sekret aus ihren Pusteln, ritzte die Haut gesunder Menschen an Armen oder Beinen auf und träufelte das Sekret in die Wunden. Eine andere Möglichkeit dieser sogenannten Inokulation oder Variation war das Anbinden eines mit Pockenlymphe getränkten Baumwollbäuschchens an die angeritzte Haut. Darüber hinaus veranstaltete man Pockenpartys. Dabei brachte man erkrankte Kinder mit gesunden zusammen, erhoffte sich eine Ansteckung der gesunden, sodass diese die Krankheit in einer abgeschwächten Form durchmachten und somit immun wurden.

Das Wissen über diese Formen der Immunisierung wurde dank der Initiative der Schriftstellerin und Lyrikerin Lady Mary Wortley Montagu (1689–1762) um 1718 nach England gebracht. Lady Mary war die Ehefrau des britischen Botschafters Sir Edward Wortley Montagu (1678–1761), der Anfang des Jahres 1716 an den Osmanischen Hof in Konstantinopel gesandt wurde. Das Ehepaar reiste gemeinsam in das heutige Istanbul. Lady Mary, die 1715 selbst an Pocken erkrankt war und zwei Jahre davor ihren damals 20-jährigen Bruder durch diese Krankheit verloren hatte, lernte dort die Immunisierungsmethode durch Körperflüssigkeit kennen. Bereits in Konstantinopel ließ sie ihren 1713 geborenen Sohn Edward inokulieren, 1721 in England ihre Tochter und auch sich selbst impfen. Ihr Beispiel machte Schule. 1722 wurden die Töchter der Princess of Wales Caroline von Brandenburg-Ansbach (1683–1737) inokuliert.

Das Wissen über die Variolation gelangte nun von Großbritannien rasch nach Amerika, wo 1721 eine Pockenepidemie grassierte, nach Afrika und auf den europäischen Kontinent. Federführend war hier der französische Philosoph und Schriftsteller Voltaire (1694–1778), der die Kunde der Immunisierung 1728 von England an den preußischen Hof brachte und deren Wichtigkeit betonte, denn von rund 100 Personen litten etwa 60 an der Pockenerkrankung. Der Sohn des Genfer Mediziners Théodore Tronchin (1709–1781), der damals in den Niederlanden praktizierte, gehörte 1748 in Amsterdam zu den Ersten, die auf dem europäischen Festland inokuliert wurden. Rasch folgte auch die russische Zarin Katharina die Große (1729–1796) diesem Beispiel.

Gerade für die Herrscherhäuser war die Bekämpfung von Infektionskrankheiten von besonderer Bedeutung, weil Krankheiten dynastische Probleme verursachten, indem sie Thronfolger dahinrafften, das Bevölkerungswachstum schwächten und die Arbeitskraft in der Bevölkerung beeinträchtigten, wodurch es zu Einbußen im wirtschaftlichen Leben kommen konnte. Auch innerhalb der Armeen reduzierten Epidemien die Kampfkraft ihrer Soldaten deutlich und bewirkten in weiterer Folge eine Schwächung der staatlichen Sicherheit.

Im heutigen Österreich war Erzherzogin von Österreich und Königin von Ungarn Maria Theresia diejenige, die sich für die Variolation starkmachte. Sie war selbst 1767 an Pocken erkrankt, nachdem sie ihre infizierte Schwiegertochter Maria Josepha von Bayern (1751–1767), die zweite Gemahlin von Joseph II., in die Arme genommen hatte, kurz bevor diese starb. Des Weiteren verlor sie drei ihrer Töchter und einen Sohn sowie ihren Onkel Kaiser Joseph I. (1678–1711) an dieser Krankheit. Die Pocken vereitelten aber auch manch andere familienpolitische Maßnahme der Regentin. Isabella von

Parma (1741–1763), die Gattin ihres Sohnes und Nachfolgers Joseph II., die an seiner Seite mitregieren hätte sollen, starb 1762 an der Infektion, ihre Tochter Maria Josepha kurz vor ihrer geplanten Hochzeit mit dem König von Neapel. Ihr sechstes Kind, Maria Elisabeth, einst ein außergewöhnlich hübsches Mädchen, war durch die Pocken derart entstellt, dass sie nicht mehr in die Heiratspolitik miteinbezogen werden konnte. Kein Wunder, dass Maria Theresia die Pocken als den Erzfeind des Hauses Habsburg bezeichnete und die Bekämpfung auf ihre Prioritätenliste setzte.

Auf Anraten ihres holländischen Leibarztes Gerard van Swieten, der selbst einen Sohn durch die Pockenkrankheit verloren hatte, rief Maria Theresia 1768 dessen Landsmann Jan Ingenhousz (1730–1799), einen der Impfärzte der englischen Royal Family, nach Wien, um hier eine Impfkampagne zu star-

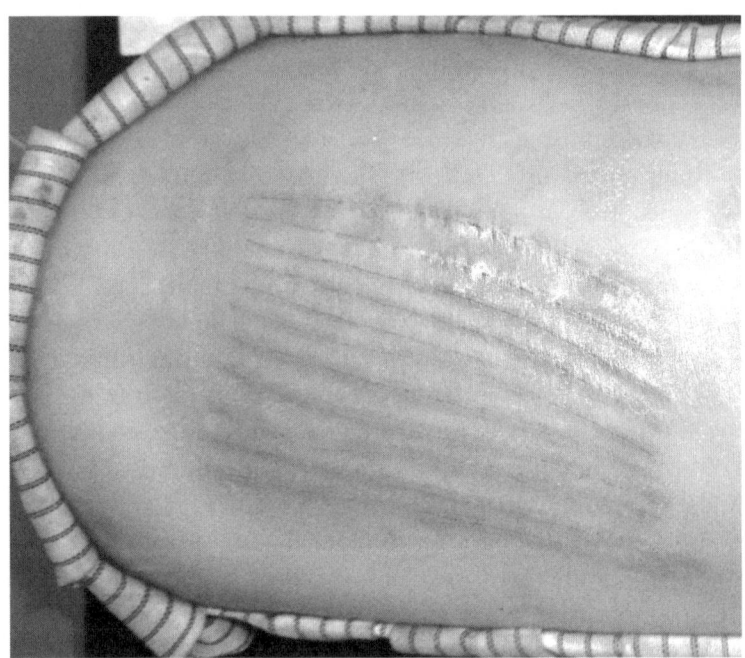

Moulage einer Hautritzung

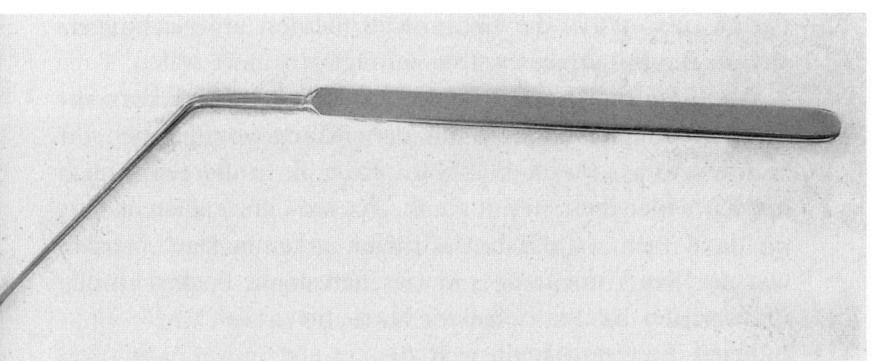

Impflanzette

ten. Das Verfahren wurde an 100 Waisenkindern in St. Markus, dem heutigen St. Marx, erfolgreich getestet, dann ließ Maria Theresia vier ihrer jüngsten Kinder inokulieren und empfahl ihren bereits erwachsenen Kindern sowie einer Reihe von anderen Verwandten, sich ebenfalls immunisieren zu lassen. Für die breite Bevölkerung Wiens ließ sie am Rennweg ein sogenanntes Inokulationshaus errichten, wo die Methode der Hautritzung kostenlos durchgeführt wurde.

Entgegen allen Hoffnungen der Monarchin und ihres Sohnes blieb die Variolation in der Habsburgermonarchie und hier vor allem in den Provinzen eher unpopulär. Das »überaus thumme bauren Volk« missachtete den guten Rat und überließ lieber das weitere Schicksal der Kranken Gott. Selbst Maria Theresia plagten Zweifel, ob die Impfung mit den nicht ganz ungefährlichen Nebenwirkungen wirklich das beste Mittel der Wahl war oder man dabei den Menschen nicht etwa Schaden zufügen könnte, vor allem weil durch die Impfmethode auch andere Krankheiten wie beispielsweise Syphilis oder Skrofulose (Hauttuberkulose) übertragen werden konnten. Dazu kam, dass manche Geimpfte trotzdem eine schwere Pockenerkrankung durchmachten, damit zu Virusträgern wurden, was die Anzahl der Erkrankten rasch wieder in die Höhe schnellen ließ. Maria Theresia korrespondierte daher mit Experten aus aller Welt, um Für und Wider der Impfung abzuwägen. 1768 wandte sie sich an den britischen Impfpionier Daniel Sutton. Die Innovationen der Familie Sutton machten zur damaligen Zeit die Impfverfahren sicherer und schmerzfreier. Robert Sutton senior entwickelte die Impftechnik in der Form, dass nur ein winziger Stich mit einer scharfen Lanzette ausreichte, um das Serum in die Haut eindringen zu lassen. Daniel Sutton war der Experimentator und Geschäftsmann in der Familie und vertrieb die »Suttonian-Methode« bis in die USA.

Maria Theresia erhoffte sich, dass Daniel Sutton nach Wien käme, um die Ärzte hier zu unterstützen. Doch er lehnte ab. Bestärkt, an den Impfprogrammen festzuhalten, wurde die Regentin jedoch beispielsweise durch die Grazer Sanitätskommission.

Sanitätskommissionen wurden ab 1770 in allen Ländern der Habsburgermonarchie gebildet und waren laut der »Sanitäts- und Kontumazverordnung« verantwortlich dafür, dass alle ansteckenden »Krankheiten unter Menschen, und Viehe gleich bey erster Verspürung durch anständige Mittel gehoben, auch um dieses Übel nicht weiters überhand nehmen zu lassen, alle nöthigen Vorsehungen zu gebrauchen«. Die Grazer Sanitätskommission schlug vor, Väter, die ihre Kinder impfen ließen, mit Goldmedaillen auszuzeichnen, und Ärzte, die eine gewisse Anzahl von Impfungen durchführten, ebenfalls zu prämieren.

Vakzination statt Variolation

Ende des 18. Jahrhunderts entwickelte der englische Arzt Edward Jenner (1749–1823) eine neue Impfmethode: die Kuhpockenimpfung. Die Anregung dazu erhielt er von seinem Freund, dem englischen Wundarzt und Apotheker John Fewster (1738–1824), der bereits 1768 davon ausging, dass Menschen, die eine Kuhpockeninfektion durchgemacht hatten, an den echten Pocken nicht erkrankten. Kühe litten zwar am

Pockenvirus, jedoch war dieses Virus für Menschen ungefährlich. Jenner, der selbst beinahe den Pocken zum Opfer gefallen war, befasste sich intensiv mit der Krankheit.

Neben den Erkenntnissen von Fewster inspirierte ihn dazu eine Mitteilung des in Konstantinopel praktizierenden Arztes Emanuele Timoni (1670–1718), der 1714 der Londoner königlichen Gesellschaft der Wissenschaften einen Bericht vorgelegt hatte, in dem er die Impfweise, wie sie in Konstantinopel praktiziert wurde, beschrieben hatte. Timoni habe gesehen, wie Tausende Menschen absichtlich mit Pocken immunisiert wurden. Dabei habe man mit einer Nadel den Eiter aus der Pockenblase von Patienten genommen und das Impfserum auf die Haut Gesunder durch Stiche auf Stirn, Wange oder Kinn aufgeritzt. Die Impfung wurde von alten Frauen aus Thessalien durchgeführt. Die Geimpften erkrankten nur leicht oder gar nicht.

Ein weiterer Meilenstein in Jenners Entwicklung eines Impfstoffs gegen die Pocken war ein Gespräch mit einer Milchmagd in Chipping Sodbury, die ihm vermutlich im Jahr 1768 erzählte, sie erkranke nicht an den echten Pocken, weil sie bereits die Kuhpocken hatte. Jenner fand heraus, dass Knechte oder Mägde, die Kühe melkten und sich über den Euter einen Bläschenausschlag holten, immun gegen die »Schwarzen Blattern«, wie man die Pockenkrankheit im Volksmund nannte, waren. Außerdem hatten die Melkerinnen stets eine schöne glatte Haut ohne Narbenentstellungen.

In den nächsten rund 25 Jahren sammelte er Fallstudien von Personen, die an Kuh- oder Pferdepocken erkrankt waren, und überprüfte die Immunität gegen die echten Pocken. Bereits 1774 soll der Bauer Benjamin Jesty (um 1736–1816) aus Dorset seine Ehefrau und seine beiden Söhne mit Kuhpockenlymphe inokuliert haben. Da sich der Arm seiner Frau stark infizierte, wurde er aus der Heimat vertrieben, weil er seiner Frau und seinen Söhnen absichtlich tierisches Material zugeführt hatte.

Am 14. Mai 1796 wagte Jenner ein riskantes Experiment. Er ritzte dem achtjährigen Sohn seines Gärtners James Phipps (1788–1853) die Haut auf und infizierte die Wunde mit einem eitrigen Sekret, das er aus einer Kuhpockenpustel der erkrankten Magd Sarah Nelmes aus der Umgebung von Berkeley entnommen hatte. Rund sechs Wochen später infizierte er diesen Jungen mit echtem Pockeneiter, und er erwies sich als immun. Dieser Versuch, der als »Milchmädchenerfahrung« oder »Milchmädchen-Mythos« in die Geschichte einging, zog weitere Tests an Kindern nach sich. Auch seinen rund zehn Monate alten Sohn Robert, ein seit seiner Geburt schwächliches, kränkliches Kind, zog Jenner für einen Versuch heran, um ihn zu schützen. Mit Erfolg. In der Folge verschickte Jenner Kuhpocken-Proben an die europäischen Fürstenhöfe, mit denen von dort aus Kinder geimpft wurden. Von diesen Kindern wurde das eitrige Sekret gewonnen und als Impfstoff vertrieben. Rasch verbreitete sich die Kenntnis der neuen Impfmethode in Deutschland, Frankreich, Österreich, aber auch in Amerika, auf den Philippinen oder in China.

In Österreich zählten 1799 die Ärzte Pasqual Joseph Ritter von Ferro (1753–1809) und Jean de Carro (1770–1857) zu den Ersten, die die Kuhpockenimpfungen testeten, wohl nach dem Vorbild Jenners an ihren eigenen Söhnen. Bereits ein Jahr davor soll Johann Peintinger (1768–1846) in seiner Heimatregion Leoben, die immer wieder von Pockenepidemien heimgesucht wurde, erste Impfaktionen durchgeführt haben.

Am 10. Dezember 1800 fand die erste öffentliche Massenimpfung in Österreich, und zwar in Brunn am Gebirge, statt. Damals gab es allein in Wien über 3000 Pockenfälle. Der preußische Generalchirurg Christian Ludwig Mursinna (1744–1823) schrieb in der *Medizinisch-chirurgischen Zeitung* im selben Jahr, dass die Kuhpockenimpfung »ausführbar und ohne alle Gefahr für Individuen aller Alter« sei, und das beruhigte wohl. Die Impfbereitschaft in der Bevölkerung war hoch, daher gelang es, die Epidemie zu stoppen. Wien blieb vier Jahre von den Pocken verschont, innerhalb von zwei Jahren starben nur fünf Kinder, davor bis zu 500 jährlich.

Im Jahr 1802 wurde die Kuhpockenimpfung durch ein Zirkular der niederösterreichischen Landesregierung weiter bekannt gemacht und die Impfung als ein »sicheres, unschädliches und leicht anwendbares Schutzmittel gegen die Ansteckung der gewöhnlichen Blattern« empfohlen. Ein Bericht in der *Wiener Zeitung* vom 14. April 1802 bestätigte Impferfolge: »Schon in folgenden Jahren 1800 impften die hiesigen Aerzte von Careno und de Caro mehr als hundert Kindern die Kuhpocken mit glücklichem Erfolge ein und der zu Mödling praktizierende Arzt Iberer führte diese neue Impfungsart auf dem Lande ein. Bis Ende Dezember 1801 hat dieser Arzt schon 363 Personen verschiedenen Alters, die Kuhpocken daselbst beygebracht, und von 23 dieser Eingeimpften, welchen er nachher die natürlichen Blattern inokulirte, ist kein einziges angesteckt worden. Der Kreisarzt Schenk von Baaden zeigte 58 Kinder an, welchen er mit dem beßten Erfolge, die Kuhpocken eingeimpft hat. […] Der hiesige Wundarzt in Altlerchenfeld, Johann Lercher, vaccinirte 94 Kinder mit vollkommen guten Erfolg, und der hiesige Arzt v. Portenschlag 329. Letzterer machte an 24 vaccinirten Kindern öffentlich eine Gegenprobe, und ließ ihnen die natürlichen Blattern einimpfen, wo dann nicht ein einziges angesteckt wurde.«

Darüber hinaus wurde eine *Belehrung des Landvolkes über die Schutzblattern nebst einem kurzen Unterrichte über die Impfung derselben für die Wundärzte* von dem Salzburger Mediziner und Geburtshelfer Josef d'Outrepont (1775–1845) 1803 in der dritten Auflage publiziert, in der die Schilderung der Durchführung der Schutzimpfung und ihrer Folgen die Angst vor dem kleinen Stich mit der großen Wirkung nehmen sollte. »Zunächst sollte der Impfende die Spitze eines kleinen Messers mit Schutzblatternmaterie befeuchten, um sodann diese mit einem Stich unter die Oberhaut des Oberarms zu verpflanzen.« Innerhalb von drei bis fünf Tagen bildete sich an der Einstichstelle eine kleine Rötung, aus der sich eine »Blatter« entwickelte. Diese füllte sich mit wässriger Flüssigkeit, bis schließlich am neunten Tag ein kreisrunder Rand die Pustel umgab. Als Begleiterscheinungen konnten Müdigkeit, leichtes Fieber, Durst, Appetitlosigkeit und Gesichtsblässe sowie leichte Schmerzen in der Achselgegend auftreten. Mit dem Abklingen dieser Symptome trocknete die Blatter, verwandelte sich in eine dunkelbraune, harte »Rinde« und fiel bald ab. Obwohl nach damaliger Ansicht eine einzige Schutzblatter ein Leben lang vor der Ansteckungsgefahr schützte – eine Meinung, die später revidiert werden musste –, erzeugten die impfenden Wundärzte aus Vorsichtsgründen durchschnittlich drei bis vier Pusteln, um auf jeden Fall eine Präventiverkrankung hervorzurufen.

Weil sie als riskant galt, wurde die Variolation im Jahr 1803 in Österreich verboten. Durch die Hautritzungen konnten schwerere Verletzungen entstehen, man befürchtete sogar, durch das Hervorrufen einer milden Form der Pockenerkrankung weitere Epidemien auszulösen. Ab diesem Zeitpunkt war nur noch die Vakzination, benannt nach dem lateinischen Wort »vaca« für Kuh, zugelassen.

Geimpft wurde in Wien vor allem in der Findelanstalt Ecke Alserstraße/Lange Gasse und im Kinder-Kranken-Institut des Dr. Leopold Anton Gölis in der Wollzeile. Die Findelanstalt war die erste Krankenanstalt auf dem europäischen Kontinent, in der es zur regelmäßigen Durchführung von öffentlichen Pockenschutzimpfungen kam. Um ständig genügend Impfstoff zu haben, mussten sich in einem Zimmer der Einrichtung stets geimpfte Kinder aufhalten, damit man bei diesen aus den Pusteln Lymphe entnehmen konnte. Darüber hinaus impften einige Ärzte in ihrer Praxis, darunter Joseph Edler von Portenschlag-Ledermayer Senior (1742–1834) und Junior (1768–1828), Aloisius Careno (1766–1810), Jakob Anton Helm (1761–1831), Vincenz Guldener von Lobes (1762–1827), Johann Gottfried Bremser (1767–1827) und Anton Castelliz (1765–1825). Johann

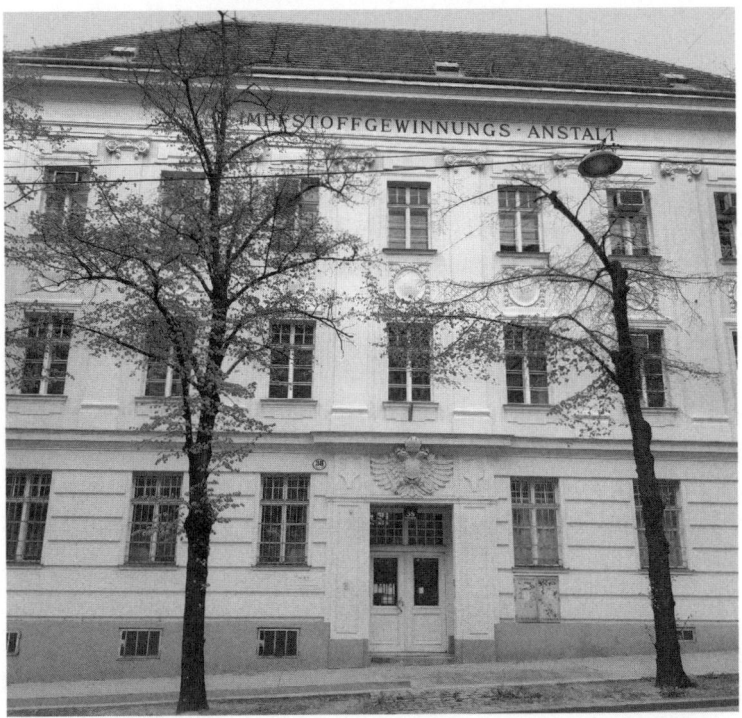

Bundesstaatliche Impfstoffgewinnungsanstalt, Possingergasse 38–40, 1160 Wien

Gottfried Bremser, eigentlich als Parasitologe bekannt, verfasste Schriften über die Rechtmäßigkeit der Kuhpockenimpfung unter rechtlichen, religiösen, philosophischen sowie sozialmedizinischen Aspekten und ließ diese unentgeltlich unter der armen Bevölkerung verteilen. 1810 waren bereits 3562 Impfungen in Wien durchgeführt worden, in Niederösterreich 13 943. Dieses Verfahren wurde viele Jahre praktiziert.

Erst 1873 wurde beschlossen, nur mehr Tierlymphe zu verimpfen, da bei der Gewinnung des Serums aus den Eiterpusteln von Kindern andere Krankheiten wie Syphilis oder Tuberkulose, aber auch Hepatitis und Erysipel übertragen werden konnten. Es durfte allerdings ausschließlich Tierlymphe aus kontrollierten staatlichen Institutionen verwendet werden. Daneben gab es nämlich private Einrichtungen, die sich auf die Impfstoffherstellung konzentriert hatten, aber oft nicht den gewünschten Impferfolg verzeichnen konnten. Im Jahr 1877 wurde statt der Findelanstalt ein eigenes Gebäude in Wien-Josefstadt adaptiert, aus dem 1893 die k. k. Impfstoffgewinnungsanstalt hervorging (heute Bundesstaatliche Impfstoffgewinnungsanstalt). Diese übersiedelte 1911 in die Possingergasse im 16. Wiener Gemeindebezirk.

Kaum zeigte die Impfung Erfolg, verschwand die Krankheit aus dem direkten Bewusstsein der Bevölkerung, und es war vorbei mit der Impfbereitschaft. Zudem formierten sich immer mehr Impfgegner, die der Meinung waren, Impfungen schützen nicht vor Infektionskrankheiten, sondern fügen den Menschen bloß enormen körperlichen und seelischen Schaden zu.

Die Impfgegner formieren sich

Nicht nur zur Zeit Maria Theresias sah man die Immunisierung zwiespältig, bereits am Ende des 18. Jahrhunderts gab die Kuhpockenimpfung Anlass zu Horrormeldungen. Als eklatanter Impfgegner entpuppte sich der Philosoph Immanuel Kant (1724–1804). Bereits 1797 schrieb er in seinem Werk *Die Metaphysik der Sitten*, dass die Pockenimpfung ein Wagnis ins Ungewisse sei. Als die Kuhpockenimpfung in Europa durchgeführt wurde, vertrat er die Meinung, dass den Menschen mit dem Serum aus den Kuhpocken auch die tierische Brutalität eingeimpft werde. Zeitgenössische Karikaturen zeigten Menschen nach Einimpfen der Kuhpockenlymphe mit Kuhhörnern und Eutern. Aus heutiger Sicht nahezu unverständlich war Kants Ansicht, dass Pocken und Kriege reelle Mittel wären, um das Bevölkerungswachstum zu regulieren und zu begrenzen. In einer späteren Lebensphase gewann Kant doch noch an Einsicht und hielt die durch die Obrigkeit angeordneten Impfkampagnen gegen Pocken als ethisch erlaubt.

Der niederländisch-österreichische Mediziner Anton de Haen (1704–1776) zählte ebenfalls zu den erklärten Impfkritikern. Selbst der Direktor des Krankenhauses Wien-Wieden und Vorsitzende des Niederösterreichischen Landessanitätsrats Friedrich Wilhelm Lorinser (1817–1895), der Bruder des bereits erwähnten Carl Ignaz, argumentierte noch in der zweiten Hälfte des 19. Jahrhunderts: »Die Impfung hat gegenüber den Pocken die Bedeutung eines Amuletts, das der Soldat sich umhängt, um sich kugelsicher zu machen. Die Schutzkraft der Impfung ist illusorisch, ein unglücklicher Wahn.«

So dauerte es auch nur wenige Jahre, bis Jenners Schutzpockenimpfung verhöhnt wurde und man Flugblätter gegen die Immunisierung verteilte. 1885 demonstrierten in Leicester 100 000 Menschen gegen die Pockenimpfung, wobei sie eine Puppe, die wie Jenner aussah, anklagend zur Schau stellten.

Skeptiker und Gegner begründeten ihre Ablehnung damit, dass durch die absichtliche Infektion mit Krankheitserregern die Krankheit immer wieder in schwerer Form ausbreche, die

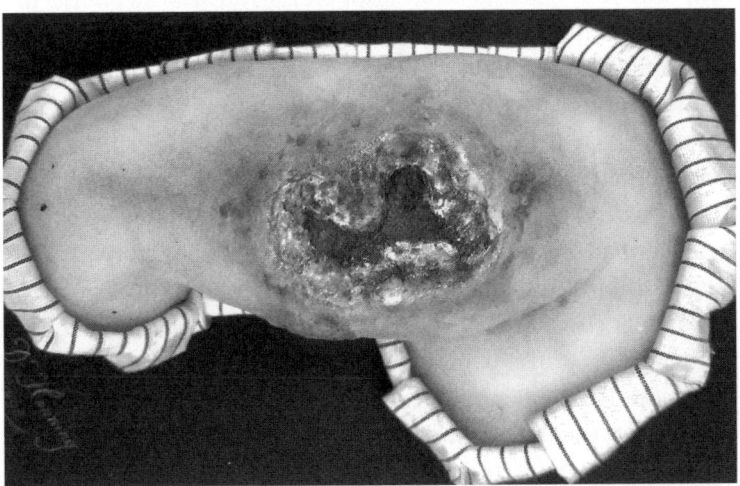

Moulage eines Impfschadens: Gangrän (absterbendes Hautgewebe) nach der Impfung

Immunisierung oft nur eine geringe Schutzwirkung habe, der Impfstoff nicht standardisiert sei und Nebenwirkungen auftreten. Teils erfolgten die Hautritzungen zu tief, sodass es zu starken Blutungen kam, durch die das eingeführte eitrige Serum gleich wieder herausgeschwemmt wurde. Teils entzündeten sich die Hauteinschnitte. Bereits 1801 wurde daher gemahnt, der Kuhpockenimpfung kritisch gegenüberzustehen, zumal sie nicht zu den anerkannten medizinischen Methoden zählt. Eine publikumswirksame Maßnahme war es, Patienten mit Impfschäden zu präsentieren.

Vegetarier wehrten sich zudem gegen das Einbringen tierischer Stoffe in den menschlichen Körper. Eltern argumentierten, ihren Kindern keine Schmerzen durch eine Impfung zufügen zu wollen. Weniger vehemente Impfkritiker lehnten die Impfung nicht generell ab, sondern wehrten sich nur gegen ein Impfpflichtgesetz. Darüber hinaus kursierten Verschwörungstheorien gegen das Impfen, die sich bis in die Gegenwart fortsetzen. So gab es Behauptungen, die Spanische Grippe sei durch Impfaktionen verursacht worden, obwohl es zwischen 1918 und 1920 noch keinen Grippeimpfstoff gab. In modernerer Zeit wurde beispielsweise fälschlicherweise verbreitet, dass Impfungen schuld an AIDS seien.

Viele Impfgegner rechtfertigten sich mit religiösen Motiven. Sie verstanden Impfungen als künstlichen Eingriff in den menschlichen Körper und lehnten einen solchen als nicht von Gott gewollt ab. Demzufolge galt die Impfung als unchristlich. In der 1881 erschienenen einflussreichen Kampfschrift *Die Judenfrage als Racen-, Sitten- und Culturfrage. Mit einer weltgeschichtlichen Antwort* propagierte der Philosoph Eugen Karl Dühring (1833–1921), Impfen sei ein Aberglaube und von jüdischen Medizinern zum Zwecke der persönlichen Bereicherung eingeführt worden. Dühring galt als Mitbegründer des Rassenantisemitismus im Deutschen Kaiserreich und als einer der frühen Wegbereiter der Verbreitung des nationalsozialistischen Gedankenguts.

Unterstützung erhielten die Kritiker durch die ab 1876 bis in die frühen 1930er-Jahre erscheinende Zeitschrift *Der Impfgegner. Monatszeitschrift für praktische Volkswohlfahrt und naturgemäße Gesundheitspflege.* Die Publikation verstand sich als Organ der Impfgegner Deutschlands und der übrigen Deutsch sprechenden Nationen wie Österreich, Schweiz und Holland und zugleich als Komitee des internationalen Verbandes der Impfgegner aller Länder. Bestärkt wurden diese durch die ab dem letzten Drittel des 19. Jahrhunderts gebildeten Vereine impfgegnerischer Ärzte.

Im Jahr 1907 kam es zu einer Protestaktion von Impfgegnern im Wiener Rathaus, die in eine wilde Rauferei ausartete und von der Polizei aufgelöst werden musste. Das *Neue Wiener Journal* berichtete unter der Schlagzeile »Eine gesprengte Versammlung der Impfgegner« am 22. Oktober: »Die Volkshalle war gestern abend der Schauplatz stürmischer Szenen. Eine Reihe von Vereinen hatte eine Protestversammlung gegen das Impfen einberufen. Schon seit Wochen wurde eine intensive Agitation zum Besuche dieser Versammlung entfaltet, so daß der Andrang der Teilnehmer ein enormer war. Anhänger des Naturheilverfahrens, des Kneipp-Verfahrens, Vegetarianer, Vivisektionsgegner, Mitglieder des Vereines ›Gesunde Menschen‹ sowie andere Gegner des Impfens und Feinde der medizinischen Wissenschaft waren in Massen erschienen. Doch auch von impf- und ärztefreundlicher Seite war die Parole zum Besuche dieser Versammlung ausgegeben worden, so daß auch eine größere Anzahl von Medizinern erschienen war.«

Seitens der Studierenden kam es bereits während der Eröffnungsrede zu stürmischen Demonstrationen für und gegen das Impfen. »Der Lärm schwoll immer mehr an, es entstand ein ohrenbetäubender Tumult. Man hörte die Impfgegner wüste Schimpfworte ausstoßen.« Sessel flogen durch die Luft, Stöcke wurden herumgewirbelt, und es kam zu handgreiflichen Auseinandersetzungen. Nach dem Eingreifen der Polizei wurde die Versammlung mit folgenden Worten des Rektors der Universität Wien Victor Gilbert Ritter von Ebner-Rofenstein (1842–1925) beendet: »Ungebildete und nichtswissende Menschen […] haben nicht das Recht, über die Wissenschaft ein Urteil zu sprechen.«

Der Staat ergreift Gegenmaßnahmen

Kaum waren Impfaktionen erfolgreich, und die Ausbreitung von Infektionen ging zurück, ließ die Impfbereitschaft der Bevölkerung wieder nach, weil die Krankheiten aus dem Bewusstsein verschwanden. Das galt für die Pocken genauso wie bereits erwähnt in jüngerer Zeit für die Masern, aber auch für die Kinderlähmung. Was blieb dem Staat Österreich also anderes übrig, als ein Maßnahmenpaket zu schnüren?

Im beginnenden 19. Jahrhundert setzte man stark auf die Unterstützung von Geistlichen, Hebammen und Ärzten. Pfarrer wurden angehalten, in ihren Predigten auf die Wichtigkeit von Schutzimpfungen hinzuweisen. Bei Taufzeremonien händigten sie den Eltern Briefe beziehungsweise Volksschriften in allen Landessprachen der Habsburgermonarchie aus, in denen informiert wurde, wie wichtig das Impfen sei. Wer des Lesens nicht mächtig war, dem wurde der Inhalt vorgelesen oder erklärt. Weiters waren Geistliche bei Impfaktionen anwesend, um das Vertrauen der Bevölkerung in die Schutzmaßnahme und die Handlung der Ärzte zu stärken. Hebammen unterstützten, indem sie Schwangere aufklärten, dass das Impfen von Kindern lebensrettend sein kann.

Die Pfarre Lamprechtshausen-Arnsdorf im heutigen Bundesland Salzburg, die vor allem dadurch bekannt ist, dass Franz Xaver Gruber (1787–1863) in Arnsdorf das weltberühmte Weihnachtslied *Stille Nacht, heilige Nacht* komponiert hatte, ging hier mit gutem Beispiel voran, wie der Pfarrer Werigand Rettensteiner (1751–1822) im *Intelligenzblatt von Salzburg* am 4. Dezember 1802 unter dem Titel »Sieg der Kuhpocken in der

Pfarre Lambrechtshausen [sic]« berichtete: »In meinem Pfarrbezirke, zu Lamprechtshausen und Armsdorf [sic], ist die Schutzpockenimpfung bereits vollendet. Etliche 60 Kinder, worunter auch einige Erwachsenen, welche die gewöhnlichen Blattern noch nicht gehabt hatten, sind glücklich geimpft, und mithin der verheerenden Pockenpest entrissen worden, ohne daß sich auch nur bey Einem widrige und für die Zukunft abschreckende Anfälle geäußert hätten.« Der engagierte Pfarrer ging selbst von Haus zu Haus, um seine Pfarrgemeinde von der Notwendigkeit der Impfung zu überzeugen. Hierbei »mußten freilich oftmalige überzeugende Privatbelehrungen [...] mühsame Gänge, Kämpfe wider die Vorurtheile, und allerhand zweckmäßige Versuche nicht gesparet werden«. Rettensteiner und sein Wundarzt Franz Ritter aus Michlbayrn mussten sich dabei auch etliches gefallen lassen: »Wir hatten verschiedene Vorwürfe und Pillen zu verschlucken, wo unter andern Herr Ritter der Kindermörder Herodes betitelt wurde.« Letztlich gab es »nur zwey ungelehrige, und für die gute Sache der angepriesenen Schutzimpfung nicht empfängliche Häuser [...]: zwar hatten sich in der Folge wieder mehrere zurückgezogen, und die Impfung anzunehmen geweigert, indem ja falsche Propheten und vorurtheilsvolle Hasser des Guten, weil es Neu ist, nirgends mangeln; allein die Hindernisse sind durch meine und des ungemein thätigen Herrn Franz Ritter [...] unermüdete Bemühungen glücklich besiegt worden.« Trotz aller Aufklärungsarbeit erlebte Werigand Rettensteiner bei den Impfaktionen seltsam anmutende Verhaltensweisen, »wenn z. B. bey Impfungen, denen ich selbst öfters beywohnte, die Eltern Fatschen und Bandagen zum Verband der Kinder herbey brachten, oder mit Furcht und Zittern die barbarische Manipulation noch erwarteten, indeß sie vor ihren Augen ganz unmerklich schon geschehen war«.

Darüber hinaus waren die Pfarrer verpflichtet, jeden März die Namen der im vorangegangenen Jahr geborenen Kinder an die politischen Ortsobrigkeiten zu melden, um bekannt zu machen, welche Kinder geimpft werden mussten. Ärzte, vor allem Wundärzte, waren angehalten, unentgeltlich selbst an Samstagen und Sonntagen die Bevölkerung gratis zu impfen. Auch die Ausstellung des Impfzeugnisses war stempelfrei und damit gratis. Besonders impffreudige Ärzte wurden finanziell mit 200, 150 und 100 Gulden belohnt und ihre Namen in der *Wiener Zeitung* publik gemacht.

Neben Seelsorger verpflichtete man die Ortsbehörden, durch Anwesenheit eines Beamten beziehungsweise des Gemeindevorstands der Impfung mehr offiziellen Charakter zu verleihen. »Beide haben ferner das dem Impfarzte angeordnete Tagebuch, worin vorzüglich die echten Impfungen ersichtlich zu machen sind, nach jedem Tage bei der Impfung und bei der Nachsicht mit Gewissenhaftigkeit zu unterfertigen, welche Unterfertigung und Bestätigung auch dem Seelsorger zur Pflicht gemacht wird.« (*Vorschriften, nach welchen sich die Kuratgeistlichkeit […] zu richten hat. Zusammengestellt von Johann Kutscher*, 1847) Die Nachweise über die erfolgten Impfungen wurden jeweils im November behördlich gemeldet. Darin war vermerkt, an welchen Orten geimpft wurde, die Namen und das Alter der Impflinge, wer bereits in früheren Jahren eine Impfung erhalten hatte, wer umzog und womöglich an einem anderen Ort geimpft werden sollte, der Erfolg der Impfungen und wer von einem anderen Arzt immunisiert wurde. Dazu kamen noch Anmerkungen zu Impfrenitenten beziehungsweise warum jemand nicht zur Impfung erschienen war sowie in späteren Jahren Verzeichnisse über die Auffrischungsimpfungen.

Auch wenn es in der Habsburgermonarchie keinen definitiven Impfzwang gab, waren Impfungen teilweise vorgeschrieben. So mussten Kinder beim Schuleintritt geimpft sein, das Beantragen von staatlichen Stipendien war an eine Impfung geknüpft, und Zöglinge in Waisenhäusern und Erziehungsanstalten hatten verpflichtend geimpft zu sein – außer man konnte eine überstandene Krankheit nachweisen. Ein Schul-

Beispiel einer Liste der gemeldeten Impfärzte

eintritt durfte aber trotz fehlender Impfung nicht verwehrt werden.

Auch die Aufnahme in Klöster war an eine Immunisierung gebunden. Ebenso wurden alle Patienten, sobald sie aus einem öffentlichen Spital entlassen wurden, geimpft. Die Beurteilung, ob jemand eine Armeninstituts-Portion erhalten durfte, war ebenfalls an den Nachweis einer Impfung geknüpft.

Um die Einhaltung zu gewährleisten, wurden Ärzte aufgefordert, Impfgegner zu melden. Verweigerten Eltern, vor allem aus den sozial schwächeren Milieus, eine Impfung, drohte der Entzug der Armenunterstützung oder eine Arreststrafe. Eine tatsächliche Sanktionierung wurde aber nicht flächendeckend durchgeführt. Oft half den Eltern die Behauptung, ihr Kind wäre zum Zeitpunkt der geplanten Impfung erkrankt gewesen.

Im Jahr 1808 kam das erste »Impf-Regulativ«, die *Vorschrift zur Leitung und Ausübung der Kuhpocken-Impfung*, worin die medizinischen, politischen und organisatorischen Maßnahmen statuiert waren. Damals wie heute war das Impfen föderal geregelt, auf Provinzebene war der Impfdirektor für die Organisation verantwortlich. Er bestimmte jene Wundärzte, die impfen durften, und musste sich um einen ausreichenden Vorrat an Impfmaterial kümmern.

Im Jahr 1811 beschäftigte man sich in der Hofkanzlei intensiv mit der Frage, ob man einen allgemeinen Impfzwang einführen sollte. Kaiser Franz II. (I.) sprach sich in einer Resolution vom 2. Februar 1811 eindeutig dagegen aus: »Bevor die gänzliche Ueberzeugung nicht vorhanden ist, dass die Vaccination ganz von den natürlichen Pocken schütze, kann von Seite des Staates nicht zwangsweise vorgegangen werden.« Nach längeren Diskussionen setzte man daher verstärkt auf die Motivation der Bevölkerung, sich gegen die Pocken impfen zu lassen, sowie auf Aufklärung. Den Impfzwang lehnte man mit der Begründung ab, dass der Staat nicht so ohne Weiteres für die Gesundheit des Einzelnen verantwortlich wäre. Außerdem interpretierte man einen Impfzwang als Eingriff in die Freiheitsrechte des Menschen.

Nur ein Jahr später wurde allerdings eine hofkriegsrätliche Verordnung erlassen, dass alle in die Armee eintretenden Soldaten geimpft zu sein hatten. 74 Jahre später erließ Kronprinz Rudolf 1886 zusätzlich per Verordnung eine Impfpflicht gegen Pocken für Grundwehrdiener. Diese Impfpflicht war durch die Befehlsstruktur innerhalb des Heeres im Gegensatz zum zivilen Leben einfacher durchzusetzen. Gerade Soldaten zählten, wie ja schon thematisiert, zu den besonders gefährdeten Patientengruppen, aber auch zu den Infektionsträgern.

Zurück zur Chronologie: Auch als es 1836 wieder einmal zu Diskussionen bezüglich eines Impfzwangs kam, hielt man an

Ausweis
der vom gefertigten Impfarzte vorgenommenen Revaccinirungen im Jahre 18

Name der Pfarre, wo die Revaccination Statt fand	Alter der revaccinirten Individuen von bis	Erfolg der Revaccinirungen					Anmerkung
		echt	un- echt	ohne	nicht revi- dirt	Zu- sam- men	

Ausweis betreffend die durchgeführte Auffrischungsimpfung (Revaccination)

der Freiwilligkeit fest, ausgenommen bei den bereits angeführten Bestimmungen.

Im »Impf-Regulativ« von 1840 wurden erstmals die Auffrischungsimpfungen berücksichtigt. Nur durch sie sollte ein lebenslanger Impfschutz gegen die Pocken gewährleistet sein. Daher riet man in Epidemiezeiten insbesondere jenen Personen, deren Impfung schon längere Zeit zurücklag oder wo ein Impfschutz möglicherweise nicht in ausreichender Form gegeben war, sich einer Auffrischungsimpfung zu unterziehen.

Mitte des 19. Jahrhunderts kam es erneut zu einer intensiven Impfpflicht-Debatte. Eingeführt wurden spezielle Impftage, an denen die Eltern mit ihren Kindern zu erscheinen hatten. Verschärft wurde die Situation für Impfunwillige, die zu einer Belehrung vorgeladen wurden oder eine Geldstrafe erhielten. Damit konnten sich wohlhabendere Mitbürger praktisch von der »Impfpflicht« freikaufen.

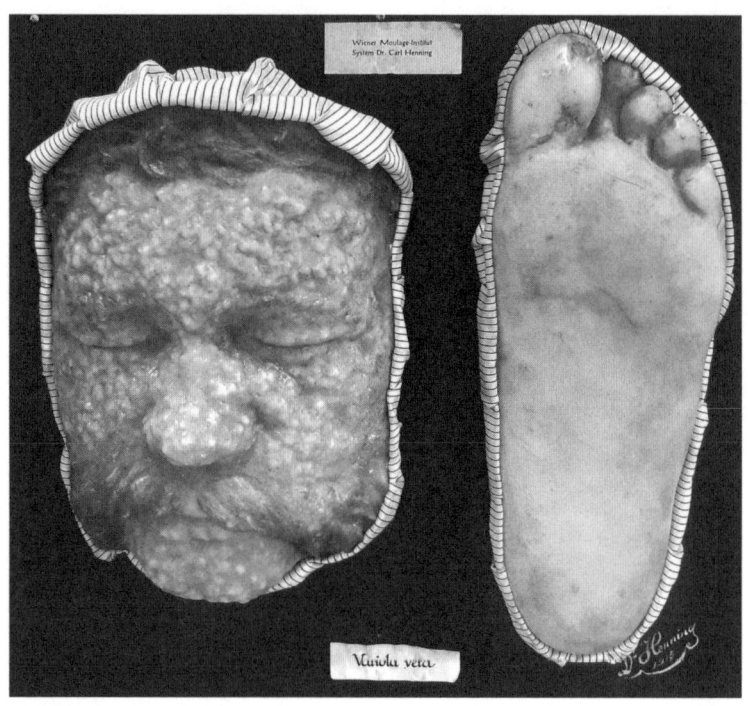

Moulage einer Variola vera

1857 wurde die Gesellschaft der Ärzte in Wien auf Ansuchen des General Board of Health in London beauftragt, ein Gutachten über die »Vaccinationsfrage« zu erstellen. Als Experten wurden dazu der Primararzt des St.-Josef-Kinderspitals Franz Mayr (1814–1863), der Primararzt der Niederösterreichischen Gebär- und Findelanstalt Carl Friedinger (1821–1892), der sich 1857 für Schutzpockenimpfung sowie 1866 für Säuglings- und Armenkrankheiten habilitiert hatte, und der Dermatologe Ferdinand Ritter von Hebra (1816–1880), als Vorstand der Abteilung für Blatternkranke im Wiener Allgemeinen Krankenhaus, herangezogen. Sie unterschieden drei Formen der Blatternerkrankung, nämlich die schwere, lebensgefährliche Form (Variola vera), die harmlose, stets gutartig verlaufende Form (Varicella) und dazwischen liegend die Variolois oder Variola modificata, die meist auch glimpflich verlief. Auch wenn in dem Gutachten angemerkt wurde, dass die »Impfung mit Kuhpockenstoff [...] nur einen relativen Schutz gegen die Blatternkrankheit« gewähre, sprach sich die Gesellschaft der Ärzte abschließend eindeutig dafür aus, »dass die Impfung mit Kuhpockenstoff an jedem, wenn auch nur wenige Wochen altem gesunden Kinde nicht nur gefahrlos vorgenommen werden könne, sondern sogar, um die Säuglinge vor der Gefahr einer Ansteckung mit Blattern zu schützen, vorgenommen werden soll«.

Das bereits angesprochene föderale Prinzip verschärfte die Situation. So verlangte der Salzburger Landtag im März 1864 eine Impfpflicht, der oberösterreichische Landtag lehnte diese einen Monat später ab. Carl Friedinger setzte sich in den 1860er-Jahren für eine europäische Lösung in der Impffrage ein, denn die jeweiligen Verordnungen machten das Reisen nicht einfach. Wer von Bayern nach Österreich übersiedelte, benötigte keinen Impfnachweis, umgekehrt hingegen schon.

Die Diskussionen um eine Impfpflicht gingen also im 19. Jahrhundert weiter, ohne Klarheit zu schaffen. 1891 beschloss der Oberste Sanitätsrat einen von dem Mediziner und Chemiker Franz Coelestin Ritter von Schneider (1812–1897) vorgelegten Gesetzesentwurf betreffend die Schutzpockenimpfung. Abgesehen von der Pockenimpfung der Kinder im ersten Lebensjahr und einer Auffrischungsimpfung vor Schuleintritt war darin die Durchführung von Notimpfungen, sobald eine Epidemie ausbrach, beziehungsweise die Impfung von Personen, die durch ihren Beruf besonders gefährdet waren, zu erkranken, verordnet. Konsequent umgesetzt wurde diese Reform nicht. Immerhin achtete man ab 1891 vermehrt darauf, dass Kinder beim Eintritt in die Volksschule geimpft waren, und konnte durchaus Erfolge verzeichnen: Impfungen und Auffrischungen wurden angenommen.

Schutzpocken-Impfungs-Zeugnis

Im 1913 erlassenen »Epidemiegesetz betreffend die Verhütung und Bekämpfung übertragbarer Krankheiten« erweiterte man die Liste der meldepflichtigen ansteckenden Krankheiten. Die Meldung musste nun nicht mehr an die Gemeinden, sondern fortan an die Gesundheitsämter der Bezirkshauptmannschaften erfolgen. Eine angeordnete Impfpflicht für Personen in Gesundheitsberufen war auch dort implementiert.

Während des Ersten Weltkrieges stieg die Zahl der Pockenerkrankungen wieder stark an, vor allem an der Südfront. Das lag zum einen daran, dass viele der einrückenden Soldaten nicht oder nicht ausreichend geimpft waren, zum anderen vermutete man im Lauf des Krieges, dass das Impfserum zu wenig Wirkstoff enthielt. Aufgrund der steigenden Infektionszahlen war das Thema Impfpflicht plötzlich wieder brisant, denn die »Folgen, die eine von der Zivilbevölkerung auf die Armee übergreifende Blatternepidemie bei der ganz enormen Übertragbarkeit dieser Erkrankung nach sich ziehen würde, sind ganz unübersehbar. [...] Ein lediglich auf Militärpersonen sich erstreckender Impfzwang hat nur bedingten Wert und ist eine halbe Maßnahme.« (Kommando der Südwestfront, Jänner 1914, Aktenbestand Kriegsarchiv Wien) Daraufhin erfolgte am

6. Mai 1916 ein Schreiben des Landesverteidigungskommandanten von Tirol an das Heeresgruppenkommando Generaloberst Erzherzog Eugen (1863–1954), in dem es hieß: »Es wird gemeldet, daß mit Rücksicht auf mehrere aufgetretene Blatternfälle die Zwangsimpfung in der Stadt Innsbruck, Bezirkshauptmannschaft Innsbruck und Bezirkshauptmannschaft Imst angeordnet wurde. Zugleich wird gebeten, den Zuschub von einhunderttausend Portionen Blatternimpfstoff anher bewirken zu wollen.« Die Armee stellte hierfür Ärzte und sonstiges Material zur Verfügung. Der Impfstoff für diese Aktion kam aus der Impfstoffgewinnungsanstalt in Zagreb und aus Budapest. Bereits Ende März 1916 war ein allgemeiner Impfzwang für die Bevölkerung in Bozen angeordnet worden, mit der strengen Auflage, Personen, die sich weigerten, sofort auszuweisen. Grundsätzlich versuchte man aber auch während des Krieges, der Ausbreitung durch Isolierung, mithilfe von Desinfektionsmaßnahmen und dem Angebot von Notimpfungen im Seuchenfall Herr zu werden.

In Österreich traten die letzten bekannten Pockenfälle 1923 in Vorarlberg auf. Trotzdem hielt man an der Pockenimpfung fest und versuchte, die Impfstoffe zu verbessern, indem man geeignetere Lagermöglichkeiten schuf und sie leichter transportierbar machte. Darüber hinaus bemühte man sich um eine bessere Qualität des Impfstoffs, um Nebenwirkungen möglichst gering zu halten. Des Weiteren wurde ein Trockenimpfstoff produziert, der dann im Zweiten Weltkrieg verwendet wurde.

Im Jahr 1938 wurde das Militärimpfgesetz erlassen, weil die Soldaten Impfungen verweigerten, da die von Kronprinz Rudolf erlassene »Impfpflicht« noch aus der Monarchiezeit stammte. Ein Jahr später wurde mit der »Verordnung zur Einführung reichsrechtlicher Vorschriften zur Bekämpfung übertragbarer Krankheiten in der Ostmark vom 14. Juli 1939« deutsches Recht zu österreichischem und somit die Impfpflicht in Österreich eingeführt. 1948 wurde das »Bundesgesetz über die Schutzimpfungen gegen Pocken (Blattern)« erlassen, das ebenfalls eine allgemeine Impfpflicht enthielt. Alle Kinder mussten spätestens bis zum 31. Dezember des auf die Geburt folgenden Jahres gegen Pocken geimpft sein. Diese damals rigoroseren Maßnahmen beruhten auf der zunehmenden Impfmüdigkeit, der fälschlichen Meinung, durch Impfungen während des Zweiten Weltkrieges ohnehin immun zu sein, und dem ständig geringer werdenden Bewusstsein bezüglich der Existenz der Krankheit, nur weil sie in Österreich nicht mehr auftrat.

Nach dem Zweiten Weltkrieg wurde aufgrund von Flüchtlingsbewegungen sowie durch eine verstärkte Reisetätigkeit, nicht zuletzt durch die ein- und ausreisenden Besatzungssoldaten, die Notwendigkeit der Pockenimpfung jedoch wieder vor Augen geführt. Es bestand zwar die Verpflichtung zu Desinfektionsmaßnahmen beim Übertritt von einer Besatzungszone in eine andere, aber es gab wenig Möglichkeiten zur Kontrolle. So blieb aus Sicht der Behörden nichts anderes übrig, als die Bevölkerung durch eine Immunisierung gegen die Pocken zu schützen. Erst die veränderte epidemiologische Situation führte Ende der 1970er-Jahre zur Aussetzung der Impfpflicht, 1980 wurde sie definitiv abgeschafft, nachdem in diesem Jahr die WHO die Welt für pockenfrei erklärt hatte.

Durch Impfen schützen

Ab den 1860er-Jahren ging es gleichsam mit der Entwicklung der Medizin Schlag auf Schlag.

Louis Pasteur fand 1865 den Erreger einer Erkrankung der Seidenraupen in Südfrankreich, der die dortige Textilindustrie beinahe zerstörte. Daraus resultierte die Keimtheorie, nach der Mikroorganismen schuld an der Entstehung von Krankheiten sind und diese dann durch Husten, Niesen, Küssen, verunreinigte Nahrungsmittel, Wasser oder Abfälle übertragen werden.

Robert Koch beschrieb 1876 den Milzbranderreger näher, 1882 das Tuberkulosebakterium, 1883 den Erreger der Cholera. Pasteur und Koch legten gegen Ende des 19. Jahrhunderts mit ihren Forschungen den Grundstein für die Entwicklung von weiteren Impfstoffen. Bereits 1881 entwickelte Pasteur vermutlich unter Mithilfe seines Schülers, des französischen Bakteriologen Émile Roux (1853–1933), und seines Assistenten Charles Chamberland (1851–1908) einen Impfstoff gegen Milzbrand, in weiterer Folge einen Impfstoff gegen Schweinerotlauf. 1885 heilte er erstmals einen mit Tollwut infizierten Patienten durch eine Impfung. Roux entdeckte 1889 das Diphtherietoxin und entwickelte ab 1894 die Serumtherapie, insbesondere gegen Diphtherie. Emil von Behring (1854–1917) gelang bereits 1890 eine Immunisierung gegen Diphtherie, indem er aus Pferdeblut isolierte Antikörper verwendete. Damit hatte auch die passive Immunisierung Einzug in die Medizin gehalten.

Ein besonderer Kampf wurde nach der Ausrottung der Pocken der Poliomyelitis (Kinderlähmung) angesagt, zu deren frühen Opfern in Wien 1935 die erst 18-jährige Manon Gropius (1916–1935), die Stieftochter des Schriftstellers Franz Werfel (1890–1945), zählte. In Österreich trat die Kinderlähmung in den 1940er- und 1950er-Jahren immer wieder epidemisch auf, 1947 wurde die schwerste Epidemie verzeichnet mit über 3500 Erkrankten (315 davon starben). Die durch Schmier- oder Tröpfcheninfektion übertragene Krankheit mit Symptomen wie Fieber, Halsweh, Nackensteifheit, Übelkeit und Lähmungserscheinungen war vor allem wegen der Gefahr schwerer körperlicher Folgeschäden sehr gefürchtet. Bei rund 13 Prozent der Erkrankten war die Atemmuskulatur befallen, wodurch die Gefahr des Erstickens bestand. Oft wurde die Krankheit nicht rechtzeitig erkannt oder als Grippe eingeschätzt, oft verlief sie symptomlos. Daher dürfte die Dunkelziffer der Erkrankten um einiges höher gewesen sein. Sobald die Krankheit jedoch diagnostiziert war, mussten Patienten eine vierwö-

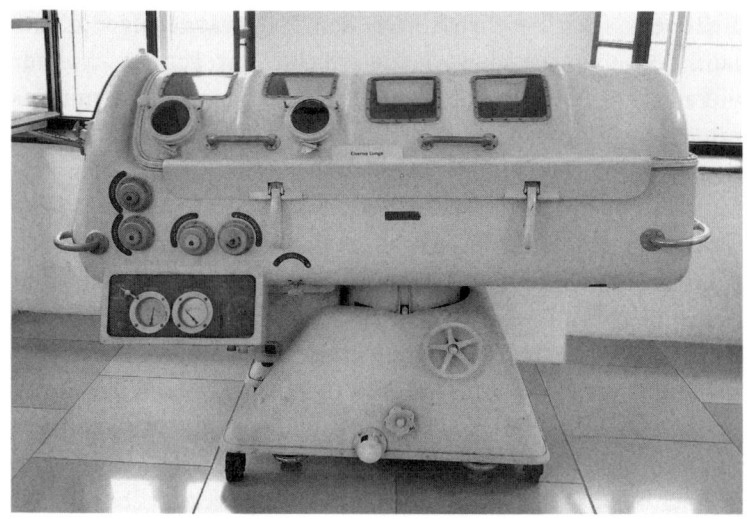

Eiserne Lunge, Modell im Pathologisch-Anatomischen Bundesmuseum Wien

chige Quarantäne in sogenannten Isolierhäusern antreten. In Epidemiezeiten wurden Kinderfreibäder geschlossen, Kinos waren erst für Personen ab 25 Jahren geöffnet, Versammlungen von Jugendlichen verboten.

An der Kinderklinik Innsbruck entwickelte Hans Deuretsbacher eine Therapie gegen die Kinderlähmung auf Grundlage des entzündungshemmenden und fiebersenkenden Mittels Pyramidon. Diese Form der Behandlung wurde in Österreich bis in die späten 1950er-Jahre angewendet.

Bereits um 1900 hatte der in Siebenbürgen praktizierende österreichische Arzt Rudolf Eisenmenger (1871–1946) einen »Biomotor« erfunden, den er 1903 patentieren und ab dem darauffolgenden Jahr von einer Münchner Firma in Größen für Kinder und Erwachsene produzieren ließ. Dabei handelte es sich um einen Apparat, der zunächst mit Pedalkraft, ab 1924 elektrisch betrieben einen Patienten beim Atmen durch Erzeugung von Sog und Druck über dem Bauch und dem unteren Thorax unterstützte. 1920 wurde dieses System von dem amerikanischen Arzt Philip Drinker (1894–1972) als »Eiserne Lunge« weiterentwickelt. Dabei steckte der Patient in einer metallischen Röhre, die mit Druckänderungen die Atmungsbewegungen des Brustkorbs nachahmte – klingt unangenehm, denn es schaute aus, als würde man in einem Schildkrötenpanzer stecken, konnte aber Rettung bringen.

Anfang der 1950er-Jahre gab es den ersten Impfstoff gegen Kinderlähmung. Dieser wurde 1955 in den USA an Kindern ausprobiert, führte aber aufgrund eines Produktionsfehlers zu verheerenden Folgen, Tausende erkrankten. In Österreich war ein Impfstoff erstmals 1958 erhältlich, ab den 1960er-Jahren wurden auf gesetzlicher Basis groß angelegte Massenimpfaktionen mit oraler Poliovakzine durchgeführt: »Drei Tropfen und ich bin gesund!« Seit 1980 gibt es keine Krankheitsfälle in Österreich.

Heute gehört diese Impfung zum Gratis-Impfprogramm für Kinder im Rahmen der Sechsfach-Impfung gegen Diphtherie, Tetanus, Keuchhusten, Kinderlähmung, Haemophilus influenzae Typ B und Hepatitis B. Da für Erwachsene die Kinderlähmung besonders schlimme Folgen haben kann, empfiehlt sich die Polioimpfung gleich in Kombination mit Diphtherie, Tetanus und Keuchhusten. Diphtherie beispielsweise kommt epidemisch in osteuropäischen Ländern vor und kann daher jederzeit in Österreich eingeschleppt werden.

Die Tuberkuloseimpfung, die ab 1949 angeboten wurde, beruhte gänzlich auf Freiwilligkeit. Im Impfgesetz waren nur die Rahmenbedingungen geregelt. Man setzte auf Aufklärung der Bevölkerung mittels Plakaten, Vorträgen im Radio oder Werbung auf Löschblättern in Österreichs Volksschulen und propagierte die Sicherheit des Impfstoffs.

In Österreich tragen bis heute die im Mutter-Kind-Pass vorgesehenen Impfungen wesentlich zur Seuchenprophylaxe bei. Mit diesem 1974 von der damaligen Gesundheitsministerin Ingrid Leodolter (1919–1986) eingeführten Mutter-Kind-Pass sollte in Österreich die Säuglingssterblichkeit verringert werden. Im Oktober 1989 konnte der damalige Gesundheitsstadtrat Alois Stacher (1925–2013) berichten, dass in Wien die Anzahl der nach dem Epidemiegesetz anzeigepflichtigen Erkrankten in den letzten zehn Jahren um 23 Prozent gesunken war. Scharlacherkrankungen waren um 60 Prozent zurückgegangen, Hepatitisfälle um 29 Prozent. Stacher führte diese erfreuliche Bilanz auf das stetig ausgeweitete Angebot des Gesundheitsamts der Stadt Wien zurück, vor allem auf Schutzimpfungen für Kleinkinder, Kinder und Erwachsene.

Auch die Erkrankungen nach Zeckenbissen, die zwar nicht anzeigepflichtig waren, gingen zurück. Die Zeckenimpfung gilt jedoch bis heute als eine der wichtigsten Immunisierungen in Österreich. Österreich ist ein Kernland der Frühsommer-Meningoenzephalitis-Virusverbreitung (kurz: FSME) in Europa, beinahe das gesamte Bundesgebiet gilt als Zeckenendemie-Gebiet.

Kritisch bemerkte Stacher, dass sich eine gewisse Impfmüdigkeit bei der Grippeimpfung, bei Masern, Mumps, Röteln und Kinderlähmung nachweisen ließ. Gestiegen waren auch die Anzahl der bakteriellen Lebensmittelvergiftungen und die der bakteriellen Ruhr.

Die Entwicklung von Impfstoffen setzte sich bis ins 21. Jahrhundert fort. Heute wird nach wie vor an Impfstoffen gegen Borreliose, Malaria, HIV, Helicobacter pylori oder Ebola geforscht.

Vorbildwirkung bei Impfungen

Als am 27. Dezember 2020 die ersten Impfungen gegen Covid-19 verabreicht wurden, gab es große Diskussionen in Hinblick darauf, wer wann geimpft wird. Während Österreich darauf setzte, zunächst die vulnerable Gruppe in Pensionisten- und Pflegeheimen sowie deren Personal durch Impfungen zu schützen, ließen sich ausländische Politiker medienwirksam impfen, angeblich, weil die Bevölkerung von ihnen verlangte, mit gutem Beispiel voranzugehen.

Die Vorbildwirkung ist aber auch in Österreich eine stark wirksame, wenn es darum geht, Impfskeptiker zu überzeugen. Lassen sich in Österreich Sänger, Sportler, Schauspieler, Politiker oder auch hochrangige Vertreter der Kirche impfen oder sprechen sie sich zumindest positiv für Impfungen aus, können sie oft mehr bewirken als mediale Aufklärungskampagnen. Was aber nicht heißt, dass auf fachliche Informationen verzichtet werden darf!

Ignaz Semmelweis, der »Retter der Mütter«

Wenn ein Richter einen Fehler macht, kostet es höchstens Geld oder Freiheit, beim Mediziner aber geht es um das Leben.« So antwortete Ignaz Semmelweis auf die Frage seiner Ehefrau, warum er denn seine Studenten immer so streng prüfe. Spätestens mit Covid-19 ist uns wieder in Erinnerung gerufen worden, dass regelmäßiges Händewaschen, Händedesinfektion und Abstandhalten wirksame Maßnahmen sind, um der Verbreitung von Infektionskrankheiten vorzubeugen. Diese Maßnahmen können Leben retten. Der bei vielen Kindern ungeliebte Spruch »Gib schön die Hand und grüß ordentlich« ist plötzlich out. Anstatt sich zu küssen, grüßt man sich per Ellenbogen (Elbow bump), statt einer Umarmung gibt's den Faustgruß (Fist bump), und Foot Shakes gelten als das neue Händeschütteln. Abstandhalten ist in, Desinfektionssprays gehören zu den wichtigsten Alltagsgegenständen, die uns auf Schritt und Tritt begleiten. Es ist selbstverständlich geworden, Hände zu desinfizieren, wenn man ein Geschäft, den Arbeitsplatz oder ein Lokal betritt, öffentliche Verkehrsmittel benutzt oder Gegenstände angreift, die andere Menschen vorher berührt oder in Händen gehalten haben. Die immense Bedeutung dieser Präventivmaßnahme zeigt sich etwa darin, dass die als Lady Leshurr bekannte britische Sängerin und Rapperin Melesha Katrina O'Garro 2020 von der englischen Königin Elizabeth II. für ihren Song *Quarantine Speech*, in dem sie die Menschen mit dem Refrain »Wash them hands! Wash them hands! You better wash them hands!« an diese wichtige Hygienemaßnahme erinnert, mit der British Empire Medal ausgezeichnet wurde.

Händehygiene gehört zu den simpelsten und effizientesten Maßnahmen, um die Verbreitung von Infektionskrankheiten und Epidemien zu reduzieren und sollte so selbstverständlich werden wie das Anlegen eines Sicherheitsgurtes bei einer Autofahrt. In Krankenhäusern und im Gesundheitswesen spielt sie eine noch größere Rolle, sind doch immungeschwächte Personen viel stärker gefährdet, eine Infektion zu erleiden. Jährlich sterben in der Europäischen Union rund 37 000 Menschen an einem Spitalskeim, davon in Österreich rund 2400.

Im Jahr 1846 machte der ungarische Arzt Ignaz Philipp (Ignác Fülöp) Semmelweis erstmals darauf aufmerksam, dass mangelnde Händehygiene die Ursache des Kindbettfiebers ist und für die hohe Sterblichkeit im Wochenbett verantwortlich zeichnet. Er erlebte ein typisch österreichisches Schicksal: Seine Theorie wurde als spekulativer Unsinn abgetan, er selbst verspottet, angefeindet und ausgegrenzt. Händewaschen sei reine Zeitverschwendung, hieß es seitens seiner Fachkollegen. Bis in die Mitte des 20. Jahrhunderts, also rund 100 Jahre nach Semmelweis' Wirken, galt die Händehygiene im medizinischen Bereich als stark verbesserungswürdig und Ärzte als schlechte Vorbilder.

Wer war Ignaz Philipp Semmelweis?

Ignaz Philipp Semmelweis kam am 1. Juli 1818 im Teilbezirk Tabán, im heutigen 1. Bezirk von Budapest, als fünfter Sohn der kinderreichen Familie des Großhändlers Josef Semmelweis und seiner Ehefrau Theresia, geborene Müller (geboren 1789), auf die Welt. Der junge Ignaz erhielt eine fundierte Schulausbildung im Piaristen-Gymnasium am St.-Niklas-Turm und im Gymnasium in Stuhlweißenburg. Eigentlich war eine Karriere als Militäranwalt geplant, daher studierte er zunächst von 1835 bis 1837 Philosophie und Rechtswissenschaften an der Universität in Pest. 1837 übersiedelte er nach Wien, um hier sein Jusstudium zu vollenden, aber bereits ein Jahr später wechselte er zur Medizin. Die Jahre 1839 und 1840 studierte Semmelweis wieder in Pest, ab 1841 setzte er sein Medizinstudium erneut an der Universität Wien fort. 1844 wurde er zum Doktor der Medizin promoviert und graduierte zum Magister der Geburtshilfe. Im darauffolgenden Jahr erhielt er den Grad eines Doktors der Chirurgie.

Zunächst vertiefte der junge Arzt seine Kenntnisse an der Brustambulanz bei Joseph Ritter von Škoda (1805-1881), an der Ausschlagabteilung bei Ferdinand Ritter von Hebra sowie am Institut für pathologische Anatomie bei Carl Freiherr von Rokitansky (1804-1878). Diese drei namhaften Ärzte am Wiener Allgemeinen Krankenhaus prägten Semmelweis' Lebensweg. Erfahrung sammelte er vor allem bei der Obduktion von Frauenleichen, er erlernte jedoch auch den Umgang mit statistischen Methoden.

Anfang Juli 1846 erhielt er eine Assistentenstelle an der I. Gebärklinik im Wiener Allgemeinen Krankenhaus, die er allerdings im Oktober wieder an seinen Vorgänger Franz Breit (1817-1868) abtreten musste, bis dieser als Professor für Geburtshilfe an die Hochschule in Tübingen berufen und Semmelweis im März 1847 erneut in Wien angestellt wurde. Dort blieb er bis zum März 1849.

Bereits 1784 hatte Kaiser Joseph II. im Rahmen der Gründung des Allgemeinen Krankenhauses ein »Gebärhaus« eingerichtet. Der Monarch, dem die Sorge um kranke und sozial schwache Menschen stets ein persönliches Anliegen war, wollte damit vor allem ledige Mütter, von denen es im damaligen Wien rund 1200 pro Jahr gab, davor bewahren, ihre Kinder unmittelbar nach der Geburt auszusetzen oder gar umzubringen, und die Geburt durch die Anwesenheit von Hebammen und Ärzten sicherer machen. Aber gerade in diesem Gebärhaus nahm im ersten Drittel des 19. Jahrhunderts die Sterblichkeit der Mütter stetig zu. Semmelweis dokumentierte dazu: »Im Dezember 1842 starben an der ersten Geburtsklinik zu Wien von 239 Wöchnerinen 75, im Oktober 1842 starben von 242 Wöchnerinen 71, im August 1842 starben von 216 Wöchnerinen 55, im November 1842 starben von 209 Wöchnerinen 48, im November 1841 starben von 235 Wöchnerinen 53.« In Spitzenzeiten stieg die Todesrate auf bis zu 30 Prozent an. Besonders bitter war, dass das Kindbettfieber bereits seit der Antike bekannt war, aber das massenweise Sterben daran erst einsetzte, als die Frauen ihre Kinder in Krankenhäusern zur Welt brachten.

Damalige Ärzte gaben einem »Genius epidemicus«, schlechter Luft und anderen nicht genau feststellbaren Gründen wie zum Beispiel gewissen Sternenkonjunktionen, die Schuld.

In der 1834 errichteten II. Gebärklinik im Allgemeinen Krankenhaus war die Situation für die Frauen wesentlich besser. Dort starben nur rund drei Prozent der Mütter nach der Entbindung. Dieser Umstand ließ Semmelweis keine Ruhe. Er war fest davon überzeugt, dass diese Erkrankungen nicht epidemischen Ursprungs waren, sondern »dadurch hervorgerufen wurden, daß diesen Individuen auf eine oder die andere Weise zersetzte Stoffe von Außen eingebracht wurden«. So versuchte er, mithilfe von noch gründlicheren Untersuchungen bei den Frauen die Sterblichkeitsrate zu senken. Aber gerade durch diese Untersuchungen stieg die Todesrate weiter an. Letztlich weigerten sich die werdenden Mütter, im I. Gebärhaus aufgenommen zu werden. Semmelweis war verzweifelt. 1846 schrieb er in sein Tagebuch: »Ein Kind zur Welt zu bringen ist genauso gefährlich wie eine Lungenentzündung ersten Grades.«

Wodurch unterschieden sich diese beiden Kliniken? An der I. Gebärklinik arbeiteten Ärzte, und es wurden Medizinstudenten ausgebildet. Diese kamen oft direkt aus dem Sezierkeller und hatten noch Leichengift an den Händen. Manchmal musste es schnell gehen, und es wurden Ärzte vom Sezieren zu einer spontan einsetzenden Geburt aus dem Keller geholt. Da sie sich die Hände, wenn überhaupt, nur mit Seife reinigten, jedoch nicht desinfizierten, bevor sie die Frauen untersuchten, infizierten sie die Wöchnerinnen mit Bakterien und Leichengift. An der II. Gebärklinik wurden ab 1839 Hebammen ausgebildet, die die Geburtsvorgänge unterstützten. Die Hebammen hatten keinen Unterricht im Seziersaal und nahmen auch keine vaginalen Untersuchungen vor. Semmelweis vermutete zu Recht einen Zusammenhang zwischen Seziersaal und Kindbettfieber und begann über Wien hinaus europaweit Nachforschungen zur Müttersterblichkeit anzustellen sowie seine Schlussfolgerungen mit Daten zu belegen.

Bestärkt wurde er in seiner Vermutung, als sein Freund, der Gerichtsmediziner und Pathologe Jakob Kolletschka (1803–1847), im März 1847 an einer Blutvergiftung starb, nachdem ihn ein Student bei Sezierübungen mit einem Skalpell an der Hand verletzt hatte. Anhand des Obduktionsprotokolls fand Semmelweis heraus, dass Kolletschka an denselben Krankheitssymptomen gelitten hatte wie die vom Kindbettfieber betroffenen Frauen. Darüber hinaus versuchte Semmelweis seine These mit Tierversuchen zu bestätigen. Er führte bei frisch entbundenen Kaninchen mit einem Pinsel verschiedene Infektionsstoffe in die Scheide und Gebärmutter der Tiere ein und erkannte beim Sezieren der Tiere dieselben Veränderungen wie bei den an Kindbettfieber verstorbenen Müttern. Damit hatte Semmelweis genug Beweise gesammelt, um nachzuweisen, dass Kindbettfieber durch mangelnde Hygiene ausgelöst wird und durch Maßnahmen wie die Reinigung der Hände mit Chlorkalklösung vermieden werden kann. Daher wies er seine Studenten an, nach Leichensektionen die Hände und die verwendeten Instrumente mit Chlorkalklösung zu desinfizieren.

Der Erfolg gab ihm recht. Es gelang ihm, mit diesen Vorschriften die Sterblichkeit der Mütter auf zwei bis drei Prozent zu senken. Im Oktober 1847 musste er allerdings einen Rückschlag hinnehmen, als trotz Hygienemaßnahmen plötzlich zwölf Mütter an Kindbettfieber erkrankten. Die Ursache war ein infiziertes Uteruskarzinom einer Patientin. An ihrem Bett

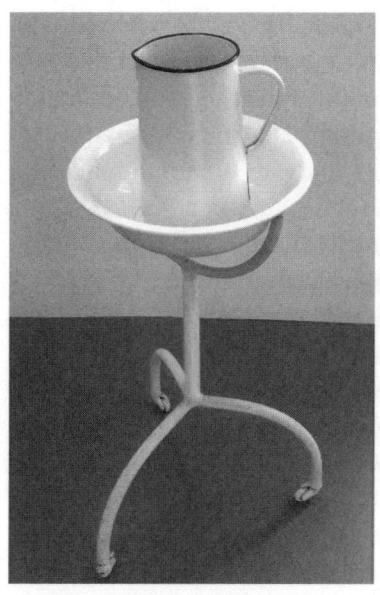

Waschschüssel, die Ignaz Semmelweis 1847 zur Desinfektion an der Gebärklinik im AKH aufgestellt hat

wurde immer die Runde der Untersuchungen gestartet. Nach der Untersuchung der Patientin wuschen sich die Ärzte und Studenten die Hände mit Seife. Das reichte jedoch nicht. Von den zwölf Patientinnen starben nach der Entbindung elf. Der Ichor (Wundsekret) aus dem Karzinom wurde durch Wasser und Seife nicht zerstört. Semmelweis erkannte, dass die Infektion auch von lebenden Personen ausgehen konnte. Sein Credo lautete nun, Hände und medizinische Gerätschaften vor jeder Untersuchung gründlich zu desinfizieren, und nicht nur, wenn man vorher seziert hatte. Ab Mai 1847 standen in seiner Abteilung Waschschüsseln mit einer Chlorkalklösung parat, in der jeder Arzt vor einer Untersuchung von Frauen im Kreißsaal seine Hände gründlich waschen und bürsten musste.

Damit gelang es ihm endgültig, die Sterblichkeitsrate an seiner Gebärklinik auf rund 1,3 Prozent zu senken. Medizinische Highlights konnte er etwa im März und August 1848 verzeichnen, als von 276 beziehungsweise 261 Wöchnerinnen keine einzige verstarb.

Obwohl ihn Kollegen wie Škoda, Hebra, Rokitansky, der Chirurg Johann Freiherr Dumreicher von Österreicher (1815–1880) und seine Studenten sehr unterstützten, stieß Semmelweis mit seiner Lehrmeinung auf heftigen Widerstand. Da nutzte es auch nichts, dass Carl Ludwig Sigmund Ritter von Ilanor, der 1849 ordentlicher Professor an der Wiener Klinik für Syphilis wurde, Semmelweis' Prinzipien an seiner Klinik umsetzte, indem er für auf Wunden aufgetragene Chlorverbindungen oder Kaliumpermanganatlösungen nur ein Mal zu verwendende Pinsel oder Wattebäuschchen gebrauchte, diese mit Pinzetten oder Kornzangen angriff und für einen Verband nur frische Textilien verwendete. Semmelweis' Erkenntnisse wurden als spekulativ und unsinnig abgetan. Selbst sein Vorgesetzter, der Leiter der I. Gebärklinik Johann Klein (1788–1856), griff ihn an, von dem Augenarzt Anton Edler von Rosas (1791–1855) wurde er – modern gesagt – gemobbt. Aber auch im Ausland wurde er vielfach angefeindet und als Nestbeschmutzer bezeichnet. Je stärker seine Beweise für das antiseptische Prinzip waren, desto energischer wurde der Widerstand gegen ihn.

Schikane oder Schutz?

Als einer der eklatantesten Gegner Semmelweis' galt der deutsche Pathologe Rudolf Virchow (1821–1902). Virchow, der 1846 in der Prosektur der Berliner Charité arbeitete, wurde 1849 als Professor für Pathologische Anatomie nach Würzburg berufen und galt zu seiner Zeit als eine Art Wortführer unter den Medizinern. Er konnte den Zusammenhang zwischen Sezierübungen und dem Auftreten von Kindbettfieber nur schwer akzeptieren. In seinen Vorlesungen hielt er am epidemischen Ursprung fest: »Die Wiener Schule hat in neuester Zeit den Puerperalfieberprozeß auf eine kadaveröse Infektion zurückzuführen gesucht, indem sie behauptete (Semmelweis), daß durch das Touchieren der medizinischen Studierenden, die vom Sektionstisch in die Gebäranstalt zu Explorationsübungen kamen, die Infektion [...] der Gebärenden [...] bewerkstelligt worden sei. Wenn aber auch durch diese Erfahrungen die Entstehung vieler Fälle von Puerperalfieber als kadaveröse Infektion erklärt worden ist, so folgt doch keineswegs, daß das Puerperalfieber immer durch solche Veranlassungen eingeleitet wird. Das Puerperalfieber steht vielmehr unzweifelhaft auch unter epidemischen Einflüssen, deren nähere Wirkungsweise wir freilich nicht kennen.«

Da half auch wenig, dass 1850 Carl von Rokitansky in seiner Funktion als Präsident der Gesellschaft der Ärzte die Lehrmeinung von Semmelweis offiziell anerkannte und ihm in dieser hitzigen Debatte recht gab.

Die Kritik an Semmelweis war nicht zuletzt darin begründet, dass der damalige Kenntnisstand der Medizin einen direkten Nachweis einer bakteriologischen Übertragung noch nicht ermöglichte. Die Kollegen reagierten regelrecht beleidigt und empört, als Semmelweis ihnen vorwarf, ihre Hände seien schmutzig und gehörten desinfiziert. Darüber hinaus wollten sich Mediziner schon gar nicht eingestehen, selbst am Tod ihrer Patientinnen schuld zu sein, die sie doch eigentlich heilen sollten. Für manche Kollegen war diese Vorstellung derart schlimm, dass sie sich das Leben nahmen, wie etwa der deutsche Gynäkologe Gustav Adolf Michaelis (1798–1848) aus Kiel im August 1848.

Der Großteil der Ärzte und Medizinstudenten hielt jedoch Sauberkeit generell für unnötig und reine Zeitverschwendung. Außerdem lehnte man das Händereinigen mit Chlorkalklösung ab, weil Chlorkalk die Hände rau und rissig machte. Insbesondere Chirurgen argumentierten, dass sie ein besonderes Feingefühl in den Fingern für ihre Tätigkeit benötigten. Noch gab es keine sterilen dünnen Gummihandschuhe, wie wir sie heute kennen. Zwar ermöglichte ab 1839 die Entdeckung der Vulkanisation die Herstellung von Handschuhen, aber Chirurgen lehnten sie als zu dick und unflexibel ab. Ein Patent zur Herstellung von Handschuhen aus Latex, die für chirurgische Operationen geeignet waren, wurde erst 1878 angemeldet. Die Mehrzahl der Mediziner hielt daran fest, dass schlechte Luft in der Großstadt sowie die Überfüllung und der geringe Platz in den damaligen Gebärkliniken, das Ausbleiben der Menstruation oder ein Milchstau in der Brust das Kindbettfieber auslösten.

Semmelweis konnte es nicht ertragen, dass seine Erkenntnisse auf so starke und verbreitete Ablehnung stießen. Auch sein Habilitationsverfahren für theoretische Geburtshilfe im Jahr 1850 wurde nur mit Mühen durchgebracht, und er erhielt lediglich die Erlaubnis, an Modellen anstatt an lebenden Patientinnen zu unterrichten. Verbittert verließ Semmelweis Wien und ging zurück nach Pest. Kaum war er weg, wurden die Waschungen mit Chlorkalklösung wieder abgesetzt und erst 1858 die Händedesinfektion in der Gebärklinik erneut vorgeschrieben.

In Pest eröffnete Semmelweis eine Privatpraxis, arbeitete daneben aber auch auf der Entbindungsstation im St.-Rochus-Spital. 1851 wurde er zum Leiter der Geburtshilfeabteilung ernannt, ab 1855 bildete er Hebammen in theoretischer und praktischer Geburtshilfe an der Universität aus. Ebenso begann er, sich mit operativer Gynäkologie zu beschäftigen, und führte erstmals eine Operation am Eierstock durch.

Eigentlich eine erfolgreiche Karriere. Was man ihm jedoch vorwerfen konnte, war, dass er von einer umfassenden schriftlichen Verbreitung seiner Erkenntnisse und Erfahrungen absah und nicht versuchte, durch Veröffentlichungen seiner Forschungen Verbündete für sich zu gewinnen. Zwischen 1850 und 1861 erschien keine einzige umfassende Publikation, sieht man von ein paar Beiträgen im ungarischen Fachorgan *Orvosi Hetilap* ab. Das lag unter anderem daran, dass seine Muttersprache Ungarisch war und Semmelweis sich generell im Schreiben von deutschsprachigen Texten schwertat.

Erst 1861 publizierte er die Studie *Die Aetiologie, der Begriff und die Prophylaxis des Kindbettfiebers*. In diesem Jahr begann er auch, in seinem Stolz tief verletzt, seinen Kontrahenten feindselige, persönlich beleidigende »offene Briefe« zu schreiben, erfüllt von erbittertem Sarkasmus und gespickt mit Schroffheit sondergleichen, weil die Kollegen die Ursachen des Kindbettfiebers weiterhin missachteten und ignorierten.

So schrieb er an den Gynäkologen und Professor der Geburtshilfe an der Josephs-Akademie in Wien Josef Späth (1823–1896), der Semmelweis' Theorien zunächst ebenfalls stark ablehnend gegenüberstand: »[…] es sind mithin blos an den zwei Gratisabtheilungen des Wiener Gebärhauses nach dem Jahre 1847 in zehn Jahren 1924 verhüthbare Infectionsfälle von Außen vorgekommen […] und in dieser Zahl fehlen außerdem noch […] die Kinder, welche von ihren Müttern die Blutentmischung mitgetheilt erhielten, und ebenfalls starben, und an diesem Massacre sind Sie, Herr Professor, betheiligt. Das Morden muß aufhören, und damit das Morden aufhöre, werde ich Wache halten, und ein Jeder, der es wagen wird, gefährliche Irrthümer über das Kindbettfieber zu verbreiten, wird an mir einen rührigen Gegner finden. Für mich gibt es kein anderes Mittel, dem Morden Einhalt zu thun, als die schonungslose Entlarvung meiner Gegner, und Niemand, der das Herz auf dem rechten Flecke hat, wird mich tadeln, daß ich dieses Mittel ergreife.«

»Ich habe […] bewiesen, daß auch in Berlin, so wie anderorts der geburtshilfliche Unterricht in Betreff des Kindbettfiebers deshalb grundschlecht sei, weil auch in Berlin die Professoren der Geburtshilfe selbst, so wie die Professoren der Geburtshilfe anderorts nicht wissen, was Puerperal-Fieber sei. […] Ich trage in mir das Bewußtsein, daß seit dem Jahre 1847 tausende und tausende von Wöchnerinnen und Säuglinge gestorben sind, welche nicht gestorben wären, wenn ich nicht geschwiegen, sondern jedem Irrthume, welcher über Puerperal-Fieber verbreitet wurde, die nöthige Zurechtweisung hätte zu Theil werden lassen; und damit Sie sich überzeugen können, Herr Professor, daß ich nicht übertreibe, wenn ich von tausenden und tausenden verstorbenen Wöchnerinnen und

Säuglingen spreche, die seit 1847 gestorben, aber gerettet hätten werden können, so erlaube ich mir, Ihnen ins Gedächtniß zu rufen, was blos an der ersten und zweiten Geburtsklinik in Wien vom 1. Jänner 1849 bis letzten Dezember 1858 geschehen ist.« In diesen zehn Jahren wurden an der I. Geburtsklinik 40 889 werdende Mütter aufgenommen und versorgt, davon starben 1491. Semmelweis beendete seinen Brief mit den Worten: »In Folge meiner Lehre kann das Kindbettfieber in dem Grade beschränkt werden, daß in Folge unverhüthbarer Selbst-Infection nicht eine Wöchnerin von 100 Wöchnerinen stirbt.«

Einer der hartnäckigsten Gegner von Semmelweis war der Würzburger Ordinarius für Geburtshilfe Friedrich Wilhelm Scanzoni von Lichtenfels (1821–1891). Als Semmelweis-Anhänger öffentlich forderten, dass endlich auch in Prag Chlorwaschungen durchgeführt werden sollten, fühlte sich Scanzoni als Absolvent der traditionellen Prager Schule persönlich herausgefordert und wurde geradezu zum Wortführer des Widerstands gegen Semmelweis. Die Feindschaft zwischen Scanzoni und Semmelweis wurde nicht zuletzt dadurch erhärtet, dass sich Semmelweis 1851 zweimal in Prag um eine Stelle bewarb und beide Male nicht genommen wurde. Ein erbitterter Kampf mit zum Teil polemischen Ausfällen in Form von Briefen und wissenschaftlichen Streitschriften war die Folge. Scanzoni bezeichnete Semmelweis als »einseitig und beschränkt«, Semmelweis bezeichnete den Kollegen umgekehrt schonungslos als »Mörder«.

An Scanzoni schrieb Semmelweis in einem offenen Brief 1861: »Die Verantwortung für die Irrthümer ihrer Schüler trifft nur Sie Herr Hofrath; [...] ich habe es nur mit Ihnen Herr Hofrath zu thun, und in Bezug auf das Puerperal-Fieber sind Sie so mit Irrthümern und Täuschungen vollgepfropft, daß ich in meiner Schrift über Kindbett-Fieber 103 Druckseiten, von Seite 315 bis Seite 417, nöthig hatte, um alle Ihre Irrthümer und Täuschungen zu widerlegen; [...] ich kann [...] andeuten, in Betreff der Beweise, daß die Wahrheit auf meiner Seite, der Irrthum und die Täuschung auf Ihrer Seite sei.«

Seine Kritik an Scanzoni gipfelte in der Aussage: »Herr Hofrath hatte 13 Jahre lang recht, weil ich 13 Jahre lang schwieg.« Dies ist wohl auch als Selbstkritik zu verstehen, weil Semmelweis sich so lange Zeit gelassen hatte, ein Werk über das Kindbettfieber zu veröffentlichen.

Mit seinem Buch trat Semmelweis mit einer aggressiven Angriffspolitik aus dem Schweigen heraus und wehrte sich gegen den vorhandenen wissenschaftlichen Irrtum. Weniger, um sich selbst ins rechte Licht zu setzen, als vielmehr um für das Leben der Mütter zu kämpfen. Semmelweis' Polemik ließ aber eine sachliche Auseinandersetzung nicht mehr zu. In seiner Publikation hieß es unter anderem als Seitenhieb auf Virchow: »Seit 1847 gibt es für mich nichts Erschreckenderes als den trostlosen Zustand, in welchem sich noch immer der geburtshilfliche Unterricht in Betreff des Kindbettfiebers an der überwiegend großen Anzahl der geburtshilflichen Lehranstalten befindet. [...] Von meinen Schülern, von den Medizinern und den Chirurgen gar nicht zu sprechen, üben bis jetzt 823 Schülerinnen von mir als Hebammen die geburtshilfliche Praxis in Ungarn aus, welche besser wissen als Virchow, warum die größte Anzahl der Puerperalfieberepidemien im Winter vorkommen, welche besser wissen als Virchow, was zu tun, um nicht gleichzeitig Puerperalfieber zu haben, wenn Kranke mit [...] jauchigen und eitrigen Entzündungen ihrer Pflege anvertraut werden; und welche aufgeklärter als die Mitglieder der Gesellschaft für Geburtshilfe in Berlin, Virchow auslachen würden, wenn er ihnen einen Vortrag über epidemisches Puerperalfieber halten würde.«

Die Folgen der Kritik

Der großteils aussichtslose Kampf gegen seine Feinde und für die Rettung der Mütter führte nicht zuletzt dazu, dass Semmelweis an schweren Depressionen erkrankte. Am 30. Juli 1865 lieferten ihn seine Kollegen in die Niederösterreichische Landesirrenanstalt am Brünnfeld ein. Er war zunehmend jähzornig, aggressiv und tobsüchtig geworden, witterte überall Feinde, hatte dazwischen aber auch Phasen völliger Apathie und Antriebslosigkeit. Am 13. August 1865 starb er.

Im Obduktionsbericht ist neben einer Verletzung im Brustbereich eine umfassende Beschreibung einer massiv ausgeprägten nekrotisierenden Entzündung der Finger der rechten Hand von Semmelweis auffallend, sodass als Todesursache eine Entzündung mit daraus resultierender Blutvergiftung diagnostiziert wurde – jene Erkrankung, die er versucht hatte, sein Leben lang zu bekämpfen.

Wie oft Semmelweis wohl bereut haben mag, von Jus zur Medizin gewechselt zu haben, können wir heute nicht mehr sagen, aber als Arzt hatte er es wahrlich nicht leicht, seine medizinischen Erkenntnisse durchzusetzen, auch wenn er letztlich über sich selbst sagte: »Das Schicksal hat mich zum Vertreter der Wahrheit erkoren.«

Der Retter der Mütter durfte nicht mehr erleben, dass der Chirurg Joseph Lister (1827–1912) 1867 die Desinfektion von Operationssälen mit Karbol einführte, Theodor Billroth (1829–1894) zwar kein Karbol verwendete, jedoch den Ausspruch »Reinlichkeit bis zum Exzess« prägte, Robert Koch einen Zusammenhang zwischen Mikroorganismen und dem Entstehen von Krankheiten feststellen konnte und Louis Pasteur erkannte, dass die meisten Infektionskrankheiten durch Keime und nicht wie lange angenommen spontan entstanden. Die Ärztegeneration nach Semmelweis setzte seine hygienischen Maßnahmen bei werdenden Müttern konsequent um, seit 1955 wird Händehygiene im Medizinstudium in Wien gelehrt. Heute rettet Semmelweis' Botschaft noch immer jährlich Millionen Menschen und Patienten das Leben.

Im Kampf gegen das »Schiffsfieber«
Die *Novara*-Expedition, Österreichs Weltumsegelungsmission

Seit der Antike gelten Schiffe als wichtige Fortbewegungs- und Transportmittel, sei es zum Zweck der Kriegsführung, für Expeditionsreisen, den Handelsverkehr, Pilgerreisen oder Reisen der zumeist gehobeneren Bevölkerungsschichten. Das Reisen, vor allem auf den einst verwendeten Segelschiffen aus Holz, war nicht ungefährlich. Schwere Stürme, hoher Seegang, Schiffsbrüche, Feuer an Bord, aber auch das Auftreten von Epidemien lauerten auf jeder Fahrt. Vor allem Expeditionsfahrten in unbekannte Gebiete glichen eher einem Himmelfahrtskommando als einem großen Abenteuer. Rund 50 Prozent der Teilnehmer überlebten nicht. Der Hauptgrund dafür: Epidemien und Mangelerkrankungen. Speziell bei Reisen in tropische Länder traten oft fieberhafte Infektionen, begleitet von heftigen Durchfällen auf. Zu Zeiten, als man diese Krankheiten noch nicht als Cholera, Typhus, Ruhr oder Malaria diagnostizieren konnte, bezeichnete man sie kurzerhand als »Schiffsfieber«.

Besonders gefürchtet war Gelbfieber, auch als Dschungelfieber bekannt. Die durch Flaviviren verursachte und von Stechmücken übertragene Erkrankung galt im 19. Jahrhundert als eine der gefährlichsten Infektionen. Ihren Ursprung nimmt man in Afrika im 16. Jahrhundert an, von wo sich die Krankheit bedingt durch den Sklavenhandel nach Südamerika ausbreitete. Im 17. Jahrhundert kam es zu Epidemien in Amerika, Afrika und Europa. In früheren Zeiten bedeutete eine Infektion wegen ihrer raschen Verbreitung und aufgrund der verheerenden Folgen oft den sicheren Tod. Fieber und Übelkeit gehören zu den häufigsten Symptomen, dazu kommen mitunter Leberschädigungen und Störungen der Blutgerinnung.

Sind diese Krankheiten heute beherrschbar, so machen den Reisenden im 21. Jahrhundert Noroviren oder SARS-CoV-2 zu schaffen und zwingen zu unfreiwilliger Quarantäne in Häfen. Als in Wien in der Mitte des 19. Jahrhunderts Erzherzog Ferdinand Maximilian (1832–1867), der spätere Kaiser von Mexiko und damalige Kommandant der k. k. Kriegsmarine, eine wissenschaftliche Weltumsegelungsmission plante, durfte das Thema Seuchenprävention unter dem Motto »Vorsicht ist besser als Nachsicht« nicht außer Acht gelassen werden. Und man hatte prominente Vorbilder. Kapitän James Cook (1728–1779) beispielsweise hatte bei seinen Entdeckungsfahrten in den Pazifik im 18. Jahrhundert bereits strikte Hygienemaßnahmen an Bord verordnet. Die Besatzung musste die vorhandenen Aborte benutzen, Cook achtete generell auf Sauberkeit auf seinem Schiff, bekämpfte Ungeziefer und kümmerte sich um eine ausreichende Vitamin-C-Zufuhr durch Sauerkraut und Obst.

Als Schiff für die österreichische Expedition wurde die Fregatte *SMS Novara* gewählt, die damals als eines der seetüchtigsten Schiffe der kaiserlich-königlichen Marine galt. Auch wenn die *Novara* ein Kriegsschiff war – sie nahm 1866 noch an der berühmten Seeschlacht bei Lissa teil –, erfolgte die Weltumsegelung in friedlicher Absicht, sodass von den normalerweise 42 Kanonen, die sich an Bord befanden, nur 30 mitgenommen wurden.

Am 30. April 1857 stach die *SMS Novara* in Triest unter ihrem Kommandanten Kommodore Bernhard Freiherr von Wüllerstorf-Urbair (1816–1883) in See. In den folgenden 551 Tagen wurden fast 52000 Seemeilen zurückgelegt. 298 Tage verbrachte man in insgesamt 25 verschiedenen Häfen in Südamerika, Afrika, Indien, den Philippinen, China sowie Australien und Neuseeland. Die wichtigsten Ziele dieser unter anderem von der kaiserlichen Akademie der Wissenschaften in Wien groß vorbereiteten wissenschaftlichen Weltumsegelungsmission waren die Gewinnung einer Reihe von naturwissenschaftlichen

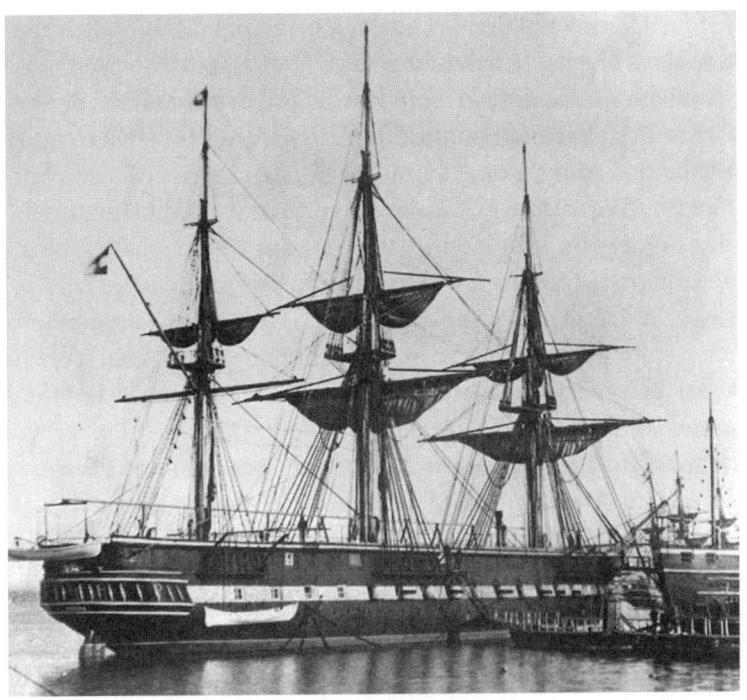

Die *SMS Novara* zur Zeit der Weltumsegelung

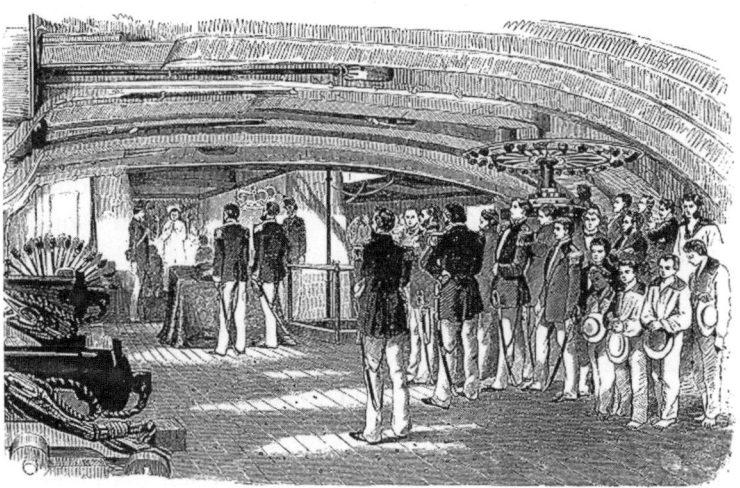

An Bord der *SMS Novara*

Erkenntnissen aus den Fachgebieten Botanik, Zoologie, Mineralogie, Chemie, Anthropologie, Geologie und Meereskunde sowie das Einfädeln von neuen und die Optimierung von bestehenden Handelsbeziehungen. Darüber hinaus sollten auf dieser Expedition wichtige medizinische und hygienische Fachkenntnisse für die künftige Seefahrt, aber auch für die medizinische Versorgung im Allgemeinen erworben werden. Insbesondere verstärkte die Cholera, die in Wien bisher in den Jahren 1831, 1836, 1849 und 1854/55 gewütet hatte, das Interesse an der Seuchenprophylaxe. Daher schien es für die medizinische Wissenschaft in Wien sinnvoll, Erfahrungen aus fremden Ländern und deren Umgang mit Seuchen zu sammeln.

An Bord der *SMS Novara* befanden sich über 350 Personen sowie eine große Anzahl an Lebendtieren zur Nahrungsmittelversorgung der Marineoffiziere und -unteroffiziere, Mannschaftsmitglieder, Wissenschaftler, des Priesters, aber auch der mitgenommenen Handwerker und Unterhaltungskünstler, die das enge Zusammenleben und das Fernbleiben von der Heimat erträglicher machen sollten.

Die Leitung des wissenschaftlichen Stabs oblag Karl von Scherzer (1821–1903). Als Wissenschaftler durften Ferdinand von Hochstetter (1829–1884), der für die Bereiche Physik, Geologie, Fotografie, Astronomie und Nautik zuständig war, Johann Zelebor (1819–1869) als Tierpräparator, Georg Frauenfeld (1807–1873) als Botaniker, Eduard Schwarz (1831–1862) als Mediziner und Anton Jelinek (1820–1897) als Naturforscher teilnehmen. Josef Selleny (1824–1875) begleitete die *Novara*-Expedition als Maler.

Unterstützt wurde das Projekt zudem von der kurz zuvor gegründeten k. k. Geographischen Gesellschaft in Wien und von einem der bekanntesten Wissenschaftler der damaligen Zeit, Alexander von Humboldt (1769–1859). Der bereits 88-Jährige hatte ein Schreiben an Wüllerstorf-Urbair mit Informationen gesandt, die er auf seinen Reisen nach Lateinamerika, in die Vereinigten Staaten von Amerika oder nach

Zentralasien gesammelt hatte, und zum Beispiel Forschungen über Vulkanismus auf Java angeregt. Darüber hinaus wurden aus den bereisten Ländern immer wieder Personen an Bord aufgenommen, um auf der SMS *Novara* zu arbeiten, darunter nach dem damaligen Sprachgebrauch Kaffern und Maoris. Da man von diesen Personen wenig über ihren aktuellen Gesundheitszustand wusste, stellten sie eine Gefahr dar, Krankheiten zu übertragen. Daher war es besonders wichtig, bereits vor der Abreise Vorkehrungen zu treffen, um die Seuchenausbreitung auf dem Schiff zu verhindern und während der Reise die notwendigen Maßnahmen strikt einzuhalten.

Die Weltumsegelung fand genau zu jener Zeit statt, als sich die medizinische Entwicklung in Europa und damit auch in Österreich, insbesondere in der Donaumetropole Wien, in einer Umbruchphase befand. Im 18., aber gleichermaßen noch am Beginn des 19. Jahrhunderts galt die Viersäftelehre als Grundlage für die medizinische Therapie. Damals glaubte man in vielen Fällen noch, dass sich kosmische Einflüsse wie zum Beispiel eine bevorstehende Sonnenfinsternis auf die Ausbreitung von Epidemien auswirkten, und hielt klimatische Verhältnisse relevant für Krankheitskonstitutionen, Stoffwechselprozesse oder die Zeugungsfähigkeit beziehungsweise Zeugungsunfähigkeit. Ebenso war die Miasmenlehre, nach der Krankheiten durch schlechte Luft oder faulige Prozesse übertragen werden, in den Köpfen vieler Ärzte noch stark verankert. Mit der Gründung des Allgemeinen Krankenhauses in Wien im Jahr 1784 entstand jedoch eine bedeutende Stätte nationaler und internationaler Forschung. Zusätzlich ermöglichten technische Entwicklungen wie beispielsweise die Anwendung des Mikroskops in der Medizin und die zahlreichen Kenntnisse aus dem Bereich der Naturwissenschaften, aber auch aus der Anatomie und der Pathologie in Verbindung mit der inneren Medizin im Laufe des 19. Jahrhunderts neue Diagnose- und Therapiemöglichkeiten.

Zudem kam es in der Seefahrt um die Mitte des 19. Jahrhunderts zu grundlegenden Veränderungen. Segelschiffe wurden schrittweise von maschinenbetriebenen Schiffen abgelöst, die Holzkonstruktionen der Schiffe durch Stahlkonstruktionen ersetzt und das Leben an Bord durch neue technische Errungenschaften erleichtert.

Aufgrund der medizinischen Erkenntnisse konnten im Bereich Hygiene, Infektiologie und in weiterer Folge auch für die (Kriegs-)Chirurgie wesentliche Verbesserungen in der Prävention sowie in der Behandlung von Patienten an Bord von Expeditions- und Kriegsschiffen gewonnen werden. Als vorbildhaft galt hier die Royal Navy, die schon seit dem Ende des 18. Jahrhunderts auf Krankenjournale ihrer Schiffsärzte zurückgriff und die dort beschriebenen Erfahrungen in die Praxis umzusetzen versuchte. In Europa wurden solche Erfahrungsberichte erst in größerer Zahl und Umfang ab den 1860er-Jahren verfasst.

Als wichtiges medizinisches Handbuch für die Wissenschaft in Österreich gilt die Publikation *Reise der österreichischen Fregatte Novara um die Erde in den Jahren 1857, 1858, 1859 unter den Befehlen des Commodore B. von Wüllerstorf-Urbair. Medizinischer Theil. I. Band*, die aus der Feder des Schiffsarztes der SMS Novara Eduard Schwarz stammte und 1861 erschien. Im Vorwort schrieb er: »Dem Inhalte nach, gliedert sich dieses Buch in drei Abtheilungen, die erste behandelt allgemeine Materien, die zweite enthält die Krankengeschichte und das Detail einiger medizinischer und chirurgischer Fälle, die dritte endlich bespricht einzelne Kranheitsprocesse nach meiner Anschauung, und schliesst mit einigen Worten über das System, nach welchem ich meine Studien und Beobachtungen während der Reise gemacht habe.«

Die *Novara*-Expedition hatte in medizinischer Hinsicht zwei umfangreiche Aufgaben zu lösen. Einerseits eine medizinische Auftragsforschung für das Wiener Allgemeine Krankenhaus, die Gesellschaft der Ärzte in Wien, die kaiserliche

Akademie der Wissenschaften und die Wiener und Prager medizinischen Fakultäten hinsichtlich der Sammlung von Erkenntnissen und Erfahrungen aus den bereisten Ländern. Andererseits Erkenntnisse zu gewinnen, die die sanitätsdienstliche und ärztliche Versorgung der Teilnehmer, insbesondere ausgerichtet auf Seuchenprävention durch Hygienevorschriften und Verhaltensmaßnahmen an Bord sowie in den bereisten Gebieten maßgeblich verbesserten.

So wurde betreffend Epidemien oder Endemien das Auftreten und der Verlauf von Cholera, Tuberkulose, Skrofulose, Rachitis, Pocken, chronischer Hauterkrankungen, Hemeralopie (Nachtblindheit), aber auch diverser Kinderkrankheiten beobachtet und untersucht, ob klimatische Verhältnisse für die Verbreitung und den Verlauf eine Rolle spielen. Analysiert wurde darüber hinaus, ob sich die Bodenbeschaffenheit, die Höhe über dem Meeresspiegel, die Trinkwasserqualität und die Lebensweise fremder Völker auf den Ausbruch von Malaria, Ruhr, Typhus und Gelbfieber auswirkten. In Bezug auf Syphilis wollte man wissen, ob sie bei weniger zivilisierten Völkern häufiger diagnostiziert wurde.

Das Sammeln der Anzeichen für Krankheiten, das Dokumentieren der Stärke der aufgetretenen Symptome und die Suche nach den Ursachen für den Ausbruch von diversen Seuchen erfolgten einerseits unter Berücksichtigung der Individualität bei jedem einzelnen Patienten und andererseits nach streng naturwissenschaftlichen Methoden. Die Untersuchungen mussten messbar und beweisbar sein, auch mithilfe des Mikroskops oder von Reagenzflüssigkeiten.

Unter den Forschungsfragen, die nichts mit den epidemischen Erkrankungen zu tun hatten, interessierte die Ärzte, ob sich tropisches Klima auf die Wundheilung auswirkte, ob das Auftreten von Gicht in einem Zusammenhang mit den Zivilisationsverhältnissen stand und wie man mit Geburten und der ersten Pflege von Neugeborenen und Babys in den bereisten Gebieten umging.

Weiters ging man im Rahmen der Expedition den Ursachen für die Seekrankheit auf den Grund. Für Dermatologen wie den ersten Ordinarius seines Fachs im Allgemeinen Krankenhaus in Wien Ferdinand Ritter von Hebra waren Kenntnisse über Pigmentveränderungen, insbesondere bei Dunkelhäutigen, und über Elephantiasis essenziell. Er verhalf der Dermatologie zu einer eigenen Fachrichtung, entwickelte eine neue Fachsprache und neue Therapieformen wie das Wasserbett. Hebra zählte gemeinsam mit dem Internisten Joseph Ritter von Škoda und dem Pathologen Carl Freiherr von Rokitansky zu den Begründern der sogenannten Zweiten Wiener Medizinischen Schule.

Weiters sollten die Wissenschaftler spezielle Heilmittel und -methoden bei verschiedenen Völkern kennenlernen, sich in Bezug auf Ernährungsfragen, unter anderem, ob vegetarische Nahrung, insbesondere in Form von gepresstem Gemüse, zur Verhütung von Skorbut beitrug, weiterbilden sowie die therapeutische Anwendung von Bädern und Waschungen ergründen. Daher erging der Auftrag an die Expeditionsteilnehmer, das Vorkommen von Thermen und Mineralwässern sowie deren Benutzung zu erforschen.

Außerdem waren die Expeditionsteilnehmer angehalten, diverse Arzneidrogen, darunter Teile des Coca-Strauchs, Proben des Pfeilgifts Curare, die Ginsengwurzel, Agar-Agar oder Aloe-Arten, für die pharmakologische Forschung in die Heimat mitzubringen. Die Analyse der Blätter des Coca-Strauchs im Labor des deutschen Chemikers Friedrich Wöhler (1800–1882) in Göttingen ermöglichte die künftige Verwendung des Kokains als Anästhetikum in der Heilkunde.

Im Verlauf der Reise sollte außerdem der Zustand von Krankenhäusern und den damals sogenannten Irrenanstalten, inklusive der dortigen sanitäts- und hygienischen Verhältnisse, dokumentiert werden.

Schlussendlich sollten die Wissenschaftler möglichst viele Sammlungsobjekte in die Heimat mitnehmen sowie farbige Zeichnungen von Erkrankten mit ihren Symptomen.

Vocabulär zu Mozambique Sprache, verfaßt in Rio de Janeiro, am 17. August 1857 bei Gelegenheit der Neger Camillo, Jeremias und Ventura welche im Jahre 1852 von Quilimane an die Mozambiquküste als Sclaven nach Brasilien geschmuggelt wurden und später als begnadete Africanos libres in einen abgelegenen Theil des Neulzschongebiets einzufinden gezwungen unterrichtet werden.

Expedition Sr. M. Fregatte „Novara".

Sprachproben.

Nombre del Tribú:	Name des Volksstammes:	Neger von der Mozambique Küste
Dios	Gott	Kiula – ma – non – pambé.
Espíritu maligno	böser Geist	Viti
hombre	Mensch, Mann	mamuna.
muger	Weib	wuamukas
muchacho	Knabe	muana
muchacha	Mädchen	muana – wuamukas
infante, niño	Kind	wuapadua – sapan
padre	Vater	saluäk
madre	Mutter	amäke
marido	Ehemann	saluake
esposa	Ehefrau	amake
hijo	Sohn	muana
hija	Tochter	muana – wuamukas
hermano	Bruder	mubräki
hermana	Schwester	melonguäki
Indio	Indianer	
cabeza	Kopf	meilo
pelo	Haar	zitz
cara	Gesicht	Kumasu
frente	Stirn	pumi
oreja	Ohr	Kulu
ojo	Auge	masu
nariz	Nase	puno

»Vokabulär zu Mozambique Sprache, verfaßt in Rio de Januro am 17. August 1857«

Schwarz fasste diese Ziele in seinem Buch so zusammen: »Im Allgemeinen ist zu bemerken, dass mit Freuden und Dank Alles wird empfangen werden, was die Reisenden Gelegenheit finden werden, kennen zu lernen bei den Bewohnern der Länder, die sie sehen werden, es mag als Nahrungsmittel oder als Arzneimittel von ihnen angewendet oder als Gift gefürchtet werden. Bei allen diesen Gegenständen wird nicht bloß auf dieselben, sondern auch, so viel es nur immer thunlich ist, auf ihre Abstammung (Mutterpflanze mit den charakteristischen Theilen) und die allenfallsigen Handelsverhältnisse Rücksicht zu nehmen sein. Von allen Pflanzen sind wo möglich vollständige Exemplare wünschenswerth.«

Wie gelang es, Seuchen an Bord zu verhindern?

Das ungewohnte Leben der Expeditionsteilnehmer an Bord stellte die mitreisenden Mediziner Eduard Schwarz, Franz Seligmann (1809–1889), Carl Ružicka (geboren 1815) und Robert Christian Avé-Lallemant (1812–1884), der die Expedition allerdings nur bis Rio de Janeiro begleitete und dort als Tropenmediziner für Forschungen ausgeschifft wurde, vor große Herausforderungen. Unterkunft, Verpflegung, Arbeit, Schlaf, Bewegung und Ruhephasen fanden im Vergleich zum Leben am Land unter völlig geänderten Bedingungen statt, und das über einen ungewöhnlich langen Zeitraum hinaus. Zwar galt die *Novara* zu ihrer Zeit als eines der modernsten und schnellsten Schiffe der kaiserlich-königlichen Marine, war aber mit einer Länge von 50,35 Metern und einer Breite von 13,80 Metern trotzdem verhältnismäßig klein. Das Batteriedeck wies eine Fläche von nur rund 400 Quadratmetern auf. Wenn sich alle 315 Mannschaftsmitglieder gleichzeitig dort aufgehalten hätten, wäre jedem Matrosen eine Fläche von gerade einmal 1,26 Quadratmetern zugestanden.

Im Unterdeck schliefen die Mannschaftsmitglieder in Hängematten, dort befanden sich auch die Krankenstation und die Kabinen der Offiziere. Während Fahrten durch die Tropen wichen viele auf das Oberdeck aus und nächtigten im Freien.

Gegessen wurden an Tischen und Bänken, die an der Decke des Schiffraums befestigt waren und nur während des Gebrauchs heruntergeklappt wurden. Die wenigen persönlichen Gegenstände und die Kleidung der Matrosen waren in Seesäcken verstaut. Ein solch beengtes Zusammenleben war natürlich ein optimaler Nährboden für die rasche Verbreitung von Infektionskrankheiten, und das hätte fatale Folgen gehabt. Daher wurden präventive hygienische Maßnahmen an Bord bei der Versorgung der Mannschaft erprobt und auf ihre künftige Effizienz hin getestet.

Angst hatte man insbesondere vor einem Ausbruch der Pocken. Daher nahm man aus der Kuhpocken-Regenerationsanstalt in St. Florian bei Graz und aus der Findelanstalt in Wien Impfstoffe sowohl in Phiolen als auch in getrocknetem Zustand mit, um bei einem Ausbruch der Erkrankung die Mannschaften immunisieren zu können. Dies war grundsätzlich mit einem gewissen Risiko verbunden, da man noch nichts Nachhaltiges über die Haltbarkeit des Kuhpockenimpfstoffes, vor allem in flüssiger Form, wusste. Auf den Nikobaren wurden die an Bord aufgenommenen Kaffern geimpft. Von 30 durch die Impfung erzeugten Blattern bildete sich nur eine einzige Pustel aus. Daher befürchtete man, dass die Lymphe trotz sorgfältiger Lagerung aufgrund der hohen Temperaturen unwirksam geworden war.

Ein besonderes Problem an Bord betraf die Lebensmittelversorgung. Hier bestand die Befürchtung, dass man sich Seuchen durch importierte Vorräte aus den fremden und bis dahin teils wenig bekannten Ländern einschleppen könnte. Daher versuchte man so viele Vorräte wie möglich aus der Heimat mitzunehmen und hielt Lebendvieh an Bord, das einerseits frische Milch und Eier produzierte und andererseits für den Fleischkonsum geschlachtet wurde. Trotzdem war klar, dass keine ausreichende Vorratsmenge an Nahrungsmitteln für die gesamte Reise aus der Heimat mitgeführt werden konnte und während der Expedition in den Häfen Lebensmittel und Trinkwasser zugekauft werden mussten. Dabei war eine vorausschauende Planung extrem wichtig, weil es oft zwei bis drei

Monate dauerte, bis man in Häfen landete, wo frische Nahrungsmittel erhältlich waren. Grund genug, eine neuartige Verpflegung auszuprobieren und damit der Ausbreitung von Epidemien zuvorzukommen. Bis dahin hatte die Schiffsverpflegung vorrangig aus gesalzenem Rind- oder Schweinefleisch, Reis, Hülsenfrüchten, Zwieback, Sauerkraut, Erdäpfeln und Zusätzen wie zum Beispiel Mehl, Zucker, Salz, Essig, Wein und Rum bestanden. Neu war die Mitnahme von komprimiertem, getrocknetem Gemüse und Hülsenfrüchten in luftdicht verschlossenen Konserven, die sogenannte Mélange d'équipage der Firma Chollet in Paris. Auch wenn viele Matrosen nach wie vor Pökelfleisch bevorzugten, wurde diese damals moderne Gemüse-Konservennahrung durchwegs als angenehme Alternative am Speiseplan empfunden und als schmackhaft bewertet.

Dass angesichts der grundsätzlich doch eher einseitigen Ernährung Verdauungsprobleme sowie Vitaminmangelerscheinungen auftraten, durfte dennoch keinen Arzt verwundern. Dazu kam, dass der Mannschaft auf hoher See manchmal nichts anderes übrigblieb, als bereits verdorbene Nahrungsmittel zu verzehren. Insekten nisteten sich in Mehl und Reis ein, Zwieback wurde wurmig, Fleisch verfaulte, und auch Konserven konnten verderben. Skorbut, Hemeralopie (Nachtblindheit) sowie die Ausbreitung von Erkrankungen dyskrasischer Ursachen (fehlerhafte Mischung der Körpersäfte) wurden daher oft auf verdorbene Lebensmittel zurückgeführt.

Neben der Konservennahrung gab es noch andere neuartige Errungenschaften, um der Verbreitung von Seuchen durch Nahrungsaufnahme vorzubeugen. Man verwendete nun zum Beispiel Emailgeschirr, das wesentlich einfacher zu reinigen war und weniger Schadstoffe aufwies als das bis dahin übliche Kupfer- oder Bleigeschirr.

Auch wenn man damals noch nichts von Robert Kochs Erkenntnissen über Infektionserreger und Ansteckungswege

der Cholera wusste, gab es zumindest Theorien, dass Cholera und verschmutztes Trinkwasser in Zusammenhang stehen könnten. Daher zählte keimfreies Trinkwasser zu den obersten Geboten der Seuchenprophylaxe an Bord. Zwar stellte der Besitzer der Kondrauer Mineralquelle aus Regensburg ein paar Hundert Krüge Mineralwasser für die Trinkwasserversorgung zur Verfügung, aber das reichte bei Weitem nicht aus.
Bereits im 18. Jahrhundert hatte die Royal Navy mit Destilliergeräten an Bord experimentiert. Für die Frischwassererzeugung auf der *Novara* wurde eine neuartige Destilliermaschine der Firma Rocher aus Nantes zur Aufbereitung von Trinkwasser erprobt. Diese schaffte es, innerhalb einer Stunde aus Meerwasser 108 Maß (162 Liter) trinkbares Wasser zu erzeugen. Der Bedarf an täglichem Trinkwasser betrug an Bord rund 800 Maß, also über 1100 Liter. Das von dem Destillierapparat erzeugte Trinkwasser war im Großen und Ganzen ausreichend, sodass das in den Häfen zugekaufte in der Regel nur zum Kochen verwendet wurde. Abgesehen davon war das erzeugte Trinkwasser auch noch nach einmonatiger Lagerung in eisernen Behältern geschmacklich erträglich und vom gesundheitlichen Standpunkt aus trinkbar. Außerdem konnte Regenwasser gesammelt und ebenfalls mittels des Destillierapparats zu Trinkwasser umgewandelt werden.
Gegen Ende der Reise bewirkte das Seewasser eine Korrosion der Metallteile des Apparats, woraufhin die Trinkwassererzeugung eingestellt werden musste. Auch wenn dieser Form der Trinkwasserherstellung hinsichtlich der Vermeidung von epidemischen Krankheiten ein gutes Zeugnis ausgestellt werden konnte, hatte man durch chemische Prozesse verursachte Probleme vorab nicht berücksichtigt. Zur besseren Haltbarkeit mischte man nämlich dem Trinkwasser geringe Mengen an Zitronensaft bei. Nicht bedacht hatte man, dass das saure Wasser den Wasserrohren große Mengen des toxischen Schwermetalls Blei entzog, aus dem sie bestanden. Dies konnte im menschlichen Körper schwere Vergiftungssymptome mit Aus-

wirkungen auf das Nervensystem, den Magen-Darm-Trakt und die Nieren auslösen.

Alkohol galt aus damaliger Sicht aufgrund seiner keimtötenden Wirkung als Heilmittel. Die 1842 gegründete und noch heute zu den Traditionsunternehmen in der Sektherstellung zählende Firma Schlumberger stellte der Expedition Weiß- und Rotwein sowie Champagner in reichlichen Mengen zur Verfügung – primär, um die Haltbarkeit der Getränke in unterschiedlichen klimatischen Verhältnissen und trotz mehrfacher Äquatorüberquerungen zu beweisen. Das gelang mit Erfolg. Am 17. September 1858 schickte Linienschiffsfähnrich Ernst Jacob einen Brief an den Firmeninhaber Robert Alwin Schlumberger von Goldeck (1814–1879), worin er über die Qualität des Alkohols berichtete: »Der Rothe hat sich durchweg eben so erhalten, wie wir ihn bekommen haben, d. h. er ist so köstlich, dass man gar nicht merkt, wie schnell eine Flasche leer ist. Der weisse ›Goldek‹ hatte zu Anfang etwas gelitten, so dass wir befürchteten, er werde verderben, hat aber Alles glücklich überstanden und ist jetzt, wo er einmal die Seekrankheit überwunden hat, herrlich klar und gut. Der weisse Vöslauer hat gar nicht gelitten und ist nach wie vor ein brillanter Tischwein. Die Mousseux sind selbstverständlich sehr gut geblieben.« Das Standhalten von letzten Endes vier Äquatorüberquerungen ohne Qualitätsverlust eröffnete Schlumberger den Weltmarkt und half durchaus mit, den einen oder anderen Krankheitsausbruch zu verhindern.

Ebenso schwor man auf Rum, Grog und Cognac, die man zur Vorbeugung von Infektionskrankheiten regelmäßig trank.

Besonders wichtig war es, das Bewusstsein der Expeditionsteilnehmer für persönliche Hygiene zu wecken und zu fördern. Daher wurden speziell konstruierte Duschapparate als Mannschaftsbäder auf der *Novara* eingebaut und warme sowie kalte Duschbäder verpflichtend vorgeschrieben. Ein Offizier durfte alle 14 Tage, die Mannschaften alle vier Wochen ein warmes Bad nehmen. Dazwischen wurden kalte Duschbäder verordnet, wodurch das Hautorgan gestärkt werden sollte. Insbesondere bei den Fahrten durch Gebiete mit großer Hitze kühlten sich die Expeditionsteilnehmer und Mannschaften mit Handfeuerspritzen, die bis dahin zur Körperreinigung verwendet wurden und sich noch immer großer Beliebtheit erfreuten, ab.

Zur körperlichen Hygiene kam das Wäschewaschen hinzu. Das Reinigen der Kleidung erfolgte im Seewasser mit einer präparierten, in Wasser leicht löslichen Matrosenseife. Zwar wurde die Wäsche weiß, aber es war kaum etwas unangenehmer, als die mit Seesalzen imprägnierte Wäsche am Körper zu tragen. Daher empfahl man den Expeditionsteilnehmern sogenannte Wollenjäckchen, eine Art Unterhemd, zu tragen, um dem Juckreiz und Hautirritationen vorzubeugen, auch wenn das Auftreten von Ausschlägen und Ekzemen nicht vollständig verhindert werden konnte.

Versorgung Erkrankter an Bord

Für alle Expeditionsteilnehmer stellten die Landgänge eine besondere Abwechslung dar. Waren sie für die mitreisenden Wissenschaftler unumgänglich nötig, so lechzten die Matrosen nach Ablenkung vom beschwerlichen Leben an Bord. Allerdings stellten die Mediziner hier harte Regeln auf. In jenen Gegenden, wo epidemische Krankheiten vorherrschten, war das Verlassen der *Novara* verboten. Außerdem versuchte man in diesen Ländern die Aufenthaltsdauer in den Häfen zu verkürzen und nur so lange zu verweilen, bis frische Lebensmittel und Trinkwasser an Bord eingelagert waren. Eigentlich hätte man vom gesundheitlichen Standpunkt aus in diesen Gebieten auf das Auffüllen der Vorräte gänzlich verzichten müssen, aber manchmal ließen die versorgungstechnischen Umstände dies nicht zu.

Das Bereisen von Gebieten, in denen Epidemien grassierten, hieß aber nicht automatisch, dass sich diese Krankheiten sofort an Bord ausbreiteten. Nach der Landung in Singapur beispielsweise, wo die Cholera ausgebrochen war und man dennoch Vorräte für die nächsten sechs Monate an Bord nehmen musste, infizierten sich nur wenige Expeditionsteilnehmer. Um die Patienten zu kurieren, ließ man sie möglichst viel an die frische Luft, kurierte sie mit einer Diät und ordnete den Bordmusikern an, sie zu unterhalten. Diese wenigen Maßnahmen zeigten offensichtlich Erfolg, denn der Ausbruch einer Cholera-Epidemie an Bord blieb aus.

Generell wurde beim Auftreten von Durchfallerkrankungen rasch reagiert und Opium sowie Doversches Pulver, eine Mischung aus Opium, Ipecacuanha (Brechwurzel) und Zucker, neben diätetischen Maßnahmen als Allheilmittel verabreicht. In den meisten Fällen heilten Durchfallerkrankungen, darunter Enteritis (Entzündung des Dünndarms), Ruhr oder Salmonellenvergiftungen, die aber als solche noch nicht erkannt wurden, an Bord meist rasch ab.

Während sich das kühle, feuchte Klima am Atlantik kaum auf den Gesundheitszustand der Expeditionsteilnehmer auswirkte, erkannte man in der Nähe des Äquators erstmals eine ursächliche Verbindung des Ausbruchs von Krankheiten mit geänderten klimatischen Verhältnissen, wie raschem Temperaturwechsel, hoher Feuchtigkeit und hohem Luftdruck. Rheumatische Fiebererkrankungen, Gelbfieber, Typhus, Tuberkuloseerkrankungen und Skorbut traten jedoch zum Glück meist nur in milder Form auf, sodass fast alle Erkrankten im Bordspital geheilt werden konnten. Lediglich Tuberkulosekranke wurden in Rio de Janeiro ausgeladen, weil in den dortigen Spitälern die Heilungschancen besonders gut standen.

Im August 1858, zum Zeitpunkt des Aufenthalts am Gelben Fluss und bei der Abreise von Shanghai nach Sydney, war der höchste Krankenstand während der gesamten Expedition zu verzeichnen. Grund dafür war eine Influenza-Epidemie, an der 89 Personen erkrankten, wobei sich der Zustand der Betroffenen auf dem offenen Meer rasch besserte. Grippale Infekte oder fieberhafte Katarrhe der Luftwege waren generell gesehen eher selten zu verzeichnen und konnten erfolgreich mit Chinin kuriert werden.

Die insgesamt größte Anzahl an Erkrankungen forderte die Tuberkulose in ihren unterschiedlichsten Erscheinungsformen, angefangen von der Lungentuberkulose bis hin zum Senkungsabszess als Folge von Knochentuberkulose. Die Therapie bestand in Abszessspaltungen, Tamponaden und Entfernen von abgestorbenen Gewebeteilen, Einspritzungen von warmem Wein und Bettruhe. Bei an Lungentuberkulose Erkrankten erkannte Schwarz die positive Wirkung auf den Heilungsprozess durch das Liegen an der frischen Luft und empfahl aufgrund seiner Erfahrungen generell Kuraufenthalte für Lungenkranke an Bord von Hochseeschiffen, insbesondere in gemäßigten Klimazonen. Schwarz hatte sich während der Expedition selbst mit Tuberkulose angesteckt und fiel der Krankheit trotz eines Kuraufenthalts 1862 zum Opfer.

Andere nicht epidemische Erkrankungen wie die Seekrankheit, Nachtblindheit, Skorbut oder diverse Hautausschläge waren, nachdem man einige Erfahrungen gesammelt hatte, im Laufe der Reise gut behandelbar.

Ein größeres medizinisches Problem stellten bis in die Neuzeit hinein Geschlechtskrankheiten, deren Weiterverbreitung in Häfen und in weiterer Folge an Bord dar. Die Behandlung Erkrankter und die Anordnung prophylaktischer Maßnahmen in den Marinen standen daher im Fokus der Schiffsärzte. Auch wenn auf der *Novara* die Zahl der geschlechtskranken Matrosen während der gesamten Weltumsegelung gering blieb, versetzte die Situation nach der Abfahrt aus Triest 1857 die Ärzte in Alarmbereitschaft. Damals war der Ausbruch von Syphilisinfektionen statistisch gesehen doppelt so hoch wie nach allen anderen Hafenlandungen. Offensichtlich hatten sich die

Mannschaftsmitglieder vor der Einschiffung noch einmal so richtig ausgiebig vergnügt.

Generell nutzen Matrosen Landausflüge ja nicht nur, um private Einkäufe zu erledigen, sondern auch, um sich etwas von den Strapazen des Schiffslebens abzulenken und zu erholen. Die hygienischen Verhältnisse in den Hafenvierteln ließen aber oft zu wünschen übrig: »Fast in den meisten Stationen mangeln unter Aufsicht gestellte Bordelle. Am schlimmsten kommt der Matrose in China weg; dagegen besitzt Batavia eine Anstalt, welche als Muster hervorgehoben zu werden verdient. Es befinden sich daselbst in einem grossen, bequem eingerichteten Gebäude eine Menge Prostitutionsmädchen, welche zweimal wöchentlich einer scrupulösen ärztlichen Untersuchung unterworfen, und bei den geringsten Indicien in eine, dem Bordelle gleichsam adjungirte Krankenanstalt abgegeben werden«, beschrieb Eduard Schwarz seine Eindrücke. Mithilfe von Sublimatlösungen (Quecksilber) versuchte man darüber hinaus in Batavia, dem heutigen Jakarta, der Verbreitung von sexuell übertragbaren Krankheiten Einhalt zu gebieten.

Neben der Humanmedizin lernten die europäischen Wissenschaftler auch neue veterinärmedizinische Erkrankungen kennen: So etwa in Kapstadt eine bis dato unbekannte Pferdeseuche, nach Dokumentationen vermutlich die Trypanosoma equiperdum, die beim Decken übertragen wird und Ende des 19. Jahrhunderts erstmals näher beschrieben wurde, sowie die Nagana- beziehungsweise Tsetseseuche, die, wie der Name schon vermuten lässt, von der Tsetsefliege übertragen wird.

Die unter der Mannschaft aufgetretenen Infektionen und Krankheiten und deren Ursachen wurden statistisch erfasst und ausgewertet, sodass medizinische Richtlinien für die Seefahrt erstellt werden konnten. Unterschieden wurden aus medizinischer Sicht allgemeine Krankheiten im Gegensatz zu jenen, die durch besondere Verhältnisse hervorgerufen wurden. Neben der streng wissenschaftlichen Systematisierung von Krankheiten wurden künstliche Systematisierungsgruppen gebildet, wie etwa jene der Zivilisationskrankheiten. Weiters wurde protokolliert, in welchen Gegenden bestimmte Krankheiten vorherrschend oder ausschließlich vorhanden waren. So gelang es, einen Großteil der Forschungsfragen hinsichtlich des Auftretens von Infektionskrankheiten in bestimmten Gebieten zu bewältigen.

Das Bordspital

Einen wesentlichen Bestandteil in der medizinischen Versorgung bildete das Bordspital, das so eingerichtet war, dass infektiöse Patienten getrennt von anderen Bettlägerigen behandelt und gepflegt werden konnten. Eigene Leibstühle mit metallenem, emailliertem Napf wurden Personen mit ansteckenden Krankheiten zur Verfügung gestellt. Dazu gab es für Kranke metallene Reservoirs mit Pipen, wodurch das Trinkwasser länger frisch blieb und leichter zu konsumieren war. Lehnstühle für Patienten, die an der frischen Luft Erholung suchen sollten, sowie für Rekonvaleszente wurden bereitgestellt, ebenso Pantoffeln für jene, die zumindest das Krankenbett verlassen konnten, denn normalerweise bewegte sich die Mannschaft an Deck barfuß. Weiters standen dunkle Augengläser zur Verfügung, um die Augen der Patienten vor dem grellen Sonnenlicht zu schützen. Die Spitalswäsche wurde getrennt von der anderen Wäsche gereinigt. Matratzen und Kopfpolster waren mit Rosshaar gefüllt, da sich wollene Füllungen bei Patienten mit Schweißausbrüchen zusammenballten und dann ein angenehmes und beschwerdefreies Liegen nicht mehr möglich war. Für schwache Kranke und Rekonvaleszente wurde regelmäßig eine Extraportion Wein bereitgestellt.

Während der Reise nutzte man die Chance, diverse Spitalseinrichtungen zu besuchen, um auch diesbezüglich Erfahrungen zu sammeln. In Rio de Janeiro waren die Expeditionsteilnehmer insbesondere von der Einrichtung einer Gesundheitsbehörde, der »Junta Central de Hygiena publica«, begeistert, zu deren wichtigsten Aufgaben die Bekämpfung von Epidemien zählte. Vorbildhaft erschien auch China. Dort gab es eine unerwartet große Anzahl an Krankenhäusern und sozialen Einrichtungen, darunter Findelhäuser, vor allem für Mädchen, sowie Armenhäuser. In den Monaten Juni bis Oktober wurden den Patienten Medikamente kostenlos zur Verfügung gestellt, und man bemühte sich, die Pockenimpfung flächendeckend durchzuführen.

Einzig aus der Rolle fiel das Spital für Leprakranke in Macau, einer damaligen portugiesischen Kolonie, etwa 50 Kilometer von Hongkong entfernt. Dieses befand sich in einem desolaten Zustand und spiegelte wohl die Auffassung der Chinesen wider, dass Lepra eine Strafe Gottes für geheime Sünden sei. In Madeira hingegen, das sich nicht nur als Luftkurort eignete, existierte ein gut funktionierendes Spitalwesen mit einer Leprastation und einem Armenhaus.

Als die *Novara* am 26. August 1859 in Triest landete, konnte Schwarz gemeinsam mit seinen Kollegen auf eine durchaus positive Bilanz blicken. Der Ausbruch von Erkrankungen unter den Mannschaften und Wissenschaftlern an Bord konnte trotz des engen Zusammenlebens, der unterschiedlichsten klimatischen Bedingungen und des beschwerlichen Lebens an Bord gering gehalten werden. Epidemien brachen dank der hygienischen und medizinischen Maßnahmen praktisch gar nicht aus. Dies kann im Vergleich zu Seereisen, die noch wenige Jahre zuvor stattfanden und krankheitsbedingt erhebliche Verluste unter den Matrosen zu verzeichnen hatten, tatsächlich als Sensation gewertet werden.

Die Cholera und der Bau der I. Hochquellenwasserleitung

Rund 130 Liter Wasser pro Tag verbraucht der durchschnittliche Österreicher 2021 im Haushalt, wobei ein Großteil davon für Hygiene verwendet wird. Das Wasser kommt zu 100 Prozent aus Grundwasser- und Quellwasservorkommen und gilt in Österreich als ein Lebensmittel, das besonders streng kontrolliert wird. Um die Qualität unseres Trinkwassers werden wir daher weltweit beneidet.

Besonders berühmt ist das Wiener Wasser. Es stammt aus den steirisch-niederösterreichischen Kalkalpen und wird durch zwei Hochquellenwasserleitungen in die Bundeshauptstadt transportiert. Das Wasser der I. Wiener Hochquellenwasserleitung, die 1873 feierlich beim Hochstrahlbrunnen am Wiener Schwarzenbergplatz eröffnet worden ist, stammt aus dem Gebiet von Schneeberg, Rax und Schneealpe, jenes der II. Wiener Hochquellenwasserleitung vom Hochschwab.

Durch die I. Hochquellenwasserleitung fließen täglich rund 220 Millionen Liter Wasser auf einer Länge von 150 Kilometern nach Wien, die II. Hochquellenwasserleitung, die 1910 fertiggestellt worden ist, transportiert täglich rund 217 Millionen Liter Wasser über eine Strecke von 180 Kilometern.

Hat Wien sein kristallklares Trinkwasser dem wohl bedeutendsten Geologen des 19. Jahrhunderts in Österreich Eduard Suess zu verdanken, so nahm die Bereitstellung von gesundem, keimfreiem Wasser in ausreichender Menge für die Wiener Stadtbevölkerung ihren Ursprung eindeutig in der Bekämpfung zweier Seuchen – Cholera und Typhus. Und dabei wurde das Jahr 1831 zum Schicksalsjahr.

Ab Mitte August 1831 grassierte in Wien eine Choleraepidemie. Voll ausgebrochen ist sie in der Nacht vom 13. auf den 14. September. Fast zeitgleich, am 20. August 1831, wurde Eduard Suess in London geboren. Er wuchs in Prag und Wien auf. Im Jahr 1846 begann er sein Studium am Polytechnischen Institut in Wien, 1848 wechselte er an das Prager Polytechnikum, kehrte jedoch 1849 nach Wien zurück. Ohne je ein Doktorat erworben zu haben, erhielt er 1857 die Dozentur für Paläontologie an der Universität Wien. Hier wurde er 1867 zum Ordinarius ernannt. Der Wissenschaftler und spätere liberale Politiker setzte sich als Begründer der modernen Geologie sowohl als Mitglied der Donauregulierungskommission als auch bei der Versorgung der Bewohner Wiens mit gesundem Trinkwasser und damit in der Bekämpfung der Choleraepidemien des 19. Jahrhunderts wichtige Denkmäler.

Die Cholera trat erstmals in Indien, möglicherweise schon um 600 vor Christus, im Gangestal auf. Gesichert nachweisbar ist die Erkrankung ab dem 16. Jahrhundert. Rasch war sie als »indische« oder »asiatische Krankheit« verschrien. Ab 1817 breitete sie sich pandemisch über Asien, Ostafrika und Nordindien nach Sibirien und in weiterer Folge über Russland nach Europa aus und betraf ab den 1830er-Jahren das Baltikum, Ostgalizien, Polen, Ungarn und Deutschland, wo etwa der Philosoph Georg Wilhelm Friedrich Hegel zu den prominenten Opfern zählte. Weiters suchte die Cholera Österreich, den Adriaraum, Großbritannien, Frankreich, die Niederlande und letztlich auch die Vereinigten Staaten von Amerika heim.

Der deutsche Dichter Heinrich Heine (1797–1856) beschrieb den Ausbruch der Cholera 1832 in Paris. Edgar Allan Poe (1809–1849) konnte in den USA die Erkrankung gerade noch überleben. Die Schrecknisse der Cholerapandemie von 1832 verarbeitete er unter anderem in seinen Erzählungen *King Pest* und *The Masque of the Red Death*.

Die Cholera ist eine bakterielle Infektionskrankheit, die vor allem den Dünndarm betrifft. Durch starkes Erbrechen und reiswasserartigen Durchfall tritt oft ein massiver Elektrolytverlust ein, der in weiterer Folge zu Untertemperatur, Verwirrtheit und einem Kreislaufkollaps führen kann. Dazu können Lungenentzündung, Entzündung der Ohrspeicheldrüse oder eine Sepsis kommen. Der Erreger, das Bakterium Vibrio cholerae, wurde erstmals 1854 von dem italienischen Anatomen Filippo Pacini (1812–1883) unter dem Mikroskop entdeckt und beschrieben. Noch im selben Jahr bestätigten die englischen Ärzte Arthur Hill Hassall (1817–1894) und John Snow (1813–1858), dass die Cholera von lebenden Mikroorganismen im Grundwasser hervorgerufen wird. Es gab auch schon frühere Erkenntnisse, dass Cholera und verschmutztes Wasser in Zusammenhang stehen. Johann Wolfgang von Goethe berichtete auf seiner Italienreise im Jahr 1786, dass Venedig eine ganz schmutzige Stadt sei und dort wegen des unreinen Wassers in den Kanälen Cholera und andere Seuchen ausbrachen. Er gab den Bewohnern Venedigs selbst die Schuld an ihrer dreckigen Stadt, weil sie nicht auf ihre Körperhygiene achteten. Zusätzlich spielte laut Goethe das Wetter eine Rolle. In seinem *Tagebuch der Italienischen Reise 1786* schrieb er: »Wenn ein Tag Regenwetter einfällt, ist ein unleidlicher Kot, alles flucht und schimpft, man besudelt beim Auf- und Absteigen der Brücken die Mäntel, die Tabarros, womit man sich ja das ganze Jahr schleppt, und da alles in Schuh und Strümpfen läuft, bespritzt man sich und schilt, denn man hat sich nicht mit gemeinem, sondern beizendem Kot besudelt. Das Wetter wird wieder schön, und kein Mensch denkt an Reinlichkeit.«

Die damaligen Erkenntnisse über die Cholera fanden aber kaum Beachtung. Tatsächlich entwickelt sich das Bakterium vorwiegend bei wärmeren Temperaturen in stehenden Gewässern oder im Brackwasser. Es kann in Gemüse, Milch oder Obst relativ lange überleben und wird durch kontaminierte Nahrungsmittel oder verunreinigtes Wasser übertragen. Heute gilt die Cholera als klassische Erkrankung der Armen. Betroffen sind vor allem diejenigen, die keinen Zugang zu sauberem Wasser haben, beziehungsweise kommt sie dort vor, wo Trink- und Abwassersysteme nicht voneinander getrennt sind. Jeder achte Mensch auf der Welt hat heute noch keine Möglichkeit, feste Sanitäranlagen zu benutzen. Vor allem in den Entwicklungsländern, aber auch in Slums oder Flüchtlingscamps treten laut der WHO jährlich zwischen 1,3 und vier Millionen Choleraerkrankungen auf, denen bis zu rund 140 000 Infizierte zum Opfer fallen. Abgesehen davon zählte die Cholera bereits im 19. Jahrhundert zu den typischen Reisekrankheiten. Noch heute mahnt der Spruch »Peel it, cook it or leave it« (Schäl es, koch es oder lass es) davor, rohe Speisen wie Obst, Gemüse, Eis oder rohe Fische vor allem in Ländern, wo kein sauberes Trinkwasser vorhanden ist, zu essen.

Rund 85 Prozent der Cholerainfektionen verlaufen symptomlos, aber wenn die Krankheit ausbricht, endet sie unbehandelt in 20 bis 70 Prozent aller Fälle tödlich. Wie auch beispielsweise beim Coronavirus berichtet wurde, dass Menschen mit bestimmten Blutgruppen eher an SARS-CoV-2 erkranken als andere, so scheinen bei Cholera vorwiegend Menschen mit der Blutgruppe 0 betroffen zu sein, während Personen mit der Blutgruppe AB kaum daran leiden.

Weil sie es nicht wussten!

Als die Cholera 1831 in Österreich ausbrach, war vorwiegend der Osten des Landes, genauer gesagt Niederösterreich und Wien, betroffen. Im Westen gab es weit weniger Erkrankungen. Ab Oberösterreich war das Gebiet nämlich durch eine rasch errichtete Grenze zur Seuchenabwehr geschützt. Wer nicht nachweisen konnte, dass er wegen dringender beruflicher oder familiärer Angelegenheiten die Grenze passieren musste, wurde an einer »Einreise« in den westlichen Landesteil gehindert. Diese Maßnahme »nutzte« dort augenscheinlich, wohl aber nicht wegen der Quarantäne, sondern wegen der Wasserversorgung durch Hausbrunnen oder Quellwasser. Dagegen brachte das von der österreichischen Regierung vorgelegte Programm zur Seuchenabwehr mit der Einschränkung des Schiffsverkehrs auf Binnengewässern und Flüssen, der Schließung der Seehäfen sowie der Kontrolle und Quarantänemaßnahmen für Einreisende, vor allem aus dem Osmanischen Reich, nichts. Die Cholerafälle stiegen rasant an. In Galizien waren ab Mai 1831 besonders Lemberg und Brody in der heutigen Ukraine betroffen. Die verantwortlichen Behörden in Wien reagierten auch hier mit Grenzschließungen und stellten die betroffenen Städte unter Quarantäne. Der von der niederösterreichischen Landesregierung mit der Seuchenbekämpfung beauftragte Referent und Mediziner Joseph Johann Knolz (1791–1862) verordnete generell, die Wohnungen und Häuser von Cholerainfizierten, aber auch die Ortschaften und Städte, in denen die Erkrankung massiv auftrat, unter Quarantäne zu stellen. Damit wollte er die Habsburgermonarchie und in weiterer Folge ganz Europa vor Verwüstungen durch eine Seuche, wie sie seit Jahrhunderten nicht in Europa aufgetreten war, schützen.

Auch im damaligen Pest traten im Frühjahr 1831 erste Cholerafälle auf. Das ungarische Gebiet östlich der Donau wurde daher prompt zum Epidemiegebiet erklärt, die Grenzen auch hier geschlossen, mit Ausnahme der »Körnerfuhren«, also der Getreidelieferungen. Vor den Toren Wiens kontrollierte die Polizei die Papiere jener Personen, die die Stadtgrenze überschreiten wollten. Die Einreisebescheinigungen wurden mit Briefblattzangen angefasst, in einem speziellen Apparat, dem Räucherungskasten, desinfiziert und dann zur höheren Aufsichtsbehörde gesandt. Schulen und Gaststätten wurden geschlossen.

Der deutsch-österreichische Geologe und Mediziner Ami Boué berichtete über seine Erfahrungen während dieser großen Choleraepidemie in Europa: »Im Frühjahr 1832 war in Paris die Cholera ausgebrochen, und um ihr zu entgehen, hielten wir es für gut, diese Stadt zu verlassen und über einen großen Umweg nach dem Süden Österreich zu erreichen, umso mehr, als man dieses Land für frei von der Seuche hielt. Außerdem sollte im September die Versammlung der Naturforscher Deutschlands in Wien stattfinden. Zunächst begaben wir uns über Bordeaux und das Département Lot et Garonne zu unseren Verwandten, dann erreichten wir die Grenze von Piemont bei Nizza über Toulouse, Montpellier, Marseille, Toulon und Antibes. Wir fuhren weiter nach Nizza per Schiff, weil die Grenze geschlossen war und man in Villafranca eine Quarantäne von zwei Wochen in Kauf nehmen musste. In Marseille fanden wir die Familie André wieder, die wir von Bern her kannten und die uns eine prunkvolle Tafel bereitete. Als wir auf der Überfahrt zur Mündung des Var in das Mittelmeer gelangten, hatten wir die Gelegenheit, hier das Austreten zahlreicher unterirdischer Quellen unterhalb des Meeresspiegels zu beobachten. Unsere Quarantäne fand in einem Gefängnis für Galeerensträflinge statt, wo man einen Teil für unter Choleraverdacht stehende Reisende und Matrosen eingerichtet hatte. Hier wimmelte es auch noch von Ungeziefer. Obgleich wir aus dem krankheitsfreien Süden Frankreichs kamen, behandelte man uns als Pestträger, unsere Papiere wurden mit langen eisernen Pinzetten übernommen und in Pestessig getaucht, wir selbst wurden bei unserem Eintritt wie beim Verlassen mit Desinfektionsmitteln geräuchert. Ein Wachsoldat tat seinen Dienst gleichzeitig als Dienstbote und Wächter.«

Die Erfahrungen, die man aus Pestzeiten hier umzusetzen versuchte, halfen gegen die Cholera jedoch nicht.

Die Krankheit kam aus dem Wasser

Heute weiß man, dass das Hochwasser in Wien im Jahr 1830 mitverantwortlich für den Ausbruch der Infektion im darauffolgenden Jahr war. Es wurde durch einen Eisstoß in der Höhe von Stadlau ausgelöst, und die nach Wien strömenden Wassermassen traten über die Ufer. Durch die nun überfluteten Senk-

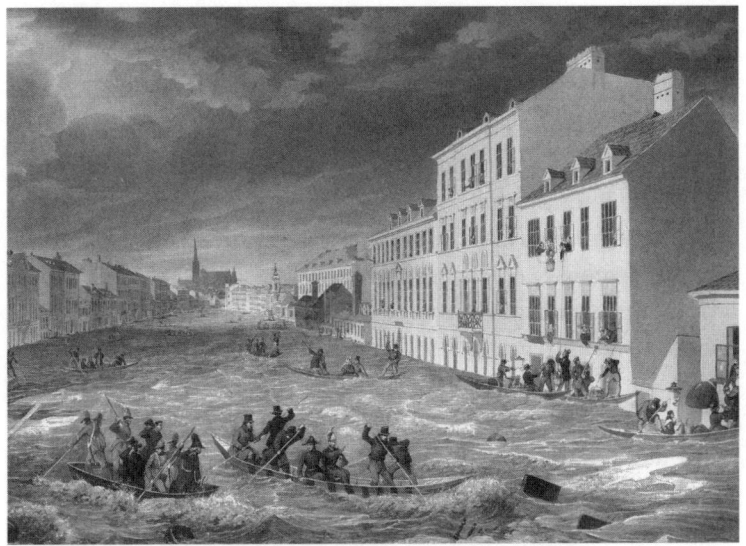
Eduard Gurk: *Leopoldstadt, Jägerzeile, am 2. März 1830*

gruben und das daraufhin verseuchte Grundwasser konnte sich die Cholera im Stadtkern besonders gut ausbreiten.

Betroffen waren vor allem der heutige 1. und 2. Gemeindebezirk, aber auch die Rossau, die Gegend um den Alserbach im Bereich des heutigen 9. Bezirks sowie die donaunahen Gebiete. In Grinzing, dem berühmten Heurigenviertel im 19. Wiener Gemeindebezirk, gab es hingegen keinen einzigen bekannten Cholerafall. Das lag daran, dass dort die Wasserversorgung durch eigene Hausbrunnen erfolgte.

Dass sich die Cholera ausbreitete, löste in Wien Entsetzen und Panik aus, vor allem weil die gehobenen Bevölkerungsschichten feststellen mussten, dass auch sie heimgesucht wurden und die Krankheit offenbar nichts mit den sozialen Verhältnissen zu tun hatte. Dazu kam, dass die Seuche weitreichende Auswirkungen auf das private und berufliche Leben hatte. Als wären wir im 21. Jahrhundert, sprach Knolz von Problemen im Familienalltag, von der steigenden Arbeitslosigkeit und der Notwendigkeit staatlicher Hilfe: »Sie [die Menschen] lösten die Bande des Blutes und der Freundschaft, die den Menschen an den Menschen ketten; scheu floh das Kind die Ältern, der Mann das Weib, das Weib den Mann. […] Die Sperren verschlossen die Absatzwege des Handels und die Erwerbsquellen von Tausenden; nahrungs- und erwerbslos wären sie dem drückenden Loose anheimgefallen, wenn nicht öffentliche und Privat-Wohltätigkeit Hülfe bringend, ins Mittel getreten wären.« (zitiert nach: *Wiener Zeitung*, 20. April 2020)

Der Ausbruch der Cholera erforderte die Schließung von Fabriken, wodurch zahllose Menschen arbeitslos wurden. Um die Situation für die ansässige Bevölkerung zu entschärfen, wurden 5500 auswärtige Arbeiterinnen und Arbeiter sowie mehr als 3500 Personen jüdischen Glaubens, die eine spezielle Aufenthaltsbewilligung benötigten, sofort aus Wien ausgewiesen. Die kaiserlichen Wohnsitze wurden strengstens isoliert und von Soldaten bewacht. Einerseits wollte man die Habsburger vor einer Ansteckung schützen, andererseits befürchtete man seitens der Arbeitslosen Unruhen und Aufstände.

Die Medizinalpolizei, die für die Gesundheitsverhältnisse verantwortlich war, stand vor einem Rätsel. Noch wusste man zu wenig über die Ursache der Cholera, auch wenn manche Ärzte in weiser Voraussicht bereits um 1830 das Brunnenwasser und mangelnde Hygiene in Verdacht hatten. Hartnäckig hielt man an der Miasmentheorie fest, nach der sich die Cholera durch schlechte Gerüche verbreitete. Außerdem hieß es, dass Städte, die auf einem feuchten Untergrund errichtet worden waren, gefährdeter waren als Städte auf hartem Fundament. Wacholderbeeren, Pimpinelle, Brechwurzel, pflanzliche und mineralische Säuren, Opium, Quecksilberpillen, Terpentinöl, wohltemperierte Bäder oder der Aderlass galten als »Arzneimittel« gegen die Infektion. Linderung versprach ein starkes Abreiben des gesamten Körpers mit rauen Tüchern oder Bürsten, das Einreiben des Körpers mit Aquavit oder Spiritus, das Auflegen der Fußsohlen auf geheizte Ziegeln, um den Körper zu erwärmen, oder Breiumschläge. Und letztlich versuchte man den Betroffenen mit der Parole »Vertrauet auf Gott, Kaiser Franz und fürchtet die Cholera nicht« Mut zuzusprechen.

Trotz der empfohlenen Therapievorschläge wurde beklagt, dass 1831 Maßnahmen gegen die Ausbreitung der Cholera von den Gesundheitsbehörden verhindert worden waren, weil man offensichtlich die Notwendigkeit zu handeln nicht ausreichend erkannt hatte. Insbesondere mussten Mediziner regelrecht gezwungen werden, Patienten zu behandeln, denn aus Angst vor einer Ansteckung verweigerten sie ihre ärztliche Pflicht. Zumindest aber reagierte das Apothekergremium und richtete Filialapotheken ein, um die Erkrankten rascher mit Medikamenten versorgen zu können. In den Spitälern wurden notdürftig Sonderabteilungen organisiert mit jeweils rund 80 bis 100 Betten. 28 Gebäude in Wien beziehungsweise den damaligen Vororten wurden kurzerhand in Notspitäler umfunktioniert, wie etwa der Apollosaal, ein Vergnügungsetablissement, der Blaue Herrgott, ein Armenversorgungshaus, oder das Graf-Chotek'sche Gebäude am Strozzigrund mit einer Kapazität von jeweils 60 bis 100 Betten.

Die erste Choleraepidemie, die bis zum Dezember 1831 rund 2000 Opfer forderte, ebbte in Wien im Frühjahr 1832 wieder ab, ehe es im Juni zu einem erneuten Ausbruch der Seuche kam, die dann bis zum September grassierte. Beinahe jeder 50. Bewohner erkrankte in dieser Zeit, jeder 100. starb.

Personen, die wirtschaftlichen Schaden erlitten hatten oder extreme finanzielle Einbußen hinnehmen mussten, wurden vom Staat unterstützt. Arme erhielten Lebensmittel, Holz oder finanzielle Unterstützung in der Höhe zwischen 20 und 200 Gulden (in etwa 40 bis rund 2000 Euro). Darüber hinaus wurden Betrieben Schulden erlassen.

Bereits am 21. Jänner 1830 wurde die »Normal-Vorschrift über das bei Epidemien zu beobachtende Verfahren, über die Mittel, denselben vorzubeugen und deren Verbreitung zu verhüten« kundgetan. Sie stellte, zumindest auf dem Papier, gegenüber den früheren Infektionsverordnungen aus den Zeiten der Pest einen wesentlichen Fortschritt dar. In Paragraf 4 wurde das Wesen einer Epidemie beschrieben: »Als Epidemie ist eine Krankheit zu betrachten, wenn in den nämlichen Orten mehrere Personen von derselben Krankheit befallen werden, und dieselbe hienach den Charakter einer Volkskrankheit annimmt.« Abhilfe soll geschaffen werden: »A. durch die Beseitigung der gesundheitschädlichen [sic] Einflüsse überhaupt; B. durch eine entsprechende Behandlung einzelner Krankheiten, und C. durch ein geregeltes Verfahren bei dem Ausbruche einer Epidemie.« Als Ursachen zur Entstehung von Volkskrankheiten nannte man in dieser Vorschrift »die sanitätswidrige Bauart der Wohnungen; das zu enge Beisammenwohnen der Menschen in einzelnen Häusern; Alles was die Luft anhaltend feucht, und unrein macht; Mangel und schlechte Qualität der Nahrungsmittel; schädliche Gewohnheiten, und ungeregelte Lebensweise«. Es kamen auch Vorschläge, wie die Situation zu verbessern wäre, nämlich durch geräumige, lichte, sonnendurchflutete Wohnungen, die zwei Stuben aufweisen, um im Krankheitsfall den Patienten absondern zu können. Darüber hinaus versuchte man ein Hygienebewusstsein zu entwickeln, sowohl die Wohnungen wie den eigenen Körper betreffend. Öffentliche Plätze sollten zu einer »gesunden Atmosfäre [sic]« beitragen, indem man Müll vermeidet, Büsche schneidet, die den Einfall von Sonnenlicht verhindern, oder »schädliche Teiche« trockenlegt.

Diese durchaus modern anmutenden Vorschläge sollten jedoch, vor allem was die Arbeiterklasse betraf, erst rund ein Jahrhundert später bei der Bekämpfung der Tuberkulose Wirklichkeit werden.

Der zweite Teil der »Normal-Vorschrift« befasst sich mit der Behandlung einzelner Krankheiten und möglichen Präventionsmaßnahmen, ein weiterer mit dem behördlichen Verfahren beim Ausbruch von Epidemien, und ein vierter handelt von den Kosten, die durch Medikamente, Behandlung und Verpflegung der Kranken, Quarantäneeinrichtungen, Reisekosten von Ärzten usw. anfallen.

Nach 1832 blieb Wien ein paar Jahre verschont, ehe 1836, 1849 und 1854/55 weitere Choleraepidemien die Stadt heimsuchten.

Bereits 1832 hatte man in der Therapie zusätzlich stark auf die Homöopathie gesetzt, obwohl diese im Jahr 1819 vom Leibarzt des Kaisers Franz II. (I.), Andreas Freiherr von Stifft (1819–1877), verboten worden war. Stifft hatte sich dabei auf eine Verordnung berufen, die es den Ärzten verbot, selbst Medikamente herzustellen. Allerdings konnten in den Spitälern, die von Homöopathen geleitet wurden, mehr Patienten genesen als in den anderen. Der Weltpriester und Verfechter der Homöopathie Johann Emanuel Veith (1787–1876) bewarb damals von der Kanzel des Stephansdoms die erfolgreiche Behandlung der Cholera durch homöopathische Mittel.

Auch 1836 konnte man diesbezügliche Erfolge im Krankenhaus der Barmherzigen Schwestern feststellen, das von dem Homöopathen Wilhelm Karl Fleischmann (1799–1868) geleitet wurde. Zwar muss aus heutiger Sicht gesagt werden, dass die Therapieerfolge nicht von der Homöopathie abhingen, sondern von den allgemein richtigen Maßnahmen, den Patienten Flüssigkeit zuzuführen, damals in Form von reinem Quellwasser, und auf dehydrierende Methoden wie den Aderlass zu verzichten. Trotzdem wurde aufgrund der erfolgreichen Behandlung während der Choleraepidemien die Homöopathie im Februar 1837 wieder zugelassen.

Bei den folgenden Choleraepidemien in Wien mussten weitere Notspitäler errichtet werden, beispielsweise 1849 im Augarten.

Eine erneute schwere Epidemie plagte Österreich 1866. Während des Preußisch-Österreichischen Krieges brach die Seuche im preußischen Heer aus und verbreitete sich aufgrund der Truppenbewegungen in Richtung Niederösterreich und Wien. In Wien waren von August bis November 1869 Tote zu beklagen, in der Umgebung Wiens rund 4000. Im übrigen Niederösterreich gab es 23 000 Choleraerkrankte, etwa 8000 davon starben. Die Epidemie hatte mehr Opfer gefordert als der Krieg.

Die Mediziner Wiens wurden durch den erneuten Ausbruch aufgerüttelt. In der *Wiener Medizinischen Wochenschrift* war 1866 unter dem Titel »Ist die Cholera ansteckend oder nicht?« zu lesen: »Die Cholera befällt Personen, welche am allerwenigsten mit Cholera in Berührung kommen: so Gefangene in ihren Zellen, die in Harems eingeschlossenen Frauen, die auf dem Meere auf Inseln befindlichen, isolirten Personen. Keine Barrière, keine Quarantäne, kein Sanitäts-Kordon vermag das Einbrechen der Cholera hintanzuhalten. Bricht die Cholera in einer Stadt aus, es sei nun sporadisch, oder nach der Ankunft eines Cholerakranken, so befolgt sie nicht entfernt einen regelmässigen Gang von einem Viertel zum andern, derart, dass je die gesunden mit kranken in Berührung befindlichen Personen ergriffen werden, sondern sie tritt, brüsque und gleichzeitig, an mehreren oft völlig entgegengesetzten Punkten der Stadt auf.«

Adalbert Stifter (1805–1868), der sich damals im Bayerischen Wald aufhielt, schrieb am 12. Juni 1866 an seine Gattin Amalia, nachdem die Cholera in Oberösterreich ausgebrochen war: »Trinke keinen Tropfen Linzerjauchenwasser mehr, und koche auch nicht damit.« Und im November: »Wenn du mir schreiben kannst, dass in Wien die Cholera erloschen, und dass in Linz und in der Umgebung keine ist, fliege ich mit Adlersflügeln zu dir. […] Die lächerliche Cholerafurcht will mich nicht verlassen, was ich auch mit Verstand und Vernunft dagegen kämpfe. […] Die einzelnen Cholerafälle in Linz müssen ja bald aufhören, und dann ist das Gespenst dahin.«

Ab den 1860er-Jahren wurden verstärkt Desinfektionsmittel gegen die Cholera eingesetzt. Insbesondere ab 1866 wurden öffentliche Toilettenanlagen, aber auch Kanäle mit roher Karbolsäure, schwefelsaurem Kalk und Eisenvitriol desinfiziert.

Der Ausbruch der Cholera 1873 während der Wiener Weltausstellung auf dem Pratergelände war besonders bitter. Die einzige Weltausstellung, die es bislang in Wien gegeben hatte, stand generell unter keinem guten Stern. Die Eröffnungszeremonie am 1. Mai war von starken Regenfällen überschattet, die Wochen anhielten, der starke Besucherzustrom am ersten Tag verursachte ein komplettes Verkehrschaos in Wien. Am 9. Mai erfolgte der nächste Schicksalsschlag mit dem Börsenkrach. Der »Schwarze Freitag« trieb unzählige Unternehmer in den finanziellen Ruin. Und dann kam die Cholera.

Die Seuche war bereits 1872 in Ungarn und Galizien ausgebrochen und verbreitete sich von dort nach Österreich. Da die ersten Infektionen genau im Weltausstellungshotel »Donau« in der Nordbahnstraße 50 im heutigen 2. Wiener Gemeindebezirk auftraten und von 13 Patienten gleich acht der Krankheit zum Opfer fielen, verließen viele Besucher fluchtartig die Stadt. Andere stornierten ihren Aufenthalt und kamen erst gar nicht, zumal bereits im Juli 1872 in der ausländischen Presse zu lesen war, dass in Wien die Cholera grassierte. Zunächst versuchte man aus Wien diese Berichte als Falschmeldungen zu deklarieren, um die Weltausstellung nicht zu gefährden. So entgegnete das *Neue Wiener Tagblatt* am 5. Juli 1873 der britischen Zeitung *Times*, die offensichtlich einen alarmierenden Artikel über die schlechten gesundheitlichen Verhältnisse in Wien publiziert hatte: »Die Rücksichten auf die Weltausstellung sind nicht so mächtig, um die nothwendigen Vorsichtsmaßregeln zu verhüten. Aber unsere Sanitätsbehörden scheinen der Ansicht zu sein, daß die Cholera, wenn sie überhaupt in Wien ein günstiges Terrain finden würde, schon lange auch eine gefährliche Verbreitung gefunden haben müßte. Wir wollen die Ursachen nicht untersuchen, aber es ist eine bekannte Thatsache, daß die Cholera oft in wunderbar scheinender Weise ganze Gebiete unberührt läßt, wenn auch gar keine Vorsichtsmaßregeln getroffen wurden. Jetzt ist Wien in dieser glücklichen Lage. Nicht der Weisheit unserer Behörden, den natürlichen Verhältnissen haben wir es zu danken, daß wir von der Geißel der Epidemien verschont geblieben sind und wohl auch weiter verschont bleiben werden. […] Für ein epidemisches Auftreten der Cholera sind nicht die leisesten Symptome vorhanden und so dürfen wir, so weit unsere Kenntniß der Thatsachen reicht, getrost behaupten, daß der Aufenthalt in Wien, was die Cholera betrifft, genauso gefahrlos ist, wie in irgend einer Großstadt Europa's.«

Doch die Infektion breitete sich rasch vom Hotel »Donau« über die nahegelegenen dicht bewohnten Armenviertel bis in den heutigen 3. Bezirk aus.

Insgesamt forderte dieser Ausbruch von Juli bis Oktober 1873 2983 Tote. Parallel dazu grassierten die Pocken und die Tuberkulose. Zum Vergleich: Damals starben in der Habsburgermonarchie im selben Zeitraum rund eine halbe Million Menschen.

Nach 1873 blieb Österreich weitgehend von der Cholera verschont, bis auf einige wenige Fälle, wie zum Beispiel 1874 in einem Wohnhaus in Erdberg oder einer kleineren Epidemie im Jahr 1886. Erst gegen Ende des Ersten Weltkrieges häuften sich wieder Erkrankungen, und man sprach erneut von einer epidemischen Verbreitung. Die Infektionen gingen aber für die Patienten zumeist glimpflich aus. Das lag mit Sicherheit auch daran, dass mit Robert Koch ab der Mitte der 1880er-Jahre die Bekämpfung der Cholera auf eine wissenschaftliche Basis gestellt werden konnte. Ein 1884 erlassenes »Cholera-Regulativ« forderte die Auskalkung der Wohnungen von Patienten und die Reinigung der WC-Anlagen mit roher Karbolsäure. Auch das ab Mitte des 19. Jahrhunderts entwickelte Formalin trug zu dieser positiven Entwicklung bei. Der wichtigste Schritt war jedoch wohl die Errichtung der Wiener Hochquellenwasserleitung.

Cholera, Typhus und die Hochquellenwasserleitung

Die Hauptursache für die Verbreitung der Cholera in Wien war der Mangel an sauberem Wasser. Durch die stetige Erweiterung der Haupt- und Residenzstadt im 19. Jahrhundert, einerseits bedingt durch die Landflucht aus allen Teilen der Habsburgermonarchie und andererseits hervorgerufen durch die zunehmende Industrialisierung, aber auch die Eingemeindung der Vorstädte, die die Wasserversorgung von bis zu zwei Millionen Menschen nötig machte, kam es immer wieder zu Engpässen in der Trinkwasserversorgung.

Als ab dem Jahr 1875 die Pläne der Stadterweiterung Wiens verwirklicht wurden, es unter anderem zur Schleifung der Wiener Stadtmauern kam und die großen Bauvorhaben auf der Ringstraße in Angriff genommen wurden, ergriff Eduard Suess die Chance, den Untergrund der Stadt zu untersuchen, insbesondere in Hinblick auf eine künftige verbesserte Wasserversorgung.

Ab 1858 war der Internist Joseph Ritter von Škoda vehement für den Bau einer Hochquellenwasserleitung eingetreten, um der Verbreitung von Typhus, einer schweren Erkrankung, die durch das Bakterium Salmonella ausgelöst wird und hohes Fieber, Hautausschläge und Durchfälle hervorruft, Herr zu werden. Škoda wusste bereits, dass verschmutztes Trinkwasser eine der Ursachen war, und scheute sich nicht, als Beauftragter für Wasserfragen in der Gesellschaft der Ärzte das beste Trinkwasser für Wien zu fordern.

Typhus grassierte in Wien insbesondere in den Jahren 1811/12, 1842, 1844/45 sowie 1855/56. Zu den prominenten Opfern gehörten die Komponisten Franz Schubert und Joseph Lanner.

Um die Mitte des 19. Jahrhunderts bezogen die Wiener Haushalte ihr Wasser aus rund 10 000 Hausbrunnen und einigen kleineren Wasserleitungen. Aus dem 16. Jahrhundert stammten die Siebenbrunner und die Schottenfelder Hofwasserleitung sowie die Hernalser Wasserleitung. Im 17. Jahrhundert kam der Schöne Brunnen dazu. Im 18. Jahrhundert wurden die Hofwasserleitung zum ungarischen Gardehof, die Karoly'sche Wasserleitung, die Lainzer Saugwasserleitung, die Hofwasserleitungen in Mariahilf, beim Belvedere, in Ottakring und in Dornbach, die Tiergarten-Hofwasserleitung, die Hofstallgebäude-Wasserleitung und die Woeber'sche Wasserleitung sowie die Wasserleitung am Laurenzergrund gebaut. Diese Anlagen wurden Anfang des 19. Jahrhunderts noch ergänzt durch die Herzog-Albertinische-Wasserleitung, die k. k. Hernalser Regierungswasserleitung und die Meidlinger Hofküchenwasserleitung. Die Hauptversorgung der Wiener Bevölkerung erfolgte allerdings durch Hausbrunnen. Von diesen Schöpfbrunnen konnte jedoch nur etwa ein Drittel für Trinkwasser genutzt werden. Die gesundheitliche Situation für die Bevölkerung war dementsprechend katastrophal. Cholera, Typhus, aber auch Ruhr, ebenfalls eine Durchfallerkrankung, forderten jährlich in Wien rund 1000 Tote.

Wien war zwar als erste Stadt Europas bereits seit 1793 kanalisiert worden, die rund 20 Kilometer umfassenden Kanalanlagen in der Stadt selbst und 90 Kilometer in den Vorstädten erwiesen sich aber allmählich als unzureichend. Die unkontrollierte Entsorgung der Abfälle, darunter Kot, Unrat, Tierkadaver, aus den Häusern und Wohnungen in Wien, war für Bakterien ein idealer Nährboden. Die Abwässer aus den Fabriken, insbesondere von Färbereien, Gerbereien, Seidenmanufakturen oder Goldschmieden, die in den Wienfluss geleitet wurden, trugen das Ihre zur Verschmutzung bei. Dazu kam, dass die Bewohner der Vorstädte ihre Abfälle und Abwässer in die Wienerwaldbäche leiteten. Diese wurden aber zum Waschen genutzt und das verschmutzte Grundwasser aus den Brunnen getrunken. Starke Regenfälle drückten oft das Wasser aus den Kanälen, worauf es in den Wienfluss geriet. Wenn dieser bei Überflutungen über die Ufer trat, verschmutzte er wiederum das Grundwasser.

Auch wenn nach der Choleraepidemie 1830/31 die größeren Bäche in Wien eingewölbt und in Bachkanäle umgewandelt worden waren, so richtig gefruchtet hatte das für die Gesundheit der Wiener Bevölkerung noch nicht. Die beiden »Hauptunratskanäle«, bekannt als Cholerakanäle, am rechten und linken Wienflussufer, erbaut zwischen 1831 und 1834 beziehungsweise zwischen 1836 und 1839, die die Vorstädte praktisch vollständig an das Kanalnetz anschlossen und das Wasser des Wienflusses zur Spülung und zum Abtransport von Müll nutzten, brachten ebenfalls noch keine vollständige Entlastung. Speziell in den Sommermonaten gab es oft einen Mangel an Spülwasser, wodurch die engen Hauskanäle dann nur von Regenwasser durchgespült wurden. Einerseits war dadurch eine massive Geruchsbelästigung zu spüren, andererseits waren das optimale Brutplätze für das Cholera-Bakterium. Für die Errichtung der beiden Hauptunratskanäle waren Personen herangezogen worden, die während der ersten Choleraepidemie wirtschaftlichen Schaden erlitten hatten.

1835 erteilte Kaiser Ferdinand I. (1793–1875) den Auftrag, eine weitere Wasserleitung zu bauen. Das erste Teilstück der nach ihm benannten Kaiser-Ferdinands-Wasserleitung wurde 1841 eröffnet, doch auch sie konnte neben den anderen Wasserleitungen nur einen Teilbedarf an frischem Trinkwasser decken. Eigentlich mutete die Wasserleitung sehr modern an, da das Flusswasser aus der Donau mittels eines Filtrationsbeckens gereinigt wurde. Aufgrund eines Konstruktionsfehlers konnte der Filterkörper jedoch nicht ausgetauscht werden, sodass die Wasserqualität zusehends abnahm und sich Vogelfedern, Pflanzenteile, Gewebefasern und andere Verschmutzungen im Wasser festsetzten. Außerdem erhöhte sich im Sommer die Wassertemperatur auf bis zu 20 Grad.

Das Stadtbauamt sah sich gezwungen, Abhilfe zu schaffen, und ließ Wasserversorgungsstudien durchführen. Damit beauftragt wurde zunächst der Ingenieur Carl Gabriel, der am

31. Juli 1861 dem Gemeinderat eine Denkschrift übergab, in der er seine Ergebnisse zusammengefasst hatte. Nach sorgfältiger Überprüfung kam der Gemeinderat zu dem Entschluss, dass Wien mit gutem Trink- und Nutzwasser versorgt werden müsse, das nicht nur zum täglichen Konsum, sondern auch für die Straßenreinigung, die Reinigung der Kanäle, für Badeanstalten und für das Gießen der Bäume, Grünflächen und Gartenanlagen verwendet werden sollte. Zu diesem Zweck wurde ein Architektenwettbewerb ausgeschrieben, mit der Auflage, Wasser aus dem Gebirge nach Wien zu leiten, statt Donauwasser zu verwenden. Die Angebote sollten bis Ende April 1862 beim Stadterweiterungskomitee abgegeben werden. Keines der vorgelegten Projekte erfüllte die gewünschten Vorgaben. Man schlug etwa vor, Wien mit dem Donauwasser oder dem Wasser der Traisen zu versorgen oder neue Brunnen zu schlagen beziehungsweise Wasser aus der Gegend von Wiener Neustadt nach Wien zu leiten. Alle eingereichten Vorschläge wurden abgelehnt.

In der Folge bildete man eine Wasserversorgungs-Kommission, der ab dem 18. März 1863 Eduard Suess angehörte. Auch Suess wurde zur Abfassung einer Studie zur Entscheidung über die Trinkwasserfrage gebeten. Der Geologe setzte sich dafür ein, dass das künftige Trinkwasser Wiens aus dem Kaiserbrunnen im Schneeberg-Rax-Gebiet kommen solle. Unterstützt wurde er von der Gesellschaft der Ärzte. Insbesondere Joseph Ritter von Škoda befürwortete die Herleitung des Trinkwassers aus den Alpen.

Suess' Bericht wurde im Wiener Gemeinderat positiv angenommen. Am 12. Juli 1864 beschloss man den Bau der I. Hochquellenwasserleitung. Mit der Durchführung des Projekts wurde der Ingenieur und Bauunternehmer Antonio Gabrielli beauftragt. Der Bau war jedoch keineswegs eine »gmahte Wiesen«, wie man so schön auf Wienerisch sagt. Während die erste Abstimmung über das Vorhaben, die Wiener mit Wasser über eine Hochquellenwasserleitung zu versorgen, 1864 im Gemein-

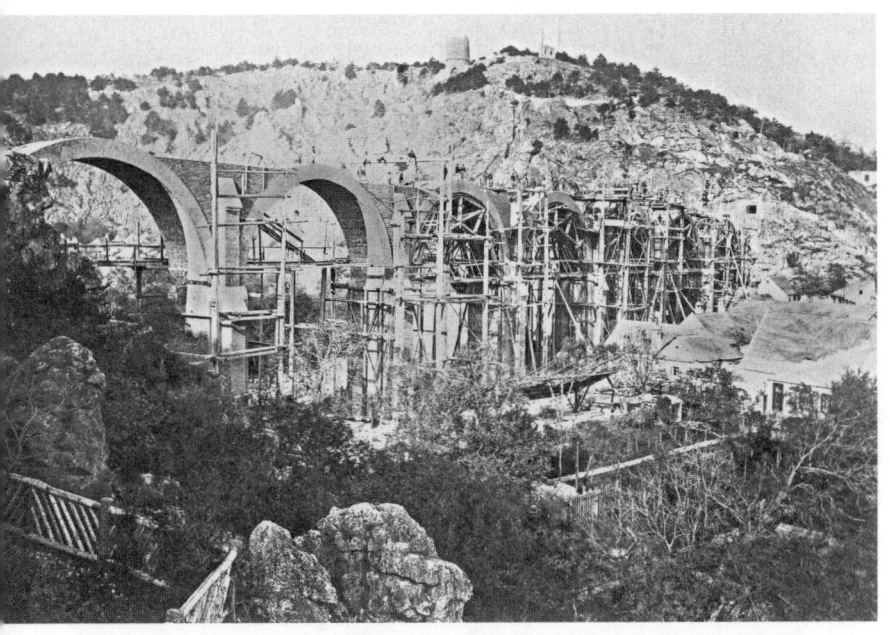

I. Wiener Hochquellenwasserleitung: Bau am Aquädukt in Mödling, 1865

derat noch nahezu einstimmig positiv ausfiel, kam es bei weiteren Abstimmungen in den Jahren 1866 und 1869 zu deutlich mehr Gegenstimmen der damaligen Oppositionsparteien. Argumente wie »Zur Wasserversorgung braucht man Geld. Wir haben aber kein Geld, folglich brauchen wir auch keine Wasserleitung« oder »Die Zeiten sind so schlecht, warum soll das Wasser gut sein?« verzögerten den Baubeginn genauso wie Einwände eines Chemikers, der meinte, dass das Wasser sich auf seinem langen Weg nach Wien durch Reibung an den Leitungswänden so stark erhitzen würde, dass es ungenießbar wäre. Eduard Suess wurde als »Drahtzieher« der Hochquellenwasserleitung von seinen politischen Gegnern wenig schmeichelhaft als der »Wasserer« bezeichnet. Er selbst berichtete in seinen *Erinnerungen* letztlich sogar über einen Bestechungsversuch. Für 64 000 Gulden sollte er den Bericht zum Bauprojekt der Hochquellenwasserleitung zurückziehen. Dennoch

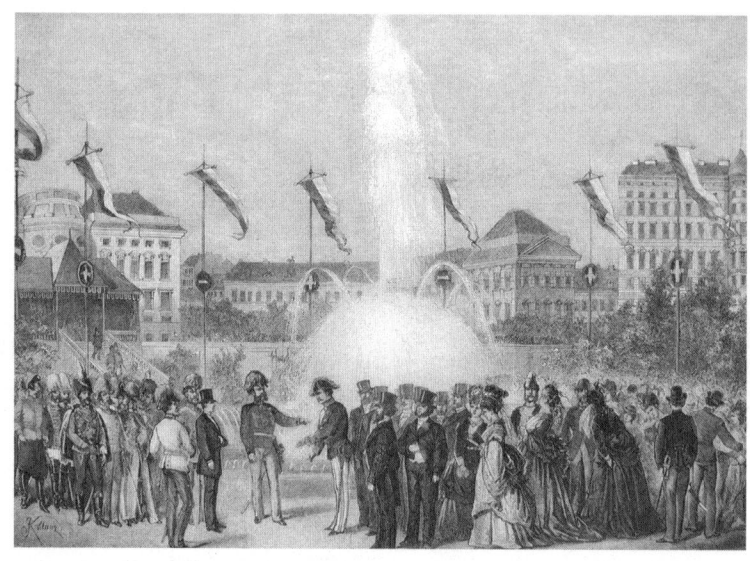

I. Hochquellenwasserleitung: Eröffnung beim Hochstrahlbrunnen am Schwarzenbergplatz

konnte die dominierende Mittelpartei, unterstützt von unabhängigen Abgeordneten und von Wiens Bürgermeister Cajetan Freiherr von Felder (1814–1894), sich gegen das Veto der Oppositionsparteien durchsetzen.

Doch aller Anfang war auch jetzt nicht leicht. Technische Probleme wie überforderte Subunternehmer beim Stollenbau, sodass das 2. Bataillon des Genie-Regiments Erzherzog Leopold Nr. 2 rettend eingreifen musste, oder die notwendige Aufstockung der Wasserreservoire von drei auf vier sowie die Teilung Wiens in eine Hoch- und eine Niederdruckzone verzögerten den Baubeginn. Erst 1870 konnte gestartet werden.

Geplantes Bauende war das Jahr 1874, doch bereits am 24. Oktober 1873 konnte die I. Hochquellenwasserleitung in Betrieb gehen. Die feierliche Eröffnung fand in Anwesenheit von Kaiser Franz Joseph I. (1830–1916) beim Hochstrahlbrunnen am Schwarzenbergplatz statt und wurde von Eduard Suess vorgenommen.

In den darauffolgenden Jahren wurden immer mehr Häuser Wiens an die Hochquellenwasserleitung angeschlossen. 1888 konnten über 90 Prozent der Bevölkerung der Donaumetropole durch die neue Wasserleitung versorgt werden. Die Anzahl der durch verunreinigtes Trinkwasser Verstorbenen in Wien ging auf ein Zehntel zurück.

Suess allerdings schied 1873 aus dem Wiener Gemeinderat aus, und auch das hatte mit »seinem« Bauprojekt zu tun. Wie so oft in Geschichte und Gegenwart überstiegen die Kosten die geplante Finanzierung bei Weitem. Die Stadt Wien beabsichtigte daher die Aufnahme einer Anleihe, die zumindest teilweise an die Lotterie gebunden sein sollte, um einen besseren Kurs zu erreichen. Suess lehnte Börsenspekulationen dieser Art ab, stand im Gemeinderat mit seiner Meinung gegen Lotto und Glücksspiel aber allein da.

Heute gilt der Bau der 1. Hochquellenwasserleitung als wegweisendes Sozialprojekt und weltweites Vorzeigeprojekt. Von der Hochquellenwasserleitung profitierten alle Bevölkerungsschichten, die Cholera- und Typhuserkrankungen gingen stark zurück, und Wien hat bis heute Trinkwasser, das mitverantwortlich ist, dass die Stadt 2019 zum zehnten Mal in Folge zur lebenswertesten Stadt der Welt gekürt wurde.

Tuberkulose: Die Bekämpfung der »weißen Pest« durch Fürsorge und Tests

Im Jahr 1867 schlugen die Wiener Ärzte Alarm. 40 bis 50 Prozent aller Betten der medizinischen Abteilungen in den Spitälern waren mit Tuberkulosepatienten belegt. 1867 betrug der Anteil der an Tuberkulose Verstorbenen Wiens 26,5 Prozent an der Gesamtmortalität, bis kurz vor dem Ausbruch des Ersten Weltkrieges waren es immer noch 20,7 Prozent. Auch wenn die Erkrankung in Österreich heute stark rückläufig ist, ist weltweit rund ein Drittel der Bevölkerung mit Tuberkulose-Bakterien infiziert. Pro Jahr erkranken rund zehn Millionen Menschen, für bis zu zwei Millionen endet die Infektion tödlich. 1993 erklärte die WHO daher die Erkrankung zu einem weltweiten Notfall.

Die Seuche, die als eine der ältesten in der Geschichte der Menschheit gilt und bereits an Funden aus einem Zeitraum von vor 9000 Jahren nachgewiesen werden konnte, wird heute als »Krankheit der Randgruppen« bezeichnet. Sie stellt für Patienten, die an einer Immunschwäche leiden, wie zum Beispiel HIV-Infizierte, eine besonders große Gefahr dar, aber auch für alle jene Personen, die Medikamente einnehmen müssen, welche das körpereigene Abwehrsystem schwächen, genauso wie für Kleinkinder, Diabetiker, Alkoholiker, Drogenabhängige oder Menschen, die sich nicht ausreichend ernähren können. Äußere Faktoren wie Obdachlosigkeit, Armut, Prostitution, Stress, Vertreibung oder Kriegsereignisse können eine Ansteckung begünstigen.

Die Tuberkulose zählte lange Zeit zu den schrecklichsten Seuchen und galt als die »weiße Pest«. Weil sie in Wien besonders stark verbreitet war, erhielt sie auch den Namen Morbus

Viennensis. Darüber hinaus ist sie als Schwindsucht, Morbus Koch oder abgekürzt Tbc bekannt. In der Hauptstadt der Donaumonarchie grassierte sie ab der Mitte des 18. Jahrhunderts. 1811 starben im Allgemeinen Krankenhaus von 12374 Patienten 758 an Tuberkulose, 1815 von 11520 Patienten 2859. Man machte damals den Staub auf den Straßen Wiens und sogar das Walzertanzen während des Wiener Kongresses mitverantwortlich für den rasanten Anstieg der Patienten. Aber erst Jahre später, 1860, wurden in der *Wiener Medizinischen Wochenschrift* fünf Punkte angeführt, die die medizinische Situation in Wien verbessern sollten: »1. Herbeischaffung von hinreichenden Quantitäten guten Wassers; 2. Ausdehnung der Strassenpflasterung; 3. Herstellung von Baumbepflanzungen und parkähnlichen Anlagen; 4. Errichtung öffentlicher Anstandsorte; 5. Nachdrücklichere Reinhaltung aller Strassen.«

Die Zahlen stiegen allerdings auch in den darauffolgenden Jahren rasant. Zwischen 1881 und 1914 starben in Österreich jährlich 20000 Tuberkulosepatienten, während des Ersten Weltkrieges wuchs die Zahl der Fälle beträchtlich, nach dem Ende des Krieges reduzierte sich der tödliche Ausgang um 50 Prozent auf rund 10000 pro Jahr. Vielfach waren Kinder bis zum fünften Lebensjahr betroffen.

Hatte die Krankheit im frühen 19. Jahrhundert noch den Ruf, »romantisch« zu sein, weil die langsam dahinschleichende Schwindsucht, die dunklen, tiefliegenden Augen, die zunehmende Blässe eines Erkrankten als Ausdruck eines »kreativen Seelenfeuers« gesehen wurden und der Patient mit seiner durch die Krankheit hervorgerufenen Zerbrechlichkeit eine eigenartigen »Schönheit« ausstrahlte, so wich dieser dem reinen Entsetzen. Viele Künstler litten an Tuberkulose wie Johann Wolfgang Goethe, Friedrich Schiller, Franz Kafka, Fjodor Michailowitsch Dostojewski, Niccolò Paganini, Frédéric Chopin oder Albert Camus. Andere, wie Giuseppe Verdi, verarbeiteten die Krankheit in ihren Werken, wie zum Beispiel in *La Traviata*. Der Habsburger Kaiser Joseph II. starb daran ebenso wie der erst 21-jährige Napoleon II., der Sohn von Napoleon I. und Marie-Louise von Österreich, und die 28-jährige Kaiserin Maria Ludovika von Este-Modena, eine Enkelin Maria Theresias. Der spätere Thronfolger Erzherzog Franz Ferdinand hatte Glück und überlebte die Krankheit, ebenso wie Kaiserin Elisabeth, die laut ihren Ärzten ab 1860 an Lungenschwindsucht gelitten haben soll und deshalb auf Korfu und Madeira zur Regeneration weilte.

Ein prominentes Beispiel aus der jüngeren Zeit ist der Schriftsteller Thomas Bernhard, der im Alter von 17 Jahren an offener Tuberkulose erkrankte und sein gesamtes Leben darunter litt. So beschreibt er beispielsweise in *Der Atem. Eine Entscheidung* (1978) einen Krankenhausaufenthalt in Salzburg. In *Die Kälte. Eine Isolation* (1981), dem vierten Band seines autobiografischen Zyklus, thematisiert er seinen Aufenthalt in der Lungenheilstätte Grafenhof.

Die Tuberkulose betraf alle Bevölkerungsschichten, vom einfachen Arbeiter bis zum Adeligen. Im 19. Jahrhundert war man sich eigentlich sicher, dass praktisch die gesamte Wiener Bevölkerung infiziert war. Trotzdem erhielt die Tuberkulose mehr und mehr den Ruf einer typischen »Proletarierkrankheit«, denn schlechte Wohnverhältnisse und unzureichende Arbeitsbedingungen verstärkten ihre Ausbreitung.

Tuberkulose wird meist durch Tröpfcheninfektion über die Lunge in Form von Husten, Niesen oder Sprechen, aber auch über den Verdauungstrakt oder über Hautverletzungen übertragen. Fieber, Nachtschweiß, Husten und Atemnot, begleitet von Blutspucken sowie Gewichtsverlust und ein allgemeiner Erschöpfungszustand gehören zu den typischen Symptomen. Die bakterielle Infektionskrankheit befällt vor allem die Lunge, kann aber auch Knochen, Darm und andere Organe, Gelenke, die Wirbelsäule, das zentrale Nervensystem, den Genitalbereich oder die Haut angreifen.

Viele Infizierte zeigen keinerlei Symptome, weil es den körpereigenen Abwehrstoffen oft gelingt, den Erreger zu bekämpfen, doch die Bakterien können jahrelang im Körper schlummern. Wird der Körper dann durch irgendeine Ursache geschwächt, kann sich die Krankheit zum Beispiel in den Lymphknoten, Knochen, Harnwegen oder Hirnhäuten ausbreiten und ausbrechen.

Heute ist die Tuberkulose mit Antibiotika gut behandelbar, allerdings dauert die Therapie rund sechs Monate. Bleibt sie unbehandelt, stirbt rund ein Drittel der Erkrankten, bei einem weiteren Drittel entwickelt sich ein chronischer Verlauf.

Schwieriger zu heilen und vor allem auch viel ansteckender ist die multiresistente Tuberkulose. Diese entstand, weil die Bakterien zunehmend unempfindlicher gegen die gängigen Antibiotika wurden. Ausgesprochen gefürchtet ist die Miliartuberkulose, bei der mehrere Organe befallen sind, beziehungsweise die tuberkulöse Hirnhautentzündung. Darüber hinaus können sich Tiere bei Patienten mit offener Tuberkulose anstecken. Besonders betroffen sind Rinder, Schweine, Pferde, Schafe und Ziegen, wobei bei diesen Tieren die Krankheit meist rasch abheilt. Die Übertragung auf den Menschen erfolgt durch das Trinken von Rohmilch eines erkrankten Tiers. Anders schaut es bei Haustieren wie Hunden oder Katzen aus, die mit den Menschen viel enger zusammenleben, oft selbst an offener Tuberkulose leiden und damit wiederum zu einer Ansteckungsgefahr für die Menschen werden.

Im 18. und 19. Jahrhundert war die Bekämpfung der Tuberkulose kompliziert. Es gab keine wirksamen Medikamente, von einer Impfung war noch lange nicht die Rede. Mit dem Verfahren des Pasteurisierens beschäftigte sich Louis Pasteur erst in den 1860er-Jahren, und der für die Tuberkulosebekämpfung wichtige Milchsterilisationsapparat von Franz Ritter von Soxhlet, den man in jedem Haushalt verwenden konnte, wurde erst 1891 erfunden.

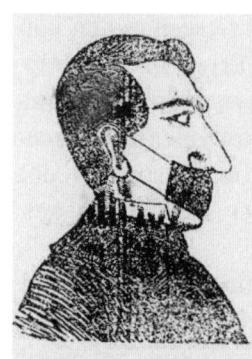

Anwendung eines Respirators

Was blieb, waren Luftveränderungen, und so galt die Liegekur im Freien bis in die Mitte des 20. Jahrhunderts als eine hoffnungsvolle Therapie. Immerhin war dies noch besser als die gängigen Behandlungsmethoden aus der Frühen Neuzeit mit Milch, speziellen Kräutern, gelbem Bernstein, Quecksilber, Opium, Aderlässen oder Blutegelkuren.

Wer nicht genügend Geld hatte, sich eine Kur in einem klimatisch günstigen Gebiet zu leisten, konnte auf Abhilfe mittels eines »Respirators« hoffen. Dieser ursprünglich aus England stammende Behelf wurde in Wien nachgebaut und war zum Beispiel beim Bandagisten Alois Schleifer im 1. Wiener Gemeindebezirk zu erwerben. Ein Respirator bestand aus mehreren Lagen von feinen Metallgittern. Die Drähte wurden durch die Ausatemluft warm und feucht gehalten und erwärmten ihrerseits wiederum die Einatemluft. Ein Stoffüberzug filterte den Staub. Allerdings nutzte der Respirator nur, wenn er ständig getragen wurde, sofern es die Luftverhältnisse nötig machten, also beim Einkaufen genauso wie auf einer Veranstaltung, einem Ball oder während des Schlafens. Dies war klarerweise für die Patienten mühsam, und so waren viele in der Behandlung nicht konsequent genug, um Erfolg zu haben.

Ein erster wichtiger Durchbruch in der Bekämpfung der Erkrankung gelang Robert Koch. Er beschrieb am 24. März

1882 bei einem Treffen der Physiologischen Gesellschaft in Berlin das Mycobacterium tuberculosis (Tuberkulose-Bakterium). 1905 erhielt er für dessen Entdeckung den Nobelpreis für Physiologie oder Medizin. Der 24. März war somit ein Meilenstein in der Behandlung der Tuberkulose. Nicht umsonst wurde dieser Tag 1982 von der WHO zum Welttuberkulosetag erklärt.

Die Bekämpfung der stäbchenförmigen Bakterien war anfangs nicht einfach. Sie gelten als äußerst widerstandsfähig. Weder Salzsäure noch extrem tiefe Temperaturen von minus 70 Grad können ihnen etwas anhaben. Der Wiener Pathologe Anton Weichselbaum wies zwei Jahre nach Koch als Erster die Tuberkelbazillämie als Ursache der ausgebreiteten Miliartuberkulose nach. Ihm folgte der Wiener Kinderarzt Clemens Freiherr von Pirquet (1874–1929) in der Tuberkuloseforschung. Pirquets Name wird heute zwar vor allem mit der Begründung der Allergologie verbunden, aber er entwickelte bereits 1907 eine nach ihm benannte Tuberkulinprobe. Dabei wurde auf zwei Hautstellen im Abstand von zehn Zentimetern mittels einer Pipette Tuberkulin geträufelt und dieses dann in die Haut eingebohrt. Danach wurde eine dritte Bohrung durchgeführt,

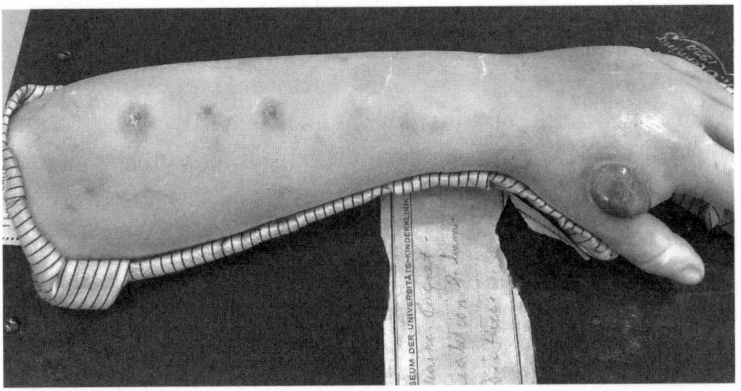

Moulage einer Reaktion auf die von Clemens von Pirquet entwickelte Tuberkulinprobe

aber dort kein Tuberkulin aufgetragen. Sie diente als Kontrollstelle, um eine unspezifische Reaktion zu erkennen und abzugrenzen. Wenn sich innerhalb von 48 Stunden Knötchen mit einem Durchmesser von über fünf Millimetern bildeten, galt der Patient als tuberkulosepositiv. Anhand dieses Tests konnte rasch festgestellt werden, dass die Tuberkulose weit mehr verbreitet war als angenommen. Pirquet wurde fünf Mal für den Nobelpreis vorgeschlagen, erhalten hat er ihn jedoch nie. Ein Hauttest mit Tuberkulin ist jedoch bis heute ein wichtiges Hilfsmittel für die Diagnose.

Die Schwierigkeiten bei der Behandlung von Tuberkulose waren im 19. Jahrhundert nicht zuletzt in Meinungsverschiedenheiten der Ärzte über die Krankheit begründet.

Der bekannte deutsche Pathologe Rudolf Virchow vertrat die Ansicht, dass der Tuberkel neoplastischen (neubildenden) Charakter habe, und interpretierte ihn als Zelltumor. Außerdem sei die Vererbung ein wesentlicher Faktor. Die Thesen seines einstigen Schülers Robert Koch bezeichnete er süffisant als unbewiesenen Bazillenzirkus.

Der französische Arzt Théophile Hyacinthe Laennec (1781–1826), der Erfinder des Stethoskops, war der Meinung, dass Tuberkulose eine unheilbare, endogen bedingte, bösartige, aber nicht infektiöse Krankheit sei, und starb selbst daran.

In Wien hielt sich ebenfalls hartnäckig die Ansicht, die Krankheit werde vererbt, sei miasmatischen Ursprungs oder die Folge von Mangelerscheinungen durch unzureichende Ernährung. Daher glaubten auch nicht alle Ärzte an eine Übertragung von Mensch zu Mensch.

1883 schrieb der damalige Vorstand der Laryngologischen Abteilung der Wiener Allgemeinen Poliklinik Johann Schnitzler (1835–1893), der Vater des bekannten Schriftstellers Arthur Schnitzler (1862–1931), in der *Wiener Medizinischen Presse*, dass eine Übertragung der Tuberkulose von einem Individuum auf das nächste selten vorkomme.

All diese unterschiedlichen Aussagen führten einerseits zu Panik in der Bevölkerung, die keine klaren Informationen bekam, wie sie sich und ihre Gesundheit vor allem im städtischen Bereich schützen konnte, und andererseits zu völliger Missachtung der Krankheit. Obwohl Österreich im Europa des 19. Jahrhunderts eine der höchsten Sterblichkeitsraten an Tuberkulose hatte, kam eine Intervention seitens der Gesundheitsbehörden erst spät. Die mit Tuberkulose Infizierten wurden lange Zeit ohne besondere Schutzvorkehrungen in Wiens Spitälern gemeinsam mit den anderen Patienten untergebracht. 1884 lagen beispielsweise im Krankenhaus Rudolfstiftung (heute Klinik Landstraße) 1000 Tuberkulosefälle ohne Absonderung inmitten der übrigen Erkrankten.

Errichtung von Tuberkulosefürsorgestellen

Das erste Sanatorium für Tuberkulosepatienten wurde 1898 auf Initiative des Sozialmediziners Leopold Schrötter von Kristelli (1837–1908) bei Alland südlich von Wien eröffnet.

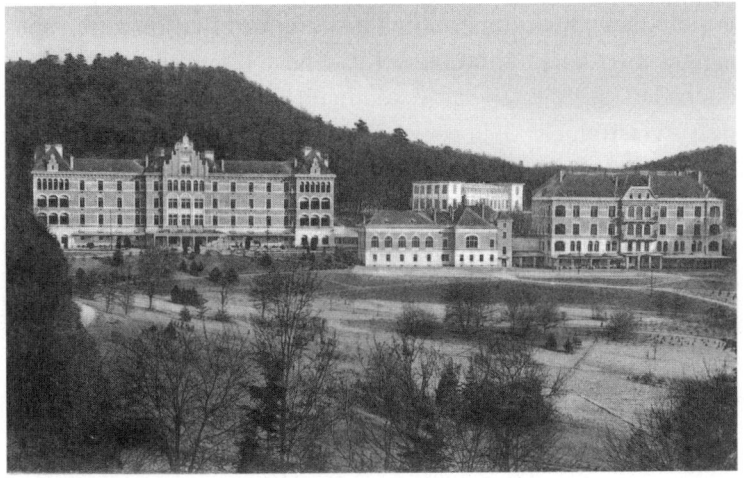

Heilanstalt Alland, Niederösterreich

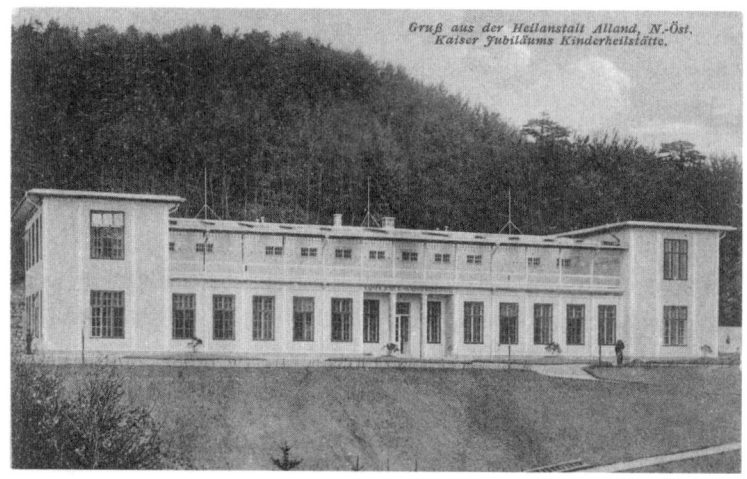

Kinderheilanstalt Alland, Niederösterreich

Die Finanzierung übernahm der von Schrötter 1890 gegründete erste antituberkulöse »Verein zur Errichtung und Erhaltung einer Volksheilstätte in der Umgebung Wiens«. Schrötter war bereits 1871 Leiter der ersten Laryngologischen Klinik der Welt geworden und hatte 1890 die III. Medizinische Klinik im Allgemeinen Krankenhaus gegründet, die sich auf die Untersuchung und Behandlung von Brustorganen spezialisiert hatte. Er kämpfte dafür, allen Tuberkulosepatienten, auch den mittellosen, eine adäquate Behandlung zuteil werden zu lassen.

1899 wurden von der Niederösterreichischen Statthalterei »Prophylaktische Maßnahmen gegen die Verbreitung der Tuberkulose« erlassen. Ein landesweiter Erlass des Ministeriums des Innern, in dem Maßnahmen zur Bekämpfung der Tuberkulose verankert waren und wo bereits eine beschränkte Anzeigepflicht angeordnet war, folgte 1902. Eine Verordnung des Statthalters im Erzherzogtum Österreich aus dem folgenden Jahr enthielt Anzeigepflicht, Desinfektionsmaßnahmen, Hygienevorschriften in Wohnungen, Massenquartieren und Schankbetrieben sowie ein Beschäftigungsverbot für Tuberkulosekranke im Lebensmittelhandel und in der Gastronomie. Darüber hinaus mahnten Ärzte zur persönlichen Hygiene, zum Aufstellen von Spuckschalen, zum einstündigen Auskochen der Wäsche, zur Isolierung von Kranken, Trennung von Säuglingen und Kindern von erkrankten Personen sowie zum Abkochen von Milch oder Fleisch, insbesondere wiederum für Säuglinge und Kinder.

Im *Neuen Wiener Journal* machte der bekannte Kinderarzt Adalbert Czerny (1863–1941) am 16. November 1909 auf eine besonders prekäre Gefahr der Ansteckung aufmerksam, nämlich auf die Infektion durch Kindermädchen: »Die Furcht vor der Tuberkulose hat seit jeher dazu Veranlassung gegeben, jede Amme, ehe sie angenommen wird, ärztlich untersuchen zu lassen. Dieses zweckmäßige Vorgehen wurde aber merkwürdigerweise nur auf die Ammen beschränkt. Junge Kinder, die noch herumgetragen und gewartet werden müssen, sind aber ebenso der Infektionsgefahr ausgesetzt, wie die Säuglinge, die von Ammen gepflegt werden. Als Kindermädchen werden überdies vorzugsweise Mädchen in dem jugendlichen Alter angestellt, in dem der Ausbruch einer Tuberkulose am meisten zu befürchten ist.« Czerny beobachtete mehrere Fälle, bei »welchen Kinder aus tuberkulosefreien Familien in ganz sicher nachweisbarer Art durch Kindermädchen, welche sie besonders zärtlich liebten, infiziert wurden. Aus solchen Vorkommnissen läßt sich nur der Schluß ableiten, daß die Untersuchung aller derjenigen Personen, welche sich mit der Pflege ganz junger Kinder befassen, ebenso gefordert werden muß wie die der Ammen. Dieser Forderung wäre aber schon längst genüge getan, wenn die Uebertragbarkeit der Tuberkulose in Laienkreisen genügend bekannt wäre.«

Trotz all dieser Forderungen und der bereits erfolgten Maßnahmen gab es vor dem Ersten Weltkrieg in Wien keine einzige Versorgungseinrichtung für erwachsene Tuberkulosepatienten. Das rächte sich. Als sich die Ernährungssituation kriegsbedingt verschlechterte und die Menschen immer anfälliger für Krankheiten wurden, erhöhten sich die Ansteckungszahlen beträchtlich. Auch für die Soldaten an der Front stieg die Gefahr, an Tuberkulose zu erkranken. Die Sorge über eine mögliche Schwächung der Kampftruppen während des Ersten Weltkrieges durch Tuberkulose-Epidemien ließ die Krankheit mehr und mehr zu einer öffentlichen Angelegenheit werden. Von der Sanitätsbehörde wurde unter der Ägide des Oberstadtphysikus August Böhm (1865–1931) im September 1916 eine »Städtische Zentralstelle für Tuberkulose« gegründet. Ziel war es, alle Institutionen in Wien, die sich mit der Tuberkulosebekämpfung befassten, zusammenzuführen. Es ging um die Schaffung von Fürsorgestellen, die Ausbildung von Fürsorgerinnen und Ärzten, um die Organisation von Spitalsbetten für Tuberkulosepatienten und die Errichtung von Heilstättenplätzen für Kinder und Erwachsene sowie die Integrierung von Tuberkulosepatienten in den Arbeitsmarkt. Anfang Jänner 1917 konstituierte sich die Zentralstelle als »Bezirkszentrale Wien für Tuberkulosefürsorge«. Dennoch blieb die Instandhaltung von Tuberkulosefürsorgestellen in Kriegszeiten hauptsächlich in privater Hand. Insbesondere zeichnete sich das Rote Kreuz in der Organisation und im Betrieb von solchen Einrichtungen aus.

1918 bestanden in Wien sieben private Tuberkulosefürsorgestellen. Not und Elend nach dem Zerfall der Habsburgermonarchie sowie die entsprechend schlechten wirtschaftlichen Verhältnisse durch den Verlust der Kornkammern und der Gebiete mit Bodenschätzen sowie Rohstoffen verlangten weitere Maßnahmen im Kampf gegen die Seuche durch das Gesundheitsamt, denn Hunger, Mangelernährung, Arbeitslosigkeit und Wohnungsnot waren ständige Wegbegleiter.

Ende Februar 1919 wurde die generelle Anzeigepflicht für Tuberkulosekranke in Österreich eingeführt.

Nach den Wahlen am 4. Mai 1919 setzte die Wiener sozialdemokratische Stadtregierung viele Aktionen, um das Elend breiter Bevölkerungsschichten zu bekämpfen. Schwerpunkte

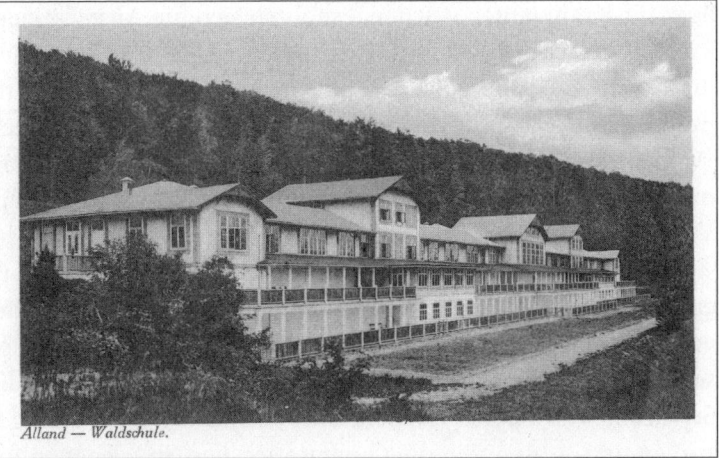
Alland — Waldschule.

Waldschule Alland, Niederösterreich

legte man auf die soziale Fürsorge, den kommunalen Wohnbau und eine Schulreform.

1921 wurde die vorhin erwähnte »Bezirkszentrale« in die »Landeszentrale« zur Bekämpfung der Tuberkulose umbenannt und an das Gesundheitsamt angeschlossen. Bis 1923 wurden fünf städtische Tuberkulosefürsorgestellen eröffnet, in den darauffolgenden fünf Jahren fünf weitere. Ende 1931 gab es dann zwölf kommunale, sieben private und sechs von den Krankenkassen betriebene Einrichtungen, darunter das Sanatorium Baumgartner Höhe, die Erholungsanstalt auf dem Schloss Belvedere, die Heilstätten für Leichtlungenkranke in der Himmelstraße im 19. Wiener Gemeindebezirk und auf der Kreuzwiese im 17. Wiener Gemeindebezirk und den Tuberkulosepavillon im Krankenhaus Lainz. Weiters existierten Kinderheilstätten in Bad Hall, Sulzbach-Ischl, im italienischen San Pelagio und in Lussingrande, dem heutigen Veli Lošinj. In den Kinderabteilungen auf der Baumgartner Höhe, in Alland und Weidlingau wurde sogar Unterricht erteilt.

1923 wurde zudem eine Zentralaufnahmestelle für Tuberkulose und Kurbedürftige errichtet. Dieses Netz von Heilungs-,

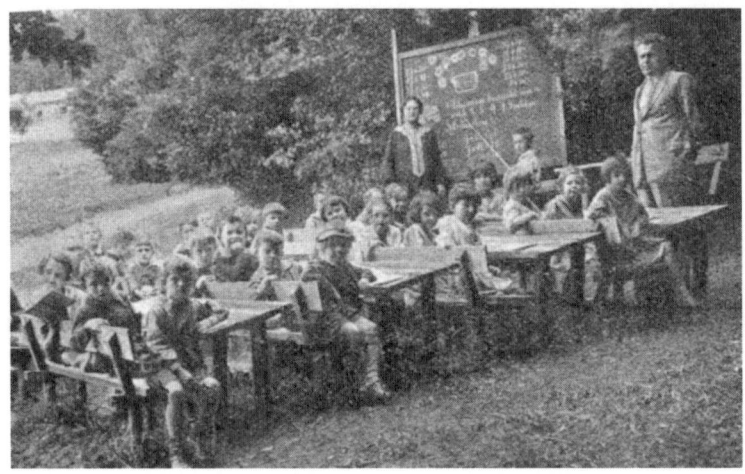

Unterricht tuberkulosekranker Kinder in der Waldschule

Erholungs- und Wohlfahrtszentren kümmerte sich jedoch nicht nur um die Isolierung und Behandlung der Erkrankten, sondern setzte auch Präventivmaßnahmen, indem man die Öffentlichkeit regelmäßig über die Krankheit und ihre Vermeidung aufklärte und Gefährdete in ihrem Kampf gegen eine Ansteckung unterstützte, zum Beispiel mit Informationen zur Körperhygiene, zur entsprechenden Reinigung und zur regelmäßigen Lüftung der Wohnungen, aber auch im Umgang mit notwendigen Vorkehrungen, wenn ein Familienmitglied erkrankt war. Angehörige von Erkrankten sollten sich regelmäßig die Hände waschen, vor allem vor jeder Mahlzeit und nach jedem Patientenkontakt. Die Kleidung Erkrankter sowie ihre Bettwäsche, Hand- und Taschentücher sollten extra gewaschen und mit einer zweiprozentigen Lysollösung desinfiziert werden.

Im Dezember 1927 wurde schließlich eine eigene Sputumuntersuchungsstelle beim Städtischen Gesundheitsamt errichtet, um die Spitäler, die bisher diese Untersuchungen durchgeführt hatten, zu entlasten und die für die Diagnose besonders wichtigen Sputumuntersuchungen möglichst rasch und einheitlich durchführen zu können. In den ersten Jahren des Bestehens wurden kontinuierlich etwas über 5000 Untersuchungen vorgenommen, wobei rund 18 Prozent der Befunde positiv waren.

1942 begann man mit den Röntgenreihenuntersuchungen, die bis heute als wichtige Präventivmaßnahmen gelten.

Johann Peter Frank, Zacharias Wertheim und Julius Tandler – Reformer des Gesundheitswesens

Unter dem Anatomen Julius Tandler, der 1919/20 als Unterstaatssekretär für Volksgesundheit und ab 1920 als amtsführender Stadtrat das Wohlfahrtswesen organisierte, wurde ein umfangreiches Programm für die Gesundheitsvorsorge in Wien umgesetzt. Ihm war die Bekämpfung der Tuberkulose ein wichtiges und persönliches Anliegen. Finanzielle Unterstützung erhielt Tandler vom Finanzstadtrat Hugo Breitner (1873–1946). Luxussteuern, beispielsweise auf Nahrungs- und Genussmitteln, Bier, Kraftfahrzeuge, Pferde und Hunde, oder die Lustbarkeitsabgabe, Betriebs- und Verkehrssteuern, eine Art Lohnsummensteuer, Boden- und Mietsteuern oder die Fürsorgeabgabe waren wichtige Einnahmen für die umfassenden Sozialprojekte. Neben der Errichtung von Entbindungsheimen, der flächendeckenden Versorgung mit Mütterberatungsstellen, Kindergärten, Jugendämtern, der Einrichtung einer ersten Krebsberatungsstelle in Wien stand an einer der obersten Stellen der soziale Wohnbau.

Die steigenden Bevölkerungszahlen und damit einhergehend eine immer größer werdende Wohnungsnot waren in Wien ab dem Ende des 18. Jahrhunderts ein eklatantes Problem. Im Jahr 1790 lebten in Wien und den Vorstädten etwas mehr als 200 000 Menschen, um 1800 waren es bereits rund 250 000 und nur 30 Jahre später rund 400 000. Von den rund 200 000 Menschen Ende des 18. Jahrhunderts wohnte ein Viertel innerhalb der Stadtmauern. Darunter waren 2000 Geistliche, 2500 Adelige, 3300 Beamte, 5000 Wäscherinnen, über 6000 Studenten sowie 1500 Prostituierte. Wien war damals geprägt von engen Gassen und oft hohen, teils vier- bis fünfstöckigen Häusern. Der Schmutz in den Straßen, die starke Geruchsbelästigung und die hohen Staubbelastungen machten den Menschen enorm zu schaffen und verursachten Augenleiden sowie Lungenkrankheiten. Da nutzte es wenig, dass man die Prostituierten zur Reinigung der Gassen mit Spritzwagen zwangsverpflichtete.

Der deutsche Mediziner Johann Peter Frank (1745–1821), der sich für grundlegende Verbesserungen von Hygienezuständen in öffentlichen Gebäuden einsetzte und als Wegbereiter der Sozialmedizin gilt, erhielt 1795 eine Stelle als Professor am Allgemeinen Krankenhaus in Wien. Hier engagierte er sich konsequent für eine Verbesserung der medizinischen Versorgung der Wiener Bevölkerung. Er nahm nicht nur Herrscherpersönlichkeiten, sondern vor allem seine Kollegenschaft in die Verantwortung und forderte, Arbeits-, Wohn- und allgemeine Lebensbedingungen zu schaffen, die der gesamten Bevölkerung und nicht nur dem einzelnen, zahlungskräftigen Patienten Gesundheit ermöglichte. Diese Neuorientierung des diagnostischen Blicks und des therapeutischen Angebots der Medizin machte die Ärzteschaft zum Anwalt der Gesamtbevölkerung. Der Arzt erhielt damit aber ein Privileg, das er zuvor nicht hatte, nämlich Konsequenzen zu fordern, die sowohl für Regierende wie für Arbeitgeber unangenehm sein konnten, jedoch langfristig zu ihrem Vorteil gereichen sollten, wenn die Bevölkerung gesund blieb. Die Gesamtbevölkerung wurde quasi zum Patienten oder potenziellen Patienten erklärt und unter die Obhut der Ärzteschaft gestellt. Das Wohl aller Patienten, ob arm oder reich, lag im Interesse des Staates. Seuchengesetzgebung, Lebensmittelüberwachung, also Bereiche des täglichen Lebens, die man für gesundheitsrelevant hielt, wurden der Gesetzgebung untergeordnet.

Der Mediziner Zacharias Wertheim (1780–1852), der 1816 die Leitung des jüdischen Spitals in der Seegasse im 9. Bezirk übernahm, aus dem 57 Jahre später das berühmte Rothschild-Spital entstand, verfasste 1810 ein Buch mit dem Titel *Versuch einer medicinischen Topographie von Wien*. Im Vorwort betonte er bereits, dass es die Aufgabe des Staates sei, seine Bürger gesund zu erhalten, denn »nur der gesunde Mensch ist ein thätiger Mensch, nur ein solcher kann wirken und schaffen, und das Privatwohl und das allgemeine Beste befördern helfen, während eine kränkelnde Generation jede große Unternehmung zu Boden drückt«. Als schwierige Rahmenbedingungen bezeichnete auch er die Wohnsituation, die hygienischen Bedingungen und die klimatischen Verhältnisse. Kritisch geht Wertheim mit seiner Kollegenschaft ins Gericht und verurteilt jene Ärzte, die sich »nur einmal des Doctorhuts bemächtiget [haben] – zufrieden mit dem bloßen Titel, sich um die Sache selbst weiter nicht bekümmern. Andächtig und fromm [...] beten sie getreu das nach, was ihnen vom Katheder herab dictiert worden ist, und ... [halten] nicht gleichen Schritt mit dem Geist der Zeit und dem Fortgang ihrer Wissenschaft.« Dieser Vorwurf richtete sich gegen die reaktionären Mediziner, die den neuen Konzepten in der Medizin ablehnend gegenüberstanden und bei Therapie und Diagnostik noch nach der jahrhundertealten Lehre der Humoralpathologie, also der Viersäftelehre, vorgingen und der Meinung waren, »ein Arzt benötigt keine Fortbildung«.

Darüber hinaus monierte Wertheim, dass »Wien in jeder Hinsicht ein vortrefflicher Ort für den Heilkünstler [sei]. Sein Doctortitel verschafft ihm fast allenthalben Zutritt, und die Leute, welch Ranges sie auch seyn mögen, lieben es, mit ihrem Arzt auf einem freundschaftlichen Fuße zu stehen und öffnen ihm daher mit der zuvorkommendsten Bereitwilligkeit den Eingang zu ihren engsten und vertraulichsten Zirkeln. Er wird oft zu Tafeln, Bällen und Gesellschaften gebeten und auch gerne da gesehen.« Aufgesucht wurde von den Wienern jener

Arzt, der einen Namen hatte, der bekannt war, ungeachtet seines Könnens. Für viele Ärzte hingegen war die Zahlungsfähigkeit des Patienten wichtig. Diese Missstände forderten Veränderungen.

Wer ein Übel erkennt, hat es fast schon geheilt

Ein gutes Jahrhundert später sah es nicht wesentlich besser mit der Wohnsituation in Wien aus. 1910 lebten in der Hauptstadt der Monarchie mehr als zwei Millionen Menschen. Um den katastrophalen hygienischen Bedingungen etwas Abhilfe zu schaffen, eröffnete man in Wien Volksbäder. Für die Arbeiterklasse war das die einzige Möglichkeit zur gründlichen Körperhygiene.

Das erste Volksbad wurde bereits Ende Dezember 1887 in der Mondscheingasse, im heutigen 7. Wiener Gemeindebezirk, errichtet und im ersten Jahr von 78 000 Besuchern genutzt. Es bot Platz für 42 Männer und 24 Frauen und war europaweit das erste Massenreinigungsbad.

Bis zum Ausbruch des Ersten Weltkrieges entstanden in Wien weitere 18 solcher »Tröpferlbäder«. Den Spitznamen erhielt diese Duschanstalt wegen des spärlichen Wasserflusses. Die Wasserreservoirs befanden sich meist im Dachgeschoss der Hausanlagen, und wenn viele Menschen gleichzeitig duschten, tröpfelte das Wasser nur noch aus dem Brausekopf. In den Volksbädern gab es zwei Klassen. In der ersten Badeklasse erhielt jeder Badegast eine eigene verschließbare Duschzelle mit Umkleidemöglichkeit. Außerdem gab es eine für warme und kalte Duschen verstellbare Mischbrause. In der zweiten Badeklasse gab es einen gemeinsamen Umkleideraum mit versperrbaren Garderobekästchen und einen gemeinsamen Brauseraum mit offenen Duschzellen für Warm- und Kaltduschen. Um den Anstand zu wahren, mussten alle Gäste eine Badeschürze tragen. Zunächst war der Badebetrieb für Männer und

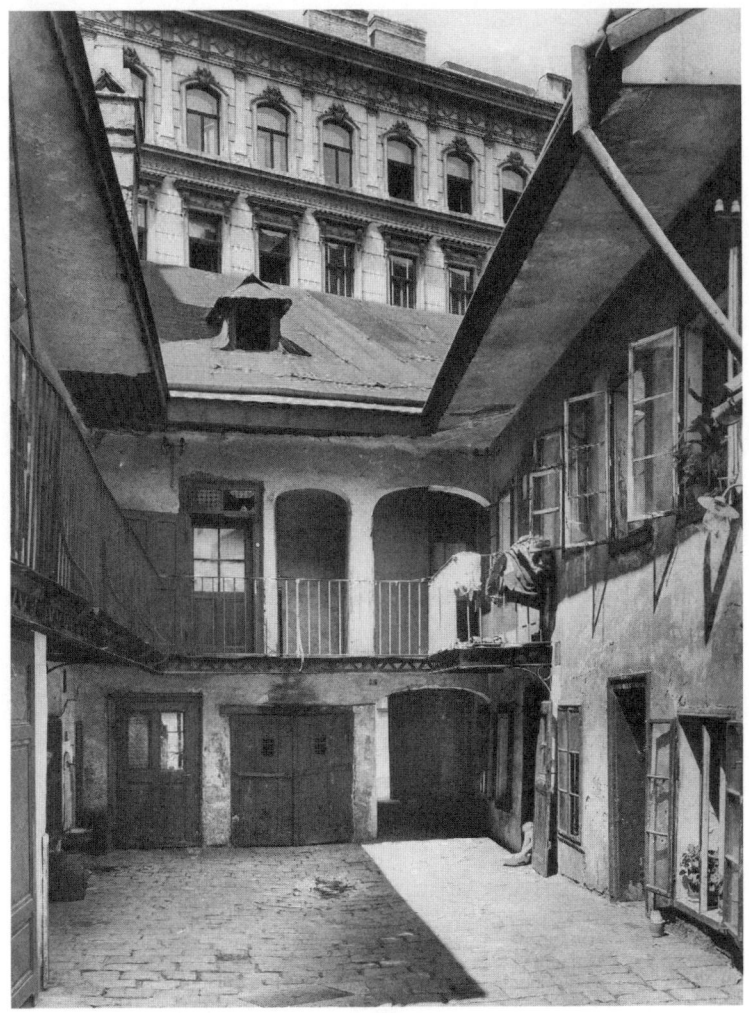
Innenhof des Tröpferlbads in der Mondscheingasse 9

Frauen getrennt, später trennte man auch Kinder und Erwachsene. Manche Tröpferlbäder boten zusätzlich Wannenbäder an. Bis zum Ersten Weltkrieg nutzten jährlich rund 3,5 Millionen Menschen diese Möglichkeit zur Körperreinigung.

Im Jahr 1919 waren nur acht Prozent der Wiener Wohnungen mit einem eigenen WC ausgestattet, fünf Prozent verfügten über eine eigene Wasserleitung. Hygieneprodukte wie Seife,

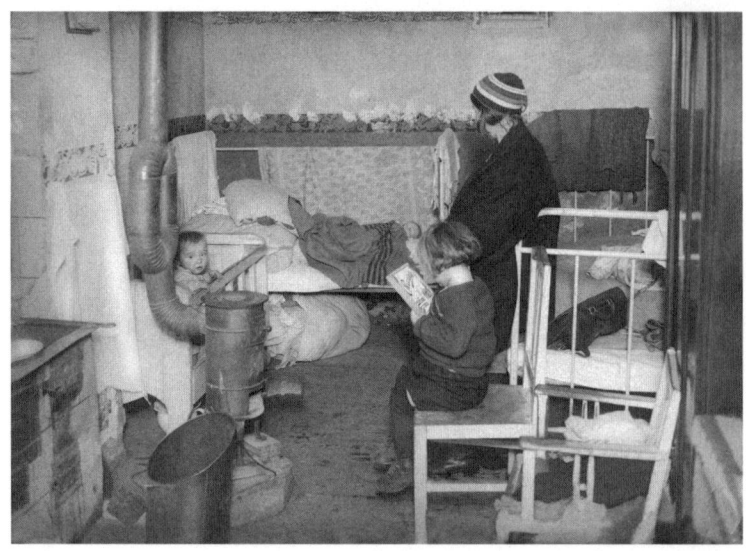
Wohnungsnot einer Arbeiterfamilie um 1900: Blick in ein Elendsquartier

Waschmittel oder Toilettenpapier galten bis ins späte 19. Jahrhundert als Luxusgüter. Erst die industrielle Massenproduktion erlaubte eine kostengünstigere Herstellung. Der endgültige Durchbruch der breiten Hygienisierung der Bevölkerung erfolgte erst in der Zwischenkriegszeit. Gas war in 14 Prozent und elektrisches Licht in sieben Prozent der Wohnungen eingeleitet. Viele Menschen lebten in Kellerquartieren oder in Wohnungen ohne Tageslicht und Sonneneinstrahlung, nur mit Fenstern, die auf Gänge oder in einen schmalen Lichtschacht oder Lichthof hinausgingen. Über 70 Prozent der Wohnungen wiesen nicht mehr als maximal 28 Quadratmeter auf.

Diese kleinen, vor allem Arbeiterwohnungen, die nur aus einer Gangküche und einem gemeinsamen Wohn- und Schlafraum bestanden, waren ein Nährboden für den Tuberkulose-Erreger. Noch 1937 hatten 75 Prozent der Tuberkuloseerkrankten keinen eigenen Schlafraum und elf Prozent nicht einmal ein eigenes Bett. Dazu kam, dass selbst desolate Wohnungen teuer waren. Arbeiter mussten bis zu einem Viertel ihres Einkommens für die Miete ausgeben. Oft konnte die Miete nur durch die Aufnahme von »BettgeherInnen« aufgebracht werden, also Personen, die die Wohnung eines anderen als Schlafstätte nutzten. Kein Wunder, dass die Tuberkulose als »Wohnungskrankheit« galt.

Mit dem Bau sozialer Wohnungen, vom Alfons-Petzold-Hof über den Friedrich-Engels-Hof, den Reumannhof, den Sandleitenhof bis hin zum Karl-Marx-Hof, konnten vorbildliche Wohneinheiten errichtet werden, die die hygienischen Verhältnisse wesentlich verbesserten. Bis Ende des Jahres 1933 wurden rund 61600 Wohnungen und etwas über 5200 Siedlungshäuser errichtet. Somit gab es im Jahr 1934 613 436 Wohnungen in Wien, ein Plus von 220 864 im Vergleich zum Jahr 1900. Rechnet man die Zeit des Dollfuß-Schuschnigg-Regimes hinzu, entstanden insgesamt etwa 400 Gemeindebauten mit über 64100 Wohnungen und einer durchschnittlichen Größe von 38 bis 42 Quadratmetern. Heute verfügt Wien über knapp eine Million Wohnungen, wobei je nach Bezirk der Quadratmeteranteil pro Person zwischen etwa 30 und 55 Quadratmetern liegt. Die neuen Wohnungen aus der Zwischenkriegszeit wurden mit Innentoiletten und Energieversorgung ausgestattet. In den Gemeindebauanlagen befanden sich Grünflächen zur Erholung, ebenso gab es Waschküchen, Kindergärten und Gemeinschaftsbäder. Die Stadt Wien setzte somit massiv auf Prävention, denn was nutzte es, wenn die Patienten in den Heilanstalten kostspielig behandelt wurden und gesundeten, dann aber wieder in ihre kleinen, ungesunden Wohnungen zurückkehren mussten und dort zusammengepfercht auf engstem Raum lebten.

Zusätzlich gab es Modernisierungen der Kehrichtabfuhr. So wurde 1927 der Wiener Mistbauer durch ein neues, möglichst staubfreies Kolonialsystem abgelöst, durch das der Hausmüll nun eingesammelt wurde.

Der Mistbauer galt als typische Figur im alten Wien. Es waren Privatunternehmer, die seit der 1839 erlassenen Magistratsverordnung zum Abtransport des Mülls aus den Haushalten verpflichtet wurden. Der Mistbauer kam mit seinem Pferdewagen an bestimmten Tagen. Vor dem Wagen ging ein Mann mit einer Glocke, der das Kommen ankündigte. Die Hausfrauen oder Dienstboten kamen heraus und leerten die Abfälle, die in eignen Gefäßen in den Häusern und Wohnungen gesammelt wurden, auf den Wagen. Diese wurden dann auf Mistablagerungsplätzen, zum Beispiel am Wienerberg oder in der Müllablage am Areal des Bretteldorfs im 2. beziehungsweise 22. Bezirk, entsorgt.

Mit damals üblichen Hausstandgefäßen für den Müll und dem Abtransport durch Sammelwagen sollte eine weitere Übertragungsmöglichkeit für Tuberkulose stark vermindert werden. Wichtig in diesem Zusammenhang war auch die Instandsetzung der Straßen. Insbesondere schränkte die Ölung der Verkehrswege die Staubbelastung ein.

Da gerade Kinder und Jugendliche von Tuberkulose betroffen waren, kümmerte man sich vermehrt um Fürsorgemaßnahmen für diese Altersgruppe. Tandlers Sozialreformprogramm sah weiters die Aufstockung der Zahl der Fürsorgerinnen vor. Diese machten in ihren Sprengeln Hausbesuche, verteilten Säuglingswäschepakete und kontrollierten die Wohn- und Lebensbedingungen der Säuglinge und Kleinkinder. Deckten die Fürsorgerinnen etwaige Missstände auf und waren die Kinder vernachlässigt, wurden sie zu ihrem Schutz in eine Kinderübernahmestelle gebracht. Von dort kamen sie in Kinderheime, zu Pflegefamilien oder konnten wieder zu ihren Familien zurückkehren. Bekannt war das Zentralkinderheim der Stadt Wien im 18. Bezirk. Darüber hinaus wurden Kinderfreibäder, Volksfreibäder und Sonnenbäder errichtet, Kinder und Jugendliche zur Erholung aufs Land geschickt.

Und man setzte auf Tests. An Erstklässlern in Volksschulen wurden mit Einverständniserklärung der Eltern Dermotubinproben vorgenommen.»Im Schuljahr 1925/26 wurden von den

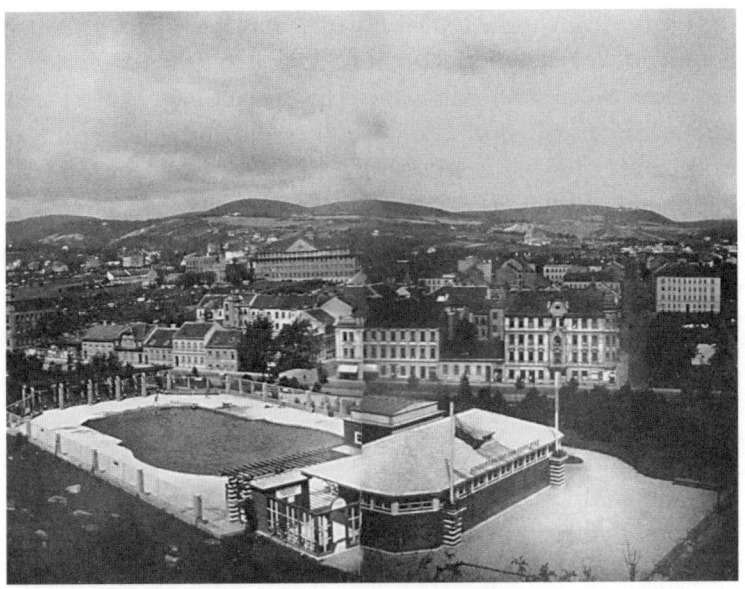

Das Kinderfreibad Hugo-Wolf-Park in Wien-Döbling

17300 Kindern der ersten Volksschulklassen an 10777 (5685 Knaben und 5092 Mädchen) diese Probe durchgeführt. Bei den Knaben waren durchschnittlich 38,6 Prozent der Proben positiv, bei den Mädchen 38,1 Prozent.« (*Die Tuberkulosefürsorge der Stadt Wien*, 1927) Solche Reihentests sollten auch die Aufnahme von infektiösen Kindern in Heimen oder Horteinrichtungen verhindern.

Durch die Schulausspeisung wurden Kinder, deren Eltern sich infolge von Krankheit, Arbeitslosigkeit oder anderen Gründen für ihren Nachwuchs kein warmes Mittagessen leisten konnten, ernährungstechnisch bestmöglich versorgt. So gab man im Schuljahr 1925/26 beispielsweise 4 473 529 Portionen für täglich durchschnittlich 17 000 Kinder an 86 Schulausspeisungsstellen aus. 78 Prozent der Kinder wurden gratis durch die Gemeinde verköstigt, 21 Prozent zahlten die Hälfte oder ein Viertel, und nur ein Prozent den vollen Betrag von 60 Groschen.

Die Bevölkerung wurde zusätzlich immer wieder zu einer gesunden Lebensweise motiviert. Viel Bewegung in frischer Luft, sportliche Aktivitäten wie Schwimmen, gesundes Essen und wenig bis gar kein Alkohol sollten die körperliche Fitness und damit die körpereigene Abwehr stärken. All diese Maßnahmen des Roten Wien trugen dazu bei, dass die Hauptstadt in der Ersten Republik das modernste Fürsorgesystem in Österreich hatte.

Die Empfehlungen wurden von der Bevölkerung durchwegs angenommen. Bis zum Beginn des Zweiten Weltkrieges reduzierte sich die Zahl der Erkrankungen kontinuierlich, obwohl noch nicht alle Erkrankten in einer passenden Heilstätte behandelt werden konnten. Dafür reichte die Bettenkapazität nicht aus. Aber die Aufklärungsarbeit der Sanitätsbehörden, Sozialversicherungsträger und antituberkulösen Vereine über die Ansteckung und die Präventivmaßnahmen machten sich bezahlt.

Im Zweiten Weltkrieg wurde die Tuberkulose erst im letzten Kriegsjahr verstärkt zum Problem. Nach Kriegsende gingen die Patientenzahlen rasch wieder zurück. Massenprophylaktische Aktionen wie Kampagnen mit BCG-Impfungen (Bacillus Calmette-Guérin) in Österreich ab 1949, benannt nach den Entdeckern Albert Calmette (1863–1933) und Camille Guérin (1872–1961), Tuberkulintests und Röntgenaufnahmen des Brustkorbs in Kombination mit einer wirksamen Antibiotika-Chemotherapie konnten die Tuberkulose in Österreich ab der Mitte der 1970er-Jahre stark eindämmen. 1989 legte der Oberste Sanitätsrat in Österreich daher fest, die Tuberkuloseimpfung nur noch in besonderen Fällen – etwa bei Reisen in ein Risikogebiet – anzuwenden. Anfang der 1990er-Jahre wurde sie dann eingestellt, zumal die Impfung keinen ausreichenden Schutz vor einer Ansteckung bot, sondern nur einen Schutz gegen eine schwere Form der Erkrankung.

Heute spielt die behördliche Überwachung der Tuberkulose nach wie vor eine so wichtige Rolle wie in der Geschichte.

Gerade in Zeiten hoher Mobilität, der Ausdehnung des Welthandels, aber auch bei größeren Migrationsbewegungen steigt die Gefahr der Verbreitung wieder. Weltweit wird die Tuberkulose daher auch im 21. Jahrhundert ein globales Gesundheitsrisiko bleiben.

Mittels moderner Verfahren wie dem »genetischen Fingerdruck« von Mycobacterium-tuberculosis-Stämmen, der Infektionscluster und Übertragungswege herausfinden soll, Tuberkulosebekämpfungsprogrammen, unter anderem mit dem 1992 entwickelten Programm DOTS (Directly Observed Treatment, Short-course), das vor allem in Entwicklungsländern eine kontrollierte Einnahme der Medikamente von Erkrankten unter Sicht sicherstellt, wird an effizienten Lösungen gearbeitet. Und das ist wichtig, denn Tuberkulose grassiert auch in Europa, in Belarus, in der Ukraine und in der Republik Moldau, also gar nicht so weit von Österreichs Grenzen entfernt.

Die Spanische Grippe als Impulsgeber für das Wiener Gesundheitsamt

»Um Influenza zu vermeiden!
Atme nicht von anderen ein.
Halte Mund und Zähne sauber.
Vermeide diejenigen, die husten und schnupfen.
Besuche keine schlecht belüfteten Räume.
Halte dich warm, gehe in die frische Luft und
tanke Sonnenschein.
Verwende keine gemeinsamen Trinkbecher, Handtücher etc.
Bedecke deinen Mund, wenn du hustest oder niest.
Vermeide Sorgen, Angst und Müdigkeit.
Bleib zu Hause, wenn du erkältet bist.
Gehe zu Fuß zur Arbeit.
Trage in Krankenzimmern eine Mullmaske.«

Diese angesichts des Auftretens der Spanischen Grippe in den USA erlassenen Maßnahmen kommen uns im 21. Jahrhundert nur allzu bekannt vor. Was gegen die Spanische Grippe angeordnet worden ist, trifft auch als Prophylaxe auf Covid-19 zu – und es gibt noch einige andere Parallelen zwischen den beiden Seuchen, wenngleich nicht alles eins zu eins übernommen werden kann. Aber vor allem ist eines den beiden Pandemien gemein: Sie forderten das staatliche Krisenmanagement in Österreich.

Nachdem im Dezember 2019 in der chinesischen Großstadt Wuhan vermehrt Patienten mit schweren Lungenerkrankungen unbekannter Ursache registriert wurden und sich das Virus auch in Europa, unter anderem in Italien, ausbreitete, häuften sich Medienberichte. Es war nur mehr eine Frage der

Zeit, wann das Coronavirus auch in Österreich nachweisbar sein würde. Eine der besorgniserregenden Schlagzeilen war am 26. Februar 2020 in den *Salzburger Nachrichten* zu lesen: »Erste Corona-Fälle in Österreich: Hotel in Innsbruck gesperrt«. »Das neuartige Coronavirus ist in Österreich angekommen: In Tirol bestätigte sich am Dienstag bei einem aus der Region Bergamo in Italien stammenden Paar der Verdacht. Die Infizierten befinden sich in Quarantäne. Am frühen Abend wurden ein Hotel nahe der Innenstadt von Innsbruck – der Arbeitsplatz der Frau – und die Wohnstätte der Italienerin in der Landeshauptstadt behördlich gesperrt.« Am 27. Februar wurde bekannt, dass ein 72-jähriger Patient, der in der Klinik Landstraße in Spitalsbehandlung war, positiv auf Covid-19 getestet wurde, darüber hinaus hatte sich ein weiteres Paar in der Bundeshauptstadt infiziert, dessen Kinder ebenfalls bereits Symptome zeigten. Innerhalb kurzer Zeit hatte das Virus ganz Österreich im Griff.

Auch ein anderes Virus breitete sich über Italien und Südtirol nach Tirol und in der Folge in ganz Österreich aus: die Spanische Grippe.

Am 29. Mai 1918 berichtete das *Neue Wiener Tagblatt* aber zunächst unter der Schlagzeile »Eine geheimnisvolle Epidemie in Spanien«, dass König Alfons XIII. (1886–1941), sein Ministerpräsident, weitere Minister und rund 30 Prozent der Bevölkerung an einer geheimnisvollen Krankheit leiden, die bereits das öffentliche Leben lahmlegt. Der öffentliche Verkehr in Spanien war zusammengebrochen, ebenso mussten Theater schließen, weil das jeweilige Personal in hoher Zahl erkrankt war. Die Sanitätsbehörden forderten Maßnahmen wie bei der letzten Pestepidemie in ihrem Land im Jahr 1889. Die Bevölkerung wurde angehalten, Aufenthalte in Räumen mit Staubbelastung zu meiden und sich möglichst viel im Freien zu bewegen. Die ursprüngliche Annahme der spanischen Ärzte, die Erkrankung könnte etwas mit den ausgedehnten Erdarbeiten in Madrid zu tun haben, erwies sich als haltlos, da auch

Personen in den Provinzen an denselben Symptomen litten. Angeschlossen an diese Meldung waren die »Mitteilungen eines Arztes« aus Österreich, der eingestehen musste, dass die Informationen aus Spanien viel zu unklar waren, »um einen Schluß in medizinischer Hinsicht zu gestatten. Es scheint nur der epidemische Charakter festzustehen, darauf weist die große Zahl der Erkrankungen ebenso wie die rasche Verbreitung hin. Die Symptome der Erkrankung sind aber nicht einmal angedeutet. Vielleicht handelt es sich um eine Influenza-Epidemie, eine bekannte Frühjahrskrankheit auch in unserer Gegend.«

Aufgrund der Berichterstattung in den spanischen Medien über die Infektion von König Alfons XIII. hatte die Krankheit ihren Namen weg. Spanien nahm nicht am Ersten Weltkrieg teil, unterlag somit nicht der Pressezensur und konnte daher ungehindert über die neu auftretende Erkrankung berichten. Medien der kriegführenden Länder nutzten die spanische Berichterstattung, um auch ihrerseits über die Influenza-Pandemie zu schreiben.

Im Juni 1918 waren in Tirol 47 Patienten mit Symptomen der Spanischen Grippe bekannt, kurze Zeit später etliche in Wien. Anfang Juli kamen Fälle in Salzburg hinzu. Am 22. Juni hatte die Bezirkshauptmannschaft Innsbruck eine »Sommerfrischensperre« verordnet. Im Sommer 1918 durften keine Touristen »von außerhalb« nach Tirol einreisen. Für viele Wiener war der Urlaub oder der Sommer im Zweithaus geplatzt. Allerdings war daran nicht die Spanische Grippe allein schuld. Noch bevor irgendetwas über die neue Krankheit bekannt geworden war, hatten sich im April Medienberichte gehäuft, dass man sich in ganz Österreich gegen die Sommerfrischler wehre. Etwa in der *Österreichischen Volkszeitung* am 10. April 1918: »Sommergäste nicht erwünscht. Die Gemeinde Rabenstein in Niederösterreich teilt mit, daß sie heuer außerstande ist, für die Verpflegung der Sommergäste aufzukommen und daß insbesondere keine Fleischkarten ausgegeben werden kön-

nen. – Das Gemeindewirtschaftsamt in Wolkersdorf an der Ostbahn teilt mit, daß es außerstande ist, Sommergäste mit Lebensmitteln zu versorgen. – In Markt Haag kann infolge Mangels an Lebensmitteln eine Aufnahme und Verpflegung von Sommerparteien nicht erfolgen. – [...] Aus Klagenfurt wird uns berichtet: In der kürzlich abgehaltenen Sitzung teilte der Landespräsident mit, daß er sich mit Rücksicht auf die Lebensmittelnot im Lande gegen jeden Sommerfrischlerverkehr stemmen werde.«
Täuschend ähnlich zur Covid-19-Berichterstattung war am 2. Juli 1918 im *Allgemeinen Tiroler Anzeiger* zu lesen: »Die sog. ›spanische Krankheit‹ oder spanische ›Grippe‹, über die solange von der Ferne berichtet wurde, ist plötzlich auch zu uns gekommen. Zahlreiche Personen sind hier daran erkrankt und ähnliche Meldungen kommen aus München, Nürnberg [...].« Anders als zu Covid-19 schätzte man allerdings das Ausmaß der Erkrankung ein: »Die Krankheit verläuft wie bekannt, in der Hauptsache harmlos, äußert sich in Mattigkeit, Fiebererscheinungen, vielfach auch Husten, um nach 3–5 Tagen wieder zu verschwinden.« Nur einen Tag später hieß es in derselben Zeitung: »Die ›Spanische‹ greift auch in Innsbruck stark um sich. Ein amtsärztliches Gutachten, das in Passau abgegeben wurde, schildert die spanische Grippe so: ›Die Krankheit breitet sich stets mit großer Schnelligkeit aus und führt, überall, wo sie auftritt, sofort zu ausgedehnten Massenerkrankungen. Diese Eigentümlichkeit der Krankheit erklärt sich durch die große Ansteckungsfähigkeit und Leichtigkeit, mit der die Keime durch Husten, Niesen und dergleichen in der Umgebung des Influenzakranken versprüht werden, durch die große Anzahl der Leichtkranken, die ihre Bazillen nach allen Richtungen hintragen, durch das sehr kurze nur ein- bis zweitätige Inkubationsstadium [...] und durch die allgemeine Empfänglichkeit für die Seuche; weder jung noch alt, weder arm noch reich, bleibt gewöhnlich davon verschont.‹«

> Die spanische Krankheit möchten wir ganz gern haben, wann mir auch die richtige spanische Medizin hätten: an echten Madeira.
> Pl.

Im Juli 1918 wurde noch gewitzelt.

Der Medizinalrat Professor Dr. Friedrich Kraus (1858–1936) urteilte »Ueber die Spanische Grippe« am 5. Juli 1918 im *Kärntner Tagblatt*: »Ich kann bereits soweit Auskunft geben, daß der Charakter dieser Epidemie bisher im allgemeinen sehr gutartig ist. Die Menschen erkranken gewöhnlich plötzlich, manchmal mit einem Schüttelfrost, und daran schließt sich ein mehrtägiges Fieber an. Die Temperatur kann ziemlich hoch werden, ja sie kann bis 40 Grad steigen. Fast immer zeigt sich eine Rötung der Bindehaut, der Nasenschleimhaut und eine Entzündung der Rachenschleimhaut. Mandelentzündungen sind seltener zu beobachten. Ferner ist in der Mehrzahl der Fälle auch ein leichter Luftröhrenkatarrh, in der Regel ohne reichlicheren Auswurf, zu bemerken. Besonders im Anfang leiden die Kranken an Kopf- und Nackenschmerzen, Nackenstarre jedoch fehlt. Oft gehen diese Schmerzen scheinbar von den Nebenhöhlen der Nase und von der Stirnhöhle aus. Die Kranken sind im Anfang benommen und klagen auch über Schmerzen an verschiedenen Stellen des Körpers. Manchmal sind auch Darmerscheinungen vorhanden. Es fällt auf, daß der Pulsschlag trotz der starken Temperatursteigerung nicht erheblich ist. Trotz Temperatur in der Achselhöhle bis zu 40 Grad können sich Pulszahlen unterhalb der Norm finden. Die durchschnittliche Krankheitsdauer ist bisher kaum feststellbar, aber gewöhnlich ist auch bei den hochfiebernden Kranken die Temperatur nach vier bis fünf Tagen wieder die gewöhnliche.«
Somit wurde die Krankheit auch nicht zu den hochvirulenten gezählt.

Von der Kopfweh- und Schnupfenepidemie
zur »Mutter der Pandemien«

Zu Beginn hielt man die Erkrankung, die durch Tröpfcheninfektion übertragen wurde, also durchwegs für gutartig sowie harmlos und attestierte einen raschen Verlauf. Tatsächlich überlebten die meisten Erkrankten diese Anfangsphase. Umso härter trifft heute die Bilanz mit weltweit rund 500 bis 700 Millionen Erkrankten und rund 50 bis 70, anderen Schätzung zufolge sogar bis zu 100 Millionen Toten, also weit mehr Menschenleben als der Erste Weltkrieg forderte. Darunter befanden sich prominente Opfer wie Egon Schiele und seine schwangere Gattin Edith, Gustav Klimt, Kaiser Karl I., die ebenfalls schwangere Sophie Freud, zweitjüngste Tochter Sigmund Freuds, der deutsch-amerikanische Unternehmer Frederick Trump, weitschichtig verwandt mit dem Ketchup-Unternehmer Henry John Heinz und Großvater des 45. US-Präsidenten Donald Trump, der jüngste Sohn des schwedischen Königs Gustav V., Prinz Eric Gustav, Rose Cleveland, die Schwester des 22. und 24. US-Präsidenten Grover Cleveland, Erzherzog Franz Karl von Österreich-Toskana, Ehemann von Erzherzogin Marie Valerie, der Tochter von Kaiser Franz Joseph I. und Kaiserin Elisabeth, sowie der Architekt Hans Mayr, Schüler von Otto Wagner und Vorreiter des kommunalen Wohnbaus der 1920er-Jahre. Auch Franz Kafkas Tod soll letztlich durch die Spanische Grippe erfolgt sein, die seine Tuberkuloseerkrankung wieder aufkeimen ließ. Mehr Glück hatte beispielsweise Richard Neutra, einer der international berühmtesten Architekten aus Wien, der als junger Mann an der Spanischen Grippe erkrankt war, nachdem er sich bereits kurz zuvor während seines Kriegsdiensts mit Malaria und Tuberkulose infiziert hatte, oder auch der polnische Komponist Karol Szymanowski, den die Fiebernächte zu seiner Oper *König Roger* inspirierten.

1918 sank die Lebenserwartung um zwölf Jahre. Todesursache war oft eine Lungenentzündung als Sekundärfolge. In Österreich trat die Spanische Grippe in drei Wellen auf. Erstmals kam sie im Frühjahr 1918 über Italien und Südtirol nach Tirol. Einige Fälle waren damals bereits in der Schweiz bekannt und gelangten von dort nach Vorarlberg.

Vielfach geht man davon aus, dass die Seuche ihren Ursprung in dem US-amerikanischen Bundesstaat Kansas hatte. Im dortigen Camp Funston war im März 1918 eine schwere Infektionskrankheit ausgebrochen. Das Virus soll von Vögeln auf den Menschen übergesprungen sein. Als der aus heutiger Sicht dort bekannte Patient Null gilt der Küchenunteroffizier im Camp Albert Gitchell. Vermutlich war er nicht der erste Infizierte, aber der erste offiziell gemeldete Fall. In diesem Camp waren seit dem Kriegseintritt der Amerikaner in den Ersten Weltkrieg Tausende Soldaten zur Grundausbildung unter katastrophalen hygienischen Bedingungen stationiert. Dies dürfte zur raschen Verbreitung des Erregers der Spanischen Grippe beigetragen haben. Mit den Soldaten kam das Virus an Bord von Kriegsschiffen nach Europa.

Eine weitere These geht davon aus, dass das Virus in einem britischen Militärlager in der französischen Stadt Étaples ausgebrochen war. Das dortige Camp war ebenfalls überfüllt, außerdem hielt man Schweine, Hühner und Enten für die Versorgung.

Andere Hinweise sprechen davon, dass der Erreger der Spanischen Grippe, das Influenza-Virus A (H1N1), ähnlich wie SARS-CoV-2 aus China stammt und von dort über Kontraktarbeiter während des Ersten Weltkrieges nach Europa kam.

Und dann gab es noch eine Reihe von Verschwörungstheorien, darunter, dass die Spanische Grippe durch den Giftgaseinsatz der Kriegsparteien ausgelöst worden sei, eine jüdische Verschwörung hinter der Krankheit stecke, die Grippe mittels Konservendosen von Spanien nach Deutschland importiert worden sei und diese wiederum von den Deutschen vergiftet worden wären. Ebenso soll das Deutsche Kaiserreich kontaminierte Aspirin-Tabletten geliefert haben. Abgesehen von diesen absurden Theorien, wird man, möglicherweise ähnlich wie bei der Pest, die Wege des Virus nie ganz ergründen können.

Jedenfalls breitete sich die Spanische Grippe rasant in Asien, Nordamerika, Europa und auf der Südhalbkugel aus. Einzig und allein Australien blieb durch eine rigorose Abschottungspolitik verschont. Tatsache ist auch, dass das Virus als sehr virulent, extrem vermehrungsfreudig und hochgradig ansteckend galt.

Die zweite Welle erreichte im September 1918 Wien. Damals war das Virus in mutierter Form weit aggressiver und von hoher Sterblichkeit gekennzeichnet. Österreich wurde voll erwischt, als die Habsburgermonarchie kurz vor dem Zusammenbruch stand. Dazu kam, dass aufgrund der Kriegssituation viele Menschen unterernährt, erschöpft, deprimiert, psychisch traumatisiert und dadurch infektionsanfälliger waren. Betroffen von einer Ansteckung waren in Österreich vor allem junge Menschen zwischen 15 und 40 Jahren sowie Kinder. Dies erwies sich als besonders prekär, da ein Großteil dieser Altersgruppe genau jene war, die für die Familienversorgung verantwortlich zeichnete. Mediziner vermuteten, dass ältere Personen bereits in früheren Jahren eine Influenza durchgemacht hatten und damit nun eher gegen den Erreger immun waren. Problematisch war auch, dass Personen, die sich bei leicht Erkrankten ansteckten, trotzdem oft einen schweren Verlauf der Krankheit durchmachen mussten.

Angesichts der Kriegssituation hatte man generell mit Versorgungsmängeln zu kämpfen. Es fehlte an Ärzten und Pflegepersonal. Viele von ihnen waren noch an der Front und in den dortigen Spitälern eingesetzt, öffentliche Institutionen kriegsbedingt nicht voll einsatzbereit. Es dauerte, bis Kriegsspitäler für Zivilisten geöffnet wurden und Militärfahrzeuge für den Transport von Ärzten aus dem Frontbereich ins Hinterland zur Verfügung gestellt wurden. Viele der Fahrzeuge mussten zuvor repariert werden, sodass der Wiener Bürgermeister Richard Weiskirchner (1861–1926) im Gemeinderat sarkastisch meinte: »Ich hoffe, dass die Epidemie nicht so lange dauert, bis die Autos repariert sind.«

Das Handelsministerium ersuchte Besitzer von Kraftfahrzeugen, ihre Automobile während der Epidemiezeit entweder ständig oder zumindest für bestimmte Stunden der Wiener Ärztekammer zur Verfügung zu stellen, damit Ärzte zu den Patienten fahren konnten. Die *Neue Freie Presse* forderte mehrmals, Sonderwagen der Straßenbahn für Ärzte zur Verfügung zu stellen. Am 18. Oktober hieß es in der Abendausgabe unter der Schlagzeile »Sonderwagen der Straßenbahn für Aerzteschaft«: »Die städtische Straßenbahn muß einspringen. Der Bürgermeister hat es in der Hand, von heute auf morgen den Verkehrsjammer, soweit unter ihm die Aerzte und mit ihnen die Grippekranken leiden, zum größten Teil zu beseitigen. Berechtigung der Aerzte, in alle Sonderwägen einzusteigen und Sondercoupés für Aerzte in bestimmten, durch den Fahrplan verlautbarten Straßenbahnzügen. Das sind die Forderungen der Bevölkerung.«

Es gab zwar bereits ab 1917 ein von Kaiser Karl I. (1887–1922) etabliertes k. k. Ministerium für Volksgesundheit – das erste und einzige dieser Art in Europa –, besetzt wurde es aber erst am 30. Juli 1918 mit Ivan Horbaczewski (1854–1942), dem damaligen Professor für medizinische Chemie an der böhmischen Universität in Prag. Ihm zur Seite stand der Wiener Oberstadtphysikus und Leiter des Gesundheitsamts August Böhm, der sich bereits vor dem Ersten Weltkrieg um die Seuchenbekämpfung, Desinfektionsmaßnahmen und die Isolation von infizierten Patienten verdient gemacht hatte, genauso wie um die Errichtung von Sanitätsstationen und einen Krankenwagendienst.

Horbaczewski hatte nun alle Hände voll zu tun, um die Bevölkerung zu überzeugen, dass die Krankheit nichts mit der bekannten Lungenpest zu tun hatte. Schützenhilfe bekam er dabei von dem Prager Bakteriologen Anton Ghon, der nachweisen konnte, dass die Krankheit tatsächlich nicht mit der Pest zusammenhing. Darüber hinaus musste Horbaczewski allerdings zugeben, dass man die Verbreitung nicht verhindern könne, weil man über den Erreger nichts wisse.

Außerdem mangelte es an Aspirin, sodass es notwendig war, internationale Quellen anzuzapfen – angesichts der politischen und ökonomischen Gesamtsituation in Europa kein einfaches Vorhaben. Unterstützung kam vom Roten Kreuz, das Aspirin aus seinen Depots zur Verfügung stellte, allerdings nicht die nötigen Mengen vorrätig hatte. Um den Arzneimangel in den Griff zu bekommen, wurde Aspirin im Handel rationiert und im Handverkauf an einzelne Parteien nur in beschränkter Menge abgegeben. Und wie so oft in der Geschichte wurde der Mangel schamlos ausgenutzt. Aspirin-Händler, die das Medikament sogar in Gaststätten verkauften, verlangten eine Krone (entspricht heute zwei Euro) für eine einzige Tablette. Genauso trieben Arzneimittelfälscher ihr Unwesen.

Es war nicht weiter verwunderlich, dass Horbaczewski wegen all dieser Umstände ins Kreuzfeuer der Kritik geriet, ein Schicksal, das der österreichische Gesundheitsminister zur Zeit der Corona-Krise Rudolf Anschober mit ihm teilte.

Die Bekämpfung der Pandemie 1918 beruhte vor allem auf dem 1913 erlassenen Epidemiegesetz. Forderungen nach einem einheitlichen Epidemiegesetz beziehungsweise Volksseuchengesetz reichten bis in die Mitte der 1880er-Jahre zurück.

1885 verlangte der Wiener Bezirksarzt Heinrich Adler (1849–1909) nach Gesetzesreformen. Seine »Reform der Medizinal- und Sanitätsverfassung« beinhaltete folgende wichtige Punkte: »Einführung der obligatorischen Impfung, Einführung des Spitalzwanges bei Infektionskrankheiten im Falle undurchführbarer Isolierung der Erkrankten, ungenügender oder mangelnder Pflege, Regelung der Prostitution.«

1902 drängte der sozialliberale Abgeordnete Joseph Maria Baernreither (1845–1925) auf ein Gesetz, betreffend die »Verhütung und Bekämpfung von allgemein gefährlichen Krankheiten zur verfassungsmäßigen Behandlung«. Auch darin sollten Vorkehrungen und Anordnungen zur Verhinderung der Entwicklung von Fortpflanzungskeimen, zur Verhinderung der Einschleppung, Maßnahmen beim Auftreten der Erkrankungen sowie Bestimmungen, wie man die Keime unschädlich machen könne, Entschädigungsfragen und Strafrechtliches geklärt werden. Anfang des 20. Jahrhunderts vertrat man nämlich die Ansicht, dass die Absonderungen von Kranken nur deswegen noch nicht als gesetzwidrig angefochten wurden, weil die Menschen zu viel Angst vor den Seuchen hatten. Doch erst 1913 kam ein solches Gesetz tatsächlich zustande. Anhänger der Naturheilverfahren wehrten sich gegen den Gesetzesentwurf, weil sie diesen als Aufforderung zur Impfung beziehungsweise als Impfzwang deuteten, Abgeordnete kritisierten die fehlenden Bestimmungen zur allgemeinen Seuchenprophylaxe, und Gewerbetreibende protestierten gegen die Möglichkeiten von Betriebseinschränkungen und Betriebsschließungen. Dazu kam, dass einige Abgeordnete das Strafausmaß bei Nichtbefolgung der Maßnahmen als zu hoch beanstandeten, andere wiederum meinten, die alten Bestimmungen – nämlich das Reichssanitätsgesetz aus 1870 – wären ausreichend, ein neues Gesetz nicht nötig. Wieder andere verlangten auch Tuberkulose und Syphilis in die Liste der anzeigepflichtigen Krankheiten aufzunehmen. Kein Wunder, dass es jahrelange Diskussionen und die strenge Hand des Sozialdemokraten und Mediziners Victor Adler (1852–1918) benötigte, der als Obmann des Sanitätsausschusses auf ein Gesetz drängte, das schließlich am 30. Jänner 1913 als »Gesetz betreffend die Verhütung und Bekämpfung übertragbarer Krankheiten« im Reichsrat beschlossen wurde und am 14. April die kaiserliche Sanktion erhielt.

Gerade in jener Zeit, in der aber rigorose Maßnahmen notwendig gewesen wären, war die Staatsführung mit anderen Problemen beschäftigt, nämlich dem Zerfall der Monarchie.

Die Grippebekämpfung lag nicht mehr in den Händen der Führungsspitze, dem Reichsrat, sondern in jenen der Beamten. Was fehlte, war eine klare Anzeigepflicht, obwohl eine solche durch das Epidemiegesetz eigentlich möglich gewesen wäre. Aber Franz von Haberler (1859–1928), der 1918 zuständige Sektionschef des kaiserlich-königlichen Ministeriums für Volksgesundheit, der das Epidemiegesetz mitverantwortet hatte, erklärte selbst bei einem Pressetermin am 17. Oktober 1918, von dem einen Tag später in der *Neuen Freuen Presse* zu lesen war, dass die Anzeigepflicht bei der Spanischen Grippe »schon deshalb keinen rechten Sinn« ergebe, »weil diese Krankheit nicht scharf umschrieben ist, und weil wir den oder die Erreger der Seuche nicht kennen und weil bei dem massenhaften Auftreten der Seuche eine strenge Isolierung der Kranken undurchführbar erscheint«. Darüber hinaus wären die Ärzte nicht nur angesichts der hohen Patientenanzahl, sondern auch infolge der stark eingeschränkten öffentlichen Verkehrsmittel kaum in der Lage, der Meldepflicht nachzukommen. Immerhin bemühten sich die Amtsärzte, schwere Verdachtsfälle zu erfassen. In Anbetracht der damaligen Situation war es jedoch nicht weiter verwunderlich, wenn klare Vorgaben seitens der Politik fehlten. Was blieb, waren Isolation, Quarantäne und Lockdown, denn angesichts der zweiten Welle war rasch klar, dass rigorose Maßnahmen getroffen werden mussten, um die Ausbreitung dieser Grippeepidemie irgendwie in den Griff zu bekommen. Doch die Situation war in mehrfacher Hinsicht schwierig.

Das begann schon bei der Diagnose. Man konnte die Spanische Grippe oft nicht von anderen Lungenerkrankungen unterscheiden. Die typischen Symptome wie Kopfschmerzen, Fieber, rauer, bellender Husten oder Schluckbeschwerden waren diffus. Aber immerhin riet man zum raschen Aufsuchen eines Arztes beim Auftreten eines dieser Symptome.

Probleme gab es auch betreffend die nötige Isolation der Patienten. Für leicht Erkrankte bestand praktisch keine Möglichkeit, aber selbst für schwer Erkrankte war es oft schwierig.

So berichtete die *Kärntner Zeitung* am 22. Oktober 1918, »daß auch Anzeigepflicht und Kontumazierung kaum etwas nützen würden; es müßte eben fasst jedes Haus unter Sperre gestellt werden.«

Was allerdings folgte, waren Schulschließungen. Zunächst überlegte man, nur jene Klassen zu sperren, in denen rund 15 Prozent der Kinder erkrankt waren. Anfang Oktober 1918 wurden alle Schulen dann für acht Tage gesperrt. Das konnte jedoch die Verbreitung nicht mehr stoppen. Am 18. Oktober einigte man sich auf die Schließung aller Kindergärten, vom 21. Oktober bis 4. November blieben auch die Volksschulen und Gymnasien wieder geschlossen.

Am 12. Oktober meldete das *Grazer Tagblatt*, dass der Beginn des Universitätsbetriebs an den beiden deutschen und tschechischen Hochschulen in Prag, um »ein weiteres Umsichgreifen der Grippe hintanzuhalten«, auf den 21. des Monats verschoben wurde. Die Universität Wien blieb geöffnet. Im Dezember 1918 beschloss der Akademische Senat allerdings ein vorgezogenes Ende des Vorlesungsbetriebs, jedoch nicht wegen der Spanischen Grippe, sondern aufgrund des eklatanten Kohlemangels.

Obwohl sich eine Reihe von Personen bei der Pflege Erkrankter ansteckte, der öffentliche Verkehr nur mehr eingeschränkt funktionierte, weil Straßenbahnfahrer und Straßenbahnschaffner krank darniederlagen, der Postverkehr zum Erliegen kam, Bauern und Helfer aus Krankheitsgründen keine Feldarbeit mehr leisten konnten, ließ man sich mit dem Social Distancing Zeit. Das Gesundheitsministerium erachtete die Schließung von Kaffeehäusern, Kinos, Theatern und anderen öffentlichen Einrichtungen nicht für notwendig. Nach Meinung der Behörden steckten sich die Menschen primär in der Straßen- beziehungsweise Eisenbahn und beim Einkaufen an. Aber weder der öffentliche Verkehr konnte stillgelegt noch das Einkaufen verboten werden. Ebenso argumentierte man seitens der Behörden, dass die Menschen ja wohl selbst in der

Lage seien, zu entscheiden, ob sie ein Kaffeehaus, Kino oder Theater besuchen möchten oder nicht. Immerhin fühlten sich die Behörden auch gegenüber den Angestellten und Taglöhnern verpflichtet, die bei Schließungen ihr Einkommen verlieren würden.

Lange konnten diese Ansichten aufgrund der stetig steigenden Infektionszahlen nicht aufrechterhalten werden: So war in der *Wiener Allgemeinen Zeitung* am 19. Oktober 1918 zu lesen: »Die Grippe ist eine böse Seuche geworden, sie wird sich verschlimmern, wenn das jetzige schlechte Wetter anhält. Sie stellt sich als eine Lebensbedrohung der durch so viel Kriegsleiden heimgesuchten Menschheit dar. Täglich gehen viele junge, vollkräftige Menschen zugrunde, die Spitäler können nicht einmal die Schwerkranken fassen, es mangelt an Aerzten und Medikamenten. Was von den Behörden getan wird, ist viel zu schleppend, viel zu wenig radikaler Art, und in viel zu kleinlichem Maßstabe. Man sollte es für selbstverständlich halten, daß in einer Angelegenheit, die Leben und Gesundheit aller betrifft, ohne Verzug alle militärischen wie zivilen Behörden alles nur Mögliche zum Schutz gegen die Bedrängnis aufbieten. [...] Außer der Sperrung der Schule, die bis 5. November währt und – wahrscheinlich nach dem derzeitigen Stande der Krankheit zu schließen – verlängert werden wird, müßte man sich zu außerordentlichen Maßnahmen einschneidender Art entschließen. Vor allem müßte man dem Beispiel Budapests folgen und sämtliche Vergnügungslokale, Theater und Kinos, wenn auch nur für ganz kurze Zeit, schließen, um den Herd der Krankheit einzudämmen. Durch die Sperrung der Schulen ist tatsächlich ein Abflauen der Krankheit erfolgt.«

Also kam es im Oktober doch noch zum Lockdown. Kinos, Theater, Vergnügungslokale, Cafés, Restaurants, Pferderennen, Kirchen wurden geschlossen sowie die Friedhofsbesuche am 1. November untersagt. Fußballspiele fanden ohne Zuschauer statt, und viele Länder machten ihre Grenzen dicht. Übertretungen wurden mit einer Geldstrafe geahndet. Theater- und

Kinoeigentümer protestierten heftig, und natürlich stand die Frage der Existenz der betroffenen Angestellten im öffentlichen Raum. Es drohte die Gefahr der Entlassungen, vor allem dann, wenn der Verlauf der Erkrankung nicht, wie teils gehofft, eine Öffnung schon nach wenigen Tagen wieder ermöglichte. Viele geschlossene Betriebe hatten mit ihren Angestellten Verträge abgeschlossen, die eine Klausel enthielten, wonach im Krieg, bei Seuchen und so weiter die Vertragspflicht erlosch. In solchen Fällen sollten Fonds geschaffen werden, um die unverschuldet von Not und Elend bedrohten arbeitswilligen Personen zu schützen.

Die Spitalseinrichtungen wurden angehalten, ihre Bettenkapazität für schwer Erkrankte zu erhöhen und eigene isolierte Grippezimmer für Patienten mit Fieber bereitzustellen. So wurden im Barackenspital in Meidling, im Tuberkulosepavillon im Kaiser-Jubiläums-Spital der Stadt Wien (heute Klinik Hietzing) oder im Wilhelminenspital Grippeabteilungen eingerichtet. Im Kriegsspital Nr. 1 in Wien beim Areal des heutigen Wilhelminenspitals wurden 300 Betten für Zivilpersonen zur Verfügung gestellt. In Wien standen nach Angaben der *Wiener Zeitung* vom 10. Oktober für Grippekranke 700 Epidemiebetten zur Verfügung, wobei dies nur ein Tropfen auf dem heißen Stein war. Die Spitäler waren hoffnungslos überfüllt, behelfsmäßige Lazarette mussten aufgestellt werden. Akutpatienten wurden abgewiesen und teils in Polizeikommissariaten untergebracht. Ärzte in Krankenhäusern und Pflegepersonal hatten praktisch rund um die Uhr Dienst. Das Kriegsministerium ermöglichte, dass zumindest Kriegsmediziner in Wien nachmittags für die Behandlung der Zivilbevölkerung zur Verfügung standen, aber ohne die Unterstützung der praktischen Ärzte ging gar nichts mehr. Diese wurden mit einer Notration von Medikamenten ausgestattet, vornehmlich Aspirin, Chinin und Digitalis-Präparaten, da die Apotheken derart überlastet waren, dass es zu lange dauerte, bis die Patienten die nötigen Medikamente erhielten. Codein, Opiumextrakte beziehungsweise Morphium empfahl man gegen den quälenden Husten, weiters generell Abführmittel zur Darmreinigung, Aufputschmittel, intravenöse Injektionen mit flüssigem Silber und Platin sowie Heroin und Kokain, sogar Rote Rüben, Zwiebeln und Knoblauch galten als Gegenmittel, und auch der Aderlass kehrte als Therapie zurück. Weiters verordnete man Bettruhe, Durchlüften der Krankenzimmer und Ortswechsel. Einstündige Ganzkörperpackungen mit kaltem Wasser, bei Schüttelfrost ein warmes Bad oder Wärmeflaschen versprachen gleichfalls Abhilfe.

Sonst hatte man nicht viel, um der Epidemie entgegenzuwirken. Es gab noch keine Antibiotika und keine Beatmungsgeräte. Für Ärzte und Pflegepersonal wurde der Mund-Nasen-Schutz empfohlen, um die Übertragung durch Anhauchen oder Anhusten zu vermeiden. Auch wenn die Masken gewöhnungsbedürftig waren und ungern getragen wurden, weil sie beim Arbeiten leicht feucht wurden und dann die Luft schwerer durchließen, hieß es in der *Wiener klinischen Rundschau* vom 20. Jänner 1919: »Gegen die Influenza haben wir kein Prophylaktikum, auch das Chinin, das von vielen empfohlen worden ist, hat sich nicht bewährt. Als prophylaktisches Mittel sind die Masken von vielen Seiten empfohlen worden. Es existieren eine ganz Anzahl von Modellen.« Weiters hieß es, dass zwar trotz des strengen Einhaltens des Maskentragens Infektionen vorgekommen sind, »allerdings nur leichte Erkrankungen. Einen gewissen Schutz scheinen die Masken demnach schon zu bilden.« Dennoch wurde 1918/19 keine allgemeine Maskenpflicht für die Bevölkerung angeordnet.

Ähnlich wie heute galten aber bestimmte Berufsgruppen als besonders anfällig, sich mit dem gefährlichen Virus anzustecken. Neben den Ärzten waren das die Landpolizisten. Am 14. Oktober 1918 erließ daher der Kommandant der k. k. Gendarmerieabteilung Nr. 7 Bregenz, Rittmeister Theodor Linke, in Sachen Grippe einen Befehl an die Vorarlberger Gendarmen: Um eine Ansteckung zu verhindern, sollen sie »mit hustenden Leuten nur per Distanz sprechen, möglichst keine Wohnungen betreten, in denen sich Grippekranke befinden«. Zudem müsse es »unbedingt vermieden werden, dass sich Gendarmen erhitzen oder gar verkühlen«. Sollte bei einem Gendarmen Symptome wie Kopfweh, Fieber, Husten oder Darmprobleme auftreten, habe er sich sofort niederzulegen, täglich zwei Stück Natronsalicyl-Pulver einzunehmen und dabei ein Viertel Liter Glühwein oder sehr heißen Lindenblütentee zu trinken. Wichtig war zudem, viel zu schwitzen und Diätkost mit Milch, Suppe und Eiern zu sich zu nehmen.

Die Bevölkerung versuchte man auf Hygienemaßnahmen zu sensibilisieren. Dazu zählten Mund- und Rachenspülungen mit Hypermangan, Inhalation mit Eukalyptus- oder Pfefferminzöl, Gurgeln mit Borwasser und Lysoform zur Desinfektion der Umgebung. Verköstigungseinrichtungen wurden angehalten, täglich eine Stunde zu lüften, tiefes Ein- und Ausatmen in frischer Luft galt ebenfalls als wichtige Präventivmaßnahme. Die *Neue Zeitung* forderte die Menschen am 15. Oktober 1918 auf: »Die Wohnung rein und trocken halten, gut lüften. Viel im Freien spazieren gehen, überfüllte rauchige Räume meiden. Täglich turnen, womöglich im Luftbad oder Sonnenbad bis Erhitzung und Schweißausbruch, nachher kühle Abreibung. Bei schlechtem Wetter zweimal wöchentlich ein Dampf- oder Heißluftbad, um durch Schwitzen das Blut zu reinigen und seuchenfrei zu machen. Nachher nichts trinken, sondern Obst oder Kompot [sic] essen, denn nur konzentriertes Blut wehrt die Krankheitskeime ab.«

Ein jeder hielt es nicht ganz so mit der Alkoholabstinenz. War es beispielsweise in Armeen durchaus gängig, Alkoholrationen für Patienten oder Rekonvaleszente anzufordern, so galt Alkohol auch als Heilmittel bei der Spanischen Grippe, wie man der *Kärntner Zeitung* vom 23. Oktober 1918 entnehmen kann: »Man schreibt uns: ›Als überzeugter Alkoholgegner bin ich weit davon entfernt, den Alkohol als Heilmittel zu überschätzen, halte ihn vielmehr in dieser Hinsicht für ein

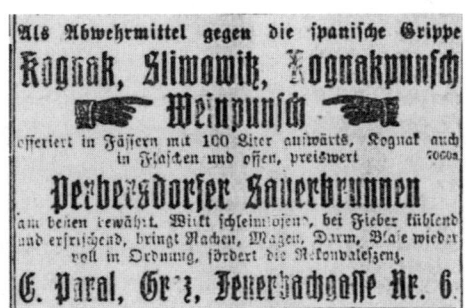

Werbung für Alkohol als Abwehrmittel gegen die Spanische Grippe. *Grazer Tagblatt*, 10. November 1918

zweischneidiges Schwert, für ein Mittel, das in der Regel mehr Schaden als Nutzen stiftet. Zugegeben sei allerdings, daß er sich im Kampfe gegen die Influenza so ziemlich bewährt hat, und auch bei leichten Fällen von spanischer Grippe soll er, mäßig genossen gute Wirkung haben. So versichern wenigstens einige Leute, die Gelegenheit hatten, das Mittel zu versuchen.‹« Angeprangert wird aber, dass aufgrund von Regierungsweisheit, Steuerbegehrlichkeit und gewissenlosem Wuchertum Wein und Sliwowitz derart teuer waren, dass sich das die Mehrheit der Bevölkerung nicht leisten konnte und ihr somit diese Heilmittel versagt blieben. Daher hieß es als Quintessenz: »Da der Alkohol eine prophylaktische Rolle zu spielen scheint, wäre es Pflicht der berufenen Faktoren, die Beschaffungen von Wein, Kognak, Sliwowitz, Rum und dergl. auch den Nicht-Kriegsgewinnern zu ermöglichen.« Passend dazu inserierte das *Grazer Tagblatt* am 10. November 1918: »Als Abwehrmittel gegen die spanische Grippe Kognak, Sliwowitz, Kognakpunsch Weinpunsch offeriert in Fässern mit 100 Liter aufwärts. Kognak auch in Flaschen und offen, preiswert.«

Interessanterweise wurde an regelmäßiges Händewaschen kaum erinnert.

Während die zweite Welle im Herbst und Winter 1918 katastrophal verlief, trat die dritte Welle der Spanischen Grippe in den Jahren 1919/20 nur mehr lokal auf und verlief für die Patienten wieder glimpflicher als die zweite, bis die Spanische

Grippe dann ganz verschwand. Möglicherweise war bereits durch die hohe Anzahl der Erkrankten eine Herdenimmunität erreicht worden. Damit geriet die Spanische Grippe auch weitgehend in Vergessenheit. Dennoch zeigten die Erfahrungen deutlich, dass umfangreiche Einrichtungen der Gesundheitsfürsorge nötig waren.

Im Laufe des 18. und 19. Jahrhunderts erweiterten sich die Befugnisse der bereits in Pestzeiten eingeführten Magistri sanitatis in Richtung eines heutigen Amtsarztes. Insbesondere wirkten diese Ärzte nicht mehr nur in Epidemiezeiten, sondern hatten auch allgemeine sanitätspolizeiliche Aufgaben zu übernehmen.

Einen grundlegenden Wandel im Aufbau und in der Organisation des österreichischen Sanitätswesens brachte dann das Reichssanitätsgesetz 1870, denn es beauftragte die politischen Behörden mit der Durchführung der Sanitätsangelegenheiten, regelte die instanzenmäßige Gliederung, die im Wesentlichen bis heute gilt, und bestimmte die Konstituierung der Landessanitätsräte und des Obersten Sanitätsrats. Der Stadtarzt (Stadtphysikus) und seine beiden Stellvertreter waren nun städtische Beamte, unterstanden dem Magistrat und waren vor allem wieder für die Seuchenbekämpfung und das Infektionswesen Wiens verantwortlich.

1908 kam mit dem Hygiene-Institut der Universität Wien eine städtische Untersuchungsstelle hinzu, die zu einem wichtigen Bestandteil des Gesundheitswesens in der Hauptstadt der Donaumonarchie wurde.

1918 wurde das Stadtphysikat in ein städtisches Gesundheitsamt als selbstständige Abteilung des Magistrats umgestaltet.

1920 verfügte man, dass dem Oberstadtphysikus die Leitung und alleinige Verantwortung über den gesamten ärztlichen Dienst der Gemeinde bezüglich Verhütung und Behandlung von Krankheiten und in Angelegenheit der Sozialhygiene oblag. Während sich die Tätigkeit des Stadtphysikats in der zweiten Hälfte des 19. Jahrhunderts noch vorwiegend auf die Seuchenbekämpfung konzentrierte und auf die Durchführung allgemeiner sanitärer Maßnahmen erstreckte, wobei er wichtige Beraterfunktionen auf sanitärem Gebiet bei der Entwicklung Wiens zur Großstadt innehatte, richtete sich das Augenmerk des Gesundheitsamts nach dem Zerfall der Habsburgermonarchie nun vorwiegend auf gesundheitsfürsorgerische und sozialmedizinische Bereiche, darunter Tuberkulosefürsorge, schulärztlicher Dienst in den Volks- und Bürgerschulen, Errichtung von städtischen Schulzahnkliniken, gesundheitliche Beratungsstelle für künftige Ehepaare, Jugendfürsorge, Behandlung Geschlechtskranker, Alkoholiker oder Personen mit psychischen Erkrankungen. 1937 kam noch eine Fürsorgestelle für Personen mit körperlichen Einschränkungen dazu.

Der Zweite Weltkrieg brachte einen massiven Einschnitt in die Gesundheitsfürsorge, zumal viele dort tätige Ärzte nach den Nürnberger Gesetzen als Juden galten und ihres Amts enthoben wurden. 1946 etablierte man die MA 15, zu deren vielfältigen Aufgaben auch die Bereiche Hygienewesen und Seuchenbekämpfung zählten und die bis heute wichtige Aufgaben auf den Gebieten der Sozialmedizin und der Gesundheitsfürsorge übernimmt.

Maul- und Klauenseuche: Seuchenteppiche als probates Mittel und Symbol bis heute

Im Jahr 2001 waren einige Mitgliedstaaten der Europäischen Union von einem Maul- und Klauenseuchenzug betroffen. Die Krankheit ist nicht neu, zählt aber neben BSE, Schweinepest oder Vogelgrippe zu den gefürchtetsten Tierseuchen, weil sie hochansteckend ist und schwere wirtschaftliche Folgen nach sich ziehen kann, mit Exportverboten und daraus resultierenden finanziellen Einbußen für die gesamte Viehindustrie.

Bereits 1980 gab es Fälle von Maul- und Klauenseuche in der Schweiz, 1981 in Niederösterreich, nahe Schwechat, 1988 in Deutschland, 1994 in Italien sowie in den Jahren 1995, 1996 und 2000 in Griechenland. 2001 kam die Seuche von Großbritannien nach Irland, Frankreich, Spanien und in die Niederlande. 2007 brach sie erneut in Großbritannien aus. Heute ist sie in Afrika, Asien, dem Mittleren Osten und Teilen Südamerikas endemisch, sonst kommt sie sporadisch vor. Der Seuchenzug im Jahr 2001 setzte Europa besonders unter Druck.

In Österreich hatte man Erfahrung mit der Bekämpfung der Maul- und Klauenseuche. Bereits im frühen 20. Jahrhundert traten immer wieder Fälle auf, etwa 1910, als 450 000 Rinder erkrankten, oder 1920, als die Krankheit aus der Steiermark und aus Vorarlberg in Wien eingeschleppt wurde und damals die Stallungen des Tiergartens Schönbrunn heimsuchte. Weil zu dieser Zeit auch in Oberösterreich Krankheitsfälle auftraten, wurde die Bevölkerung in den Tageszeitungen von den Maßnahmen zur Bekämpfung informiert. In der *Wiener Abendpost* vom 22. September 1920 hieß es: »Wegen bösartigen Auftretens der Maul- und Klauenseuche in den politischen Bezirken Braunau, Ried und Schärding hat die Landesregierung von morgen an das Betreten der verseuchten Gebiete von einer besonderen Bewilligung abhängig gemacht, die nur ausnahmsweise erteilt wird. Alle Personen, die aus dem Sperrgebiet austreten, haben sich auf den Eisenbahnen oder an der Grenze einer Desinfektion zu unterziehen.«

1956, mehr als 30 Jahre später, galten beispielsweise für alle Teilnehmer der Vierschanzentournee, die jährlich zu den prestigeträchtigsten Skisprung-Veranstaltungen zählt, aufgrund der Maul- und Klauenseuche spezielle Hygienebestimmungen und Desinfektionsmaßnahmen. Nicht nur das Auftreten der Seuche im eigenen Land, sondern auch rund um Österreich, etwa in Ungarn oder dem damaligen Jugoslawien, machten immer wieder Vorkehrungen nötig, darunter die Einfuhrverbote von Klauentieren. 1966 traten Fälle in der Steiermark auf, ab dem Jänner 1973 legte die Seuche Ostösterreich lahm.

Die Maul- und Klauenseuche tritt vor allem bei Rindern und Schweinen, aber auch bei Rehen, Hirschen, Ziegen, Schafen, Ratten, Igeln, Büffeln, Giraffen, Kamelen oder Elefanten auf. Bei einer Erkrankung beginnen die Tiere zunächst zu fiebern, danach bilden sich flüssigkeitsgefüllte, virushältige Bläschen im Bereich der Mundschleimhaut, der Zunge oder der Rüsselscheibe bei Schweinen. Größere Erosionen befallen dann auch Klauen und Zitzen.

Tritt ein Fall von Maul- und Klauenseuche auf, ist meist der gesamte Rinder- oder Schweinebestand eines Stalls oder Hofs betroffen. Abhilfe schafft nur eine Notschlachtung. Das Virus ist sehr widerstandsfähig und hält Kälte, Austrocknung, aber auch hohen Salzgehalt gut aus. Die Übertragung erfolgt direkt durch den Kontakt der Tiere im Stall oder auf der Weide, auf Viehmärkten, bei Transporten und bei Tierschauen sowie indirekt durch kontaminierte Gegenstände wie Stallkleidung, Streu, Futter und Stallstaub, der mit dem Wind auch über weite Strecken verbreitet werden kann. Zudem können Fleisch oder Produkte von infizierten Tieren wie Speck, Milch, Käse, Wolle sowie Samen und Jagdtrophäen zu Überträgern werden.

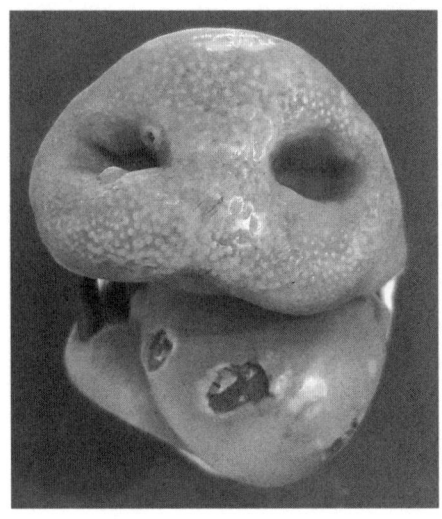

Moulage einer von Maul- und Klauenseuche befallenen Schweineschnauze

Pferde erkranken nicht. Für Hunde und Katzen ist das Virus nicht gefährlich, sie können es aber auf ihren Wanderungen zwischen befallenen Höfen oder Ställen weiterverbreiten. So wurden 1973 in Österreich vor allem streunende Katzen in betroffenen Gebieten zum Feindbild, und nicht selten trachtete man ihnen in diesem Fall nach dem Leben.

Stecken sich Menschen über den Kontakt zu einem erkrankten Tier oder über infizierte Milch an, was glücklicherweise sehr selten vorkommt, ist der Verlauf der Erkrankung im Regelfall ein milder.

1973 dauerte die Maul- und Klauenseuche nur wenige Monate und betraf die Bundesländer Wien, Niederösterreich und das Burgenland. Aber sie war für viele Bauern existenzbedrohend. Bis zum Juli war die Ausbreitung weitgehend gestoppt, einige wenige Fälle traten noch bis zum Oktober auf. Dennoch forderte die Krankheit Veterinärmediziner, Politiker und die betroffene Bevölkerung gewaltig. Im *Bericht über die Lage der österreichischen Landwirtschaft 1973* hieß es: »Die Verseuchung dauerte vom 25. Jänner bis 22. Oktober 1973. In diesem Zeitraum griffen zwei MKS-Seuchenzüge aus den östlichen Nachbarländern Ungarn und Slowakei auf Österreich über, von denen der erste vom Virustyp C (25. Jänner bis 25. März) und der folgende vom Virustyp o (3. April bis 22. Oktober) verursacht worden sind. Insgesamt wurde die Maul- und Klauenseuche bei 119 Rindern und 3233 Schweinen in 1651 landwirtschaftlichen Betrieben festgestellt.« Summa summarum mussten 75 627 Schweine, 4494 Rinder, 245 Ziegen, 25 Schafe und ein Lama notgeschlachtet werden.

Am 19. Mai verhängte Italien, das Hauptabnehmerland österreichischer Rinder, ein Importverbot, nachdem bereits die Schweiz, Frankreich und die Bundesrepublik Deutschland die Einfuhr von Rindern aus Österreich untersagt hatten. Erst ab Ende Juli wurden diese Maßnahmen zurückgenommen.

Mit Seuchenteppichen und Absperrungen versuchte man die Ausbreitung der Maul- und Klauenseuche zu verhindern und den Viehbestand zu retten. War nämlich ein Fall in einem Ort bekannt geworden, musste der gesamte Bestand an Klauentieren dieses Ortes gekeult – wie es im Fachjargon heißt – und der Ort unter Quarantäne gestellt werden. Quarantäne bedeutete in diesem Fall strengste Ausgangssperre. Die Häuser sowie der Ort durften nur für unabdingbar notwendige Verrichtungen verlassen werden. Die Einkäufe wurden von jenen Ortsbewohnern getätigt, die keinen Viehbestand hatten, und vor die Tür des betroffenen Bauern gelegt. Jeder persönliche Kontakt war zu unterlassen. Kindergärten und Schulen blieben geschlossen, Amtstage wurden nicht mehr abgehalten. Theateraufführungen, Kinobesuche, Zirkusvorführungen, Tanzveranstaltungen und die Organisation von Viehmärkten wurden genauso verboten wie der Besuch von Gasthäusern, Konditoreien oder Buschenschenken. Kirchen wurden ebenfalls gesperrt, Prozessionen und Wallfahrten sowie Firmungen abgesagt, Feste mussten verschoben werden. Nur in Ausnahmefällen durften unaufschiebbare familiäre Feierlichkeiten in engstem Rahmen durchgeführt werden. Zudem bestand ein Verbot für kulturelle, politische, religiöse und sportliche Veranstaltungen. Was vielen Menschen besonders wehtat: Auch die burgenländische Fußball-Landesliga war von der Seuche betroffen. Der Betrieb wurde eingestellt, Spieler in Quarantäne geschickt, weil Verwandte einen Bauernhof besaßen. Gleichfalls mussten die Spiele des niederösterreichischen Traditionsclubs Admira Wacker abgesagt werden. Außerdem waren der Deckbetrieb für Rinder und Schweine sowie die künstliche Besamung bei Rindern einzustellen und das Freilaufen von Hunden, Katzen, Geflügel und anderen kleineren Haustieren zu unterbinden.

In den betroffenen Gebieten wurden bei den Ortseinfahrten und Ortsausfahrten, vor Gemeindeämtern, Lebensmittelgeschäften, den Postämtern, vor Stallungen und Milchsammelstellen Seuchenteppiche gelegt. Auch vor dem Niederösterreichischen Landhaus in Wien lag ein solcher. Die Landesgrenzen von Niederösterreich zur Steiermark am Semmering und am Wechsel konnten ebenfalls nur über Seuchenteppiche passiert werden. Der erst am 14. April 1973 eröffnete Tierpark Stadt Haag musste bereits am 12. Mai für zwei Monate wieder zusperren.

Die Seuchenteppiche bestanden aus Sägespänen oder Schaumstoffmatten und mussten mit Natriumhydroxid (Ätznatron) ständig feucht gehalten werden. Darüber hinaus wurden Kalkteppiche verwendet. Autos mussten darüberfahren, Fahrer und Insassen beziehungsweise Fußgänger darübergehen. Die Teppiche hatten nicht nur eine desinfizierende Wirkung, sondern sollten permanent die Existenz der Seuche ins Bewusstsein der Menschen rücken und sie an die Befolgung der verordneten Maßnahmen erinnern. Die Durchführung und Kontrolle der Einhaltung der Desinfektionsmaßnahmen übernahmen Feuerwehr, Exekutive und das Österreichische Bundesheer.

Grundsätzlich hielten sich die Menschen an die Regeln, hatten sie doch großes Interesse, die Krankheit rasch in den Griff zu bekommen, weil bei vielen im ländlichen Bereich das wirt-

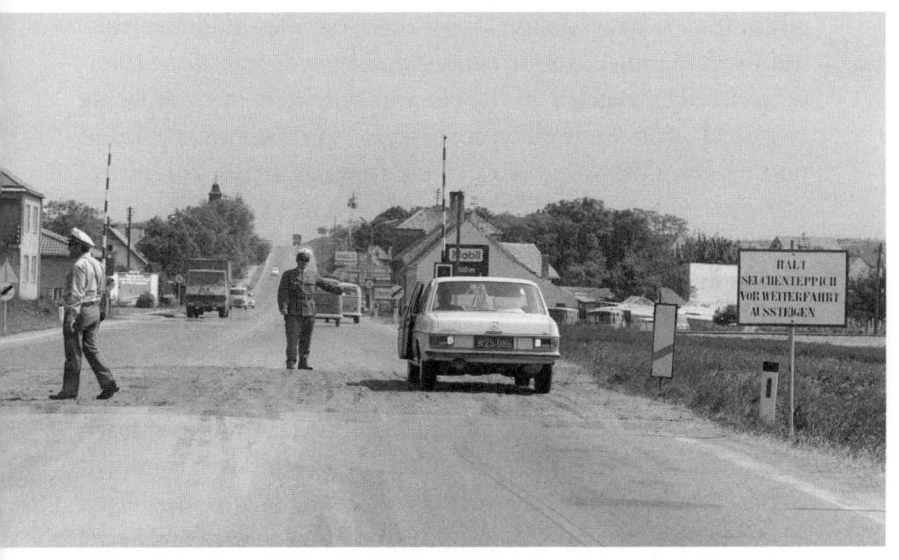

Seuchenteppich in Niederösterreich 1973

schaftliche Überleben von der raschen Eindämmung abhing. Einzig bei den Gasthausbesuchen ließ die Disziplin nach. Bewohner verseuchter Ortschaften wichen infolge der Sperre der Gasthäuser in jene der benachbarten Gemeinden aus. Gastwirte klagten dennoch über Existenzsorgen, und im August 1973 war ein Übernächtigungsrückgang um acht Prozent zu verzeichnen.

Es gab zwar eine Impfung gegen die Maul- und Klauenseuche, aber eine flächendeckendere Durchführung wurde erst ab Ende Juli 1973 organisiert. Dies führte zu heftigen Diskussionen. Ein rasches Impfen des Viehbestands beim Auftreten der Erkrankung wurde in Wien von der damaligen Gesundheitsministerin Ingrid Leodolter aus dem Kabinett von Bruno Kreisky (1911–1990) zunächst abgelehnt, da es billiger schien, die Seuche grassieren zu lassen als zu impfen. Veterinärmediziner waren jedoch anderer Meinung. In einer TV-Debatte warf der amtierende niederösterreichische Landeshauptmann und gleichzeitige Obmann des Niederösterreichischen Bauernbunds Andreas Maurer (1919–2010) der Gesundheitsministerin vor, in puncto Impfen zu wenig gegen die rasche Verbreitung der Seuche getan zu haben, und kritisierte, dass zu wenig Impfstoff vorhanden war. Leodolter gab Versäumnisse zu und räumte ein, dass aufgrund des enormen Ausmaßes Impfstoff erst aus Italien eingeführt werden musste. Generell gab es bezüglich der Impfung gegen Maul- und Klauenseuche aber Bedenken. Die Herstellung des Serums verursachte tatsächlich hohe Kosten und war nicht ganz ungefährlich, denn man musste große Mengen des hochinfektiösen Erregers künstlich züchten. Weiters hatte die Impfung noch zwei große Nachteile. Erstens bot sie keinen hundertprozentigen Schutz, wodurch sich geimpfte Tiere trotzdem anstecken und die Krankheit weiterverbreiten konnten, zumal das Virus im geimpften Vieh auch längere Zeit verweilte und damit über einen größeren Zeitraum ausgeschieden wurde. Zweitens waren in den geimpften Tieren Antikörper nachweisbar, die sich jedoch nicht von jenen bei akuter Erkrankung unterschieden. Gehandelt werden durfte jedoch nur mit tierischen Produkten, die vollkommen frei von Antikörpern waren. Argumente genug, die Impfung ab dem 1. Jänner 1992 in der Europäischen Union zu verbieten.

Daher zwang auch das Jahr 2001 zu anderen restriktiven Vorgehensweisen. Erfahrungen hatte man schon im Jahr davor sammeln können. Als damals in Griechenland die Maul- und Klauenseuche ausgebrochen war, leitete man Maßnahmen zum Schutz ein. In einer Presseaussendung betonte Konsumentenstadträtin Renate Brauner: »Bis auf weiteres ist die Ein- und Durchfuhr sowie der Transport innerhalb der EU von lebenden Tieren, von Fleisch, Milch und Milchprodukten, Samen, Eizellen und Embryonen, Fellen und Häuten sowie allen anderen Waren und Gegenständen von Klauentieren griechischer Herkunft nach Österreich verboten. Dieses Verbot gilt auch für den privaten Reiseverkehr.« Zudem wurden Urlauber, die aus Griechenland nach Österreich zurückkehrten, dringend aufgefordert, keine Speisen mitzunehmen. Das Landesveterinäramt informierte umgehend alle Betriebe, die Klauentiere hielten, über mögliche Vorsichtsmaßnahmen. An der Veterinärmedizinischen Universität in Wien wurden Seuchenteppiche ausgelegt. Die Flughäfen Wien, Graz, Innsbruck und Salzburg schlossen sich diesem Beispiel an. Die Österreichischen Bundesbahnen teilten in Zügen, die nach Frankreich fuhren, Informationsblätter über die Maul- und Klauenseuche aus. An Bahnhöfen wurden spezielle Container aufgestellt, wo Reisende, die vor allem aus Frankreich kamen, ihre Speisereste entsorgen sollten. Diesbezüglich entsprechende Informationen wurden in deutscher, englischer und französischer Sprache kundgetan. Die Einfuhr von Fleischprodukten, lebenden Klauentieren und Fellen aus den betroffenen Gebieten wurde verboten. Schülergruppen, die auf Sprachferien fuhren, wurden besonders aufgeklärt. Selbst Zeitungen, die in Flugzeugen, die aus Großbritannien kamen, gelesen werden konnten, wurden nicht in Österreich ausgeladen und entsorgt, sondern ins Herkunftsland zurückgeschickt. Besondere Vorkehrungen traf man naturgemäß an Österreichs Schlachthöfen. Neben Seuchenteppichen war die regelmäßige Desinfektion der Transportfahrzeuge besonders wichtig. Tiere durften nur mehr in Einzeltransporten angeliefert werden. Tiermärkte, Ausstellungen sowie Transporte zur Deckung wurden verboten, ebenso die Vermittlung von Ferkeln zu Mastbetrieben. Im Tiergarten Schönbrunn und im Lainzer Tiergarten verhängte man ein Fütterungsverbot durch Besucher. Streichelzoo und Reitbetrieb wurden in Schönbrunn eingestellt und in letzter Konsequenz der Tiergarten von Mai bis August überhaupt geschlossen. Bei den Streichelzoos im Kurpark Oberlaa, im Donaupark oder im Pötzleinsdorfer Schlosspark errichtete man zusätzliche Abzäunungen, um Besucher und Tiere zu trennen. Seuchenteppiche waren auch an diesen Freizeiteinrichtungen ausgelegt, ebenso als Vorsichtsmaßnahmen im Eingangsbereich von oberösterreichischen Tierparks. Bedienstete in den Tierparks waren angehalten, ihre Straßenkleidung von der Arbeitskleidung strikt zu trennen, um ein Verschleppen des Virus zu verhindern. Amtstierärzte erhielten besondere Schutzanzüge. Auch die landwirtschaftlichen Schulen in Österreich unterlagen strikten Hygienemaßnahmen. Besondere Vorkehrungen verlangte man nicht zuletzt für die Durchführung des Grand Prix in Zeltweg am 13. Mai und des Narzissenfests im Ausseerland vom 24. bis zum 27. Mai.

Auch wenn es seit 1981 keinen Fall von Maul- und Klauenseuche mehr in Österreich gegeben hat, die Maßnahme des Seuchenteppichs hat bis heute Gültigkeit. Als Anfang November 2000 beispielsweise im Bereich Eckartsau des Nationalparks Donau-Auen bei Wildschweinen Fälle von klassischer Schweinepest aufgetreten waren, durften Besucher das Gebiet nur noch über Seuchenteppiche verlassen. Bereits beim Auftreten des ersten Verdachtsfalls von Schweinegrippe 2009 wurde die Auslegung von Desinfektionsteppichen auf Flughäfen oder Bahnhöfen diskutiert. Ebenso wurden Seuchenteppiche 2016/17 als Abwehrmaßnahmen gegen die Vogelgrippe vor Geflügelställen verwendet. Doch auch während der Corona-Pandemie kamen sie wieder zum Einsatz, wie etwa beim Eingang in Seniorenheime oder in österreichischen Firmen für Tiernahrungsproduktion.

Warum wir lernen müssen, mit Seuchen zu leben

Nicht erst seit Corona fragen wir uns: Wann hört das endlich auf? Wann können wir wieder ein normales Leben führen, nach Belieben Familie und Freunde treffen, eine Theateraufführung besuchen, ins Kino oder in ein Restaurant gehen? Wann gibt es für Kinder einen regelmäßigen Schulunterricht, wann ist ein normaler Berufsalltag wieder möglich? Wann benötigen wir keinen Mund-Nasen-Schutz mehr und müssen uns nicht vor jeder Dienstleistung freitesten lassen. Bei Corona setzt man die Hoffnung auf eine Impfung, vielleicht auch irgendwann auf ein wirksames Medikament. Doch die Geschichte zeigt uns, dass Seuchen brutal sind, Verunsicherung und Verwirrung bewirken, in den wenigsten Fällen so verschwinden, wie wir uns das wünschen. Wenn es dennoch gelingt, eine Seuche auszurotten, ist das ein langwieriger Prozess.

Die Grippe ist ein Musterbeispiel dafür, dass sich eine Virusinfektion nicht so einfach bekämpfen lässt. Jährlich muss ein neuer Impfstoff entwickelt werden. Das funktioniert bei der Grippe zwar gut und schnell, weil die Medizin und die Pharmaindustrie Erfahrungen haben, die Virenstämme bekannt sind und man weiß, wo man angreifen muss. Bei unbekannten Viren gilt dies als große Herausforderung. Daher müssen wir mit Seuchen leben. Ein medizinisches Ende von Seuchen ist nämlich nur in wenigen Fällen bekannt.

Als Paradebeispiel gelten hierfür die Pocken, die einzige Infektionserkrankung weltweit, die bisher durch eine Impfung ausgerottet werden konnte. Im Jahr 1800 erfolgte die erste Massenimpfung in Österreich, seit Anfang der 1920er-Jahre gab es in unserem Land keine Pockenkranken mehr, geimpft wurde trotzdem weiter, denn es dauerte von 1800 an noch ganze 180 Jahre, bis 1980 die erlösende Erkenntnis kam: Die Welt ist pockenfrei. Ganz stimmt das auch nur, was die Verbreitung der Erkrankung unter der Bevölkerung anbelangt, denn nach wie vor stehen in Laboratorien Pockenviren für die Forschung zur Verfügung. 2019 hat sich eine Laborhelferin in den USA versehentlich sogar mit dem Virus infiziert, und sie war nicht die Einzige. Abgesehen von der Impfung half bei den Pocken auch die Erkrankung selbst mit, sie zu besiegen, denn wer die Infektion überlebte, war ein Leben lang immun.

Als ein anderes Beispiel für ein medizinisches Ende einer Seuche gilt der »Englische Schweiß«. Ausgebrochen nach der Schlacht von Bosworth während des englischen Rosenkrieges 1485, folgten bis 1551 vier weitere Wellen, wobei jene von 1529 über den Schiffsweg Europa erreichte und Österreich beziehungsweise Wien gerade um die Zeit der Ersten Türkenbelagerung heimsuchte.

Die Seuche brach zumeist im Sommer aus, unmittelbar nach regenreichen Jahren mit Überschwemmungen und wechselnden Temperaturen. Betroffen waren vor allem ländliche Gebiete. Bei den meisten Patienten handelte es sich um kräftige Männer mittleren Alters, die von Kopfschmerzen, Fieber, Schüttelfrost, Schwindel und Erbrechen, Herzproblemen, Hals- und Gliederschmerzen, Angstzuständen, Schlafsucht und extremen, übelriechenden Schweißausbrüchen geplagt waren. Betroffene sollte man vor kalter Luft schützen und zum Schwitzen bringen. Deshalb legte man sie oft gemeinsam in ein Bett. Mitunter mussten auch gesunde Menschen herhalten, um die Erkrankten in ihren Betten zu wärmen. Bis heute ist nicht genau überliefert, wie die Seuche nach Österreich kam und wie sie wieder verschwand. Möglicherweise könnte hier aber tatsächlich ein klimatisches Ereignis, nämlich der frühe Wintereinbruch im Jahr 1529, mit im Spiel gewesen sein.

Von Sars-CoV-1, dem, wenn man so will, älteren Bruder von Sars-CoV-2, der von November 2002 bis Juni 2003 vor allem in

China, Taiwan, Vietnam, Singapur und Kanada wütete, war Österreich glücklicherweise verschont geblieben. Hier gelang es, rechtzeitig das Virus auszubremsen, denn eine Ansteckung bei SARS-CoV-1 erfolgte erst am zehnten Tag der Erkrankung, und somit konnte durch rechtzeitige Isolierung der Patienten die Infektionsgefahr eingedämmt werden.

Über das »Verschwinden« der Spanischen Grippe wurden verschiedene Theorien verbreitet. Als utopisch einzustufen sind Aussagen, wonach sich das Virus praktisch in Luft aufgelöst habe. Zu den verständlicheren Meinungen zählt, dass klimatische Bedingungen das Virus vernichteten. Nachvollziehbarer sind Argumentationen, dass das Virus mutierte und weniger aggressiv wurde oder die Menschen durch das Überstehen von Grippeerkrankungen mehr und mehr Immunität erlangten. Doch tatsächlich ist das H1N1-Virus, das zu den Influenza-A-Viren zählt, bis heute nicht verschwunden. Im Winter 2009/10 kehrte der Erreger der Spanischen Grippe in Form der Schweinegrippe zurück. Diese »neue Grippe«, wie sie von offiziellen Stellen bezeichnet wurde, wurde von Mensch zu Mensch übertragen und trat erstmals in Mexiko auf. Die WHO stufte sie Ende April 2009 kurzfristig als Pandemie ein. Die erste Patientin in Österreich steckte sich in Guatemala an, als sie dort ihre Eltern besuchte, und wurde im Kaiser-Franz-Josef-Spital in Wien behandelt. Österreich reagierte damals nach dem im Jahr 2005 vom Bundesministerium für Gesundheit gemeinsam mit Influenza-Experten und den Landesgesundheitsbehörden erstellten Influenza-Pandemieplan. Dies hieß ausreichende Bereitstellung von Impfstoff für circa acht Millionen Menschen, hinlängliche Bevorratung von antiviralen Medikamenten für circa vier Millionen und Schutzmasken für die gesamte Bevölkerung. Zu Beginn der Pandemie wurden Infizierte und Verdachtsfälle unter Quarantäne gestellt, ab August nur mehr Patienten aus Risikogruppen so kurz wie möglich hospitalisiert, alle anderen Patienten in häusliche Pflege übergeben. Hierfür existierte ein

Merkblatt über die Durchführung der Heimquarantäne. Ab Ende Oktober wurden rund 300 000 Krankenhausmitarbeiter geimpft, im November startete die Impfaktion für die Bevölkerung. Rund 4000 Fälle wurden in Österreich registriert, 40 davon starben.

Bereits zuvor gab es Grippepandemien, die durch Influenza-A-Viren ausgelöst wurden, nämlich 1957 die Asiatische Grippe (Subtyp H2N2) und 1968 die Hongkong-Grippe (Subtyp H3N2). Auch wenn diese Epidemien schätzungsweise weltweit rund zwei Millionen beziehungsweise rund 700 000 bis ebenfalls etwa zwei Millionen Menschenleben gefordert hatten, ging man in Österreich eher sorglos mit diesen Grippewellen um. Offensichtlich war die Bevölkerung an schwere Krankheiten gewöhnt, die Seuchen wurden nicht als ernstliche Bedrohung wahrgenommen, und die Behörden warnten vor einer Dramatisierung. 1968 war die Welt zudem von anderen Ereignissen überschattet: dem Prager Frühling, dem nach wie vor tobenden Vietnam-Krieg und einer schweren Hungersnot in Westafrika. Das ließ die Hongkong-Grippe auch medial in den Hintergrund treten. Außerdem existierten seit 1952 Influenza-Impfstoffe, die sukzessive die Angst vor der Krankheit schwinden ließen. Ein weiterer Durchbruch in der Grippe-Behandlung sollte dann 1983 Peter Coleman in Australien mit der Entdeckung der Neuraminidasehemmer gegen Influenza-Viren gelingen.

Sobald die Medizin ein Mittel gefunden hat, mit einer Seuche umzugehen, sei es ein Impfstoff oder ein wirksames Medikament, ändert sich der Umgang mit dieser Krankheit. Man weiß, dass die Krankheit existiert, arrangiert sich aber mit ihr, akzeptiert sie. Mit der Gewöhnung an die Situation schwindet die Disziplin, man wird leichtfertiger im Umgang mit dem Mund-Nasen-Schutz, der Händedesinfektion oder beim Treffen mit Freunden. Die moralischen Bedenken verblassen zusehends. Eine solche Sorglosigkeit im Verhalten konnte man auch bei der Spanischen Grippe beobachten: Nach dem Ersten

Weltkrieg wollten die Menschen einen Neuanfang, Krieg, Zerstörung, Verletzung und Krankheit wurden verdrängt. Teilweise hoben die Behörden sogar die Quarantänemaßnahmen beziehungsweise die Isolation auf, teilweise beschlossen die Menschen selbst, dass der Leidensdruck zu hoch war, und verzichteten auf die Einhaltung der Vorsichtsmaßnahmen, selbst wenn man dafür Todesopfer in Kauf nehmen musste.

Man braucht aber in der Geschichte gar nicht so weit zurückgehen, um ein sogenanntes soziales Ende einer Pandemie zu beobachten. Ab 1983/84 war HIV in aller Munde. In Österreichs Schulen wurde verstärkt Aufklärungsunterricht betrieben, Verhaltensmaßnahmen zum Schutz gegen AIDS gelehrt, in Geschäften Kondome verteilt. Plakate und Informationskampagnen warnten vor der Infektionskrankheit. Viele trauten sich kaum noch, einem Fremden die Hand zu geben, aus Angst, infiziert zu werden. Seit Bekanntwerden der Krankheit wird nach einem Impfstoff geforscht, bisher ohne Erfolg. Dafür gibt es seit der Mitte der 1990er-Jahre medikamentöse Therapien. Diese ermöglichen HIV-Infizierten ein weitgehend normales Leben und können den Ausbruch der Krankheit sogar verhindern. Laut neuesten Studien ist die Therapie so wirksam, dass HIV-Positive nicht mehr ansteckend sind, sofern sie die Therapie einhalten und ihre Virenlast nicht mehr nachweisbar ist. Das hat die Krankheit aus dem kollektiven Gedächtnis verschwinden lassen, und seit dem Ende des Life Ball in Wien im Jahr 2019 ist HIV noch weniger in den Köpfen der Menschen präsent. Trotzdem ist Aufklärung in Österreich nach wie vor ein wichtiges Thema, einerseits betreffend Prophylaxe, andererseits aber auch in Hinblick auf die Früherkennung einer Ansteckung, da jährlich rund 500 Neuinfektionen diagnostiziert werden.

Das Verschwinden aus dem Bewusstsein kennt man auch aus Epidemien, die mit Impfungen bekämpfbar wären. Sobald eine Krankheit nicht mehr bedrohlich an die eigene Haustür klopft, lässt die Impfbereitschaft nach, und die Viren können sich wieder einfacher weiterverbreiten. So beispielsweise in Österreich geschehen mit den Masern, einer der weltweit ansteckendsten Krankheiten. 95 Prozent Durchimpfungsrate wäre laut Gesundheitsministerium notwendig, um die Masern zurückzudrängen oder überhaupt zu eliminieren. In den letzten Jahren lag die Impfbereitschaft durchschnittlich zwischen 80 und 90 Prozent. Etwas zu wenig, denn Österreich hat sich gegenüber der WHO bereit erklärt, an der Ausrottung der Masern mitzuwirken. Waren 2018 »nur« 77 Masernfälle bekannt, lag man im Jahr 2019 bereits bei 151 Erkrankten. Immerhin führte diese steigende Zahl zu einer erhöhten Impfbereitschaft, offensichtlich mit Erfolg, denn 2020 wurden nur 25 Fälle gemeldet. Weltweit gesehen kann aber noch von keiner Entspannung die Rede sein. Die WHO hatte eine masernfreie Welt bis 2015 angestrebt, doch dieses Ziel konnte nicht erreicht werden.

Gerade das Thema Masern hat das altbekannte Thema Impfpflicht oder Freiwilligkeit wieder aufgeworfen. Die Ärztekammer in Österreich sprach sich klar für eine Impfpflicht aus, denn die Erfahrungen zeigen: Aufklärung allein besiegt die Impfmüdigkeit nicht. Deutschland machte es vor. Dort gibt es seit März 2020 die Masern-Impfpflicht: Wer keinen ausreichenden Schutz vorweisen kann, darf nicht in Gemeinschafts- und Gesundheitseinrichtungen arbeiten, Kinder müssen für den Besuch von Kindergärten und Schulen immunisiert sein.

Doch wenn man Krankheiten heilen oder sie im besten Fall überhaupt ausrotten möchte, muss man sie auch erforschen. Dass das Experimentieren mit hochinfektiösen Erregern in Laboratorien gefährlich sein kann, beweisen neben den Pestforschungen der kaiserlichen Akademie der Wissenschaften in Wien auch andere Ereignisse bis weit ins 21. Jahrhundert.

Knapp bevor die WHO die Welt 1980 für pockenfrei erklärte, waren Viren aus einem Labor in Birmingham entkommen. Eine Medizinfotografin steckte sich an, ebenso eine weitere Frau. Zwischen 1981 und 2016 sollen sich über 220 Menschen in Labors infiziert haben, darüber hinaus die bereits erwähnte Laborhelferin 2019.

Im Jahr 2003 infizierte sich ein Doktorand in Singapur mit SARS-CoV-Viren, weil Proben mit West-Nil-Viren mit den Erregern verunreinigt waren, und im selben Jahr ein Labormitarbeiter in Taiwan mit SARS-CoV-Viren, da er seinen Arbeitsplatz nicht vorschriftsmäßig gereinigt hatte. 2004 erkrankten zwei Laborangestellte in Peking während ihrer Arbeiten und steckten mehrere Menschen an.

Besonders bitter waren die Infektionen mit Ebola-Viren in einem sibirischen Sicherheitslabor in den Jahren 1988, 1990 und 2004, weil fast alle betroffenen Forscher der Krankheit erlagen.

Im Jahr 2005 wurde in Atlanta mit dem Virus der Spanischen Grippe experimentiert, auch nicht ungefährlich.

In all diesen und anderen Fällen konnte trotz des teilweise versehentlichen Freisetzens von Viren eine Pandemie verhindert werden. Prekärer war die Situation, als 1977 ein H1N1-Virus offensichtlich aus einer eingefrorenen Quelle aus einem Labor entkam und in Russland eine Influenza-Epidemie auslöste.

Im Jahr 2007 brach im Vereinigten Königreich die Maul- und Klauenseuche aus, weil infiziertes Material über die Rohrleitungen eines Forschungsinstituts nach draußen gelangte.

Auch das Coronavirus soll laut einigen Forschern und Politikern in chinesischen Labors entstanden sein, doch Beweise gibt es keine, und so gilt wohl die Theorie, dass die Pandemie natürlichen Ursprungs ist, infolge eines sogenannten Spillovers, also einer Übertragung des Virus von einer Spezies wie der Fledermaus oder dem Schuppentier auf den Menschen.

Krankheitserreger im Labor zu erzeugen, hilft, ihre Verbreitung, Wirkung und Folgen vorauszusehen und sie im besten Falle auch zu bekämpfen. Da diese Forschungen in gut gesicherten, teils Hochrisikolaboratorien erfolgen, ist die Gefahr glücklicherweise gering, dass Viren frei werden und Pandemien entstehen. Das gewonnene Wissen jedenfalls kann helfen, Impfstoffe und Medikamente zu produzieren und Krankheiten einzudämmen oder in bestem Fall auszurotten.

Seuchen sind lehrreich – das zeigt der Blick in die Vergangenheit

Historische Seuchen sind zwar nicht mit Corona vergleichbar, doch zeigt sich hinsichtlich der Art des Virus, der Art der Übertragung, der raschen Verbreitung durch den Flugverkehr, des medizinischen Standards und der heutigen Kommunikationsmöglichkeiten, dass man die bereits im Mittelalter und teils schon in der Antike bewährten Maßnahmen wie Quarantäne, Isolation, Desinfektion, Lockdown und Social Distancing braucht, solange es kein wirksames Gegenmittel gibt. Weiters erforderlich sind staatliches Krisenmanagement, Hospitalordnungen, Pandemiepläne, Epidemiegesetze und eine transparente Krisenkommunikation. Auch hier waren Infektionsordnungen und der Magister sanitatis aus den Pestzeiten bereits wichtige Impulsgeber.

Österreichs erstes Epidemiegesetz stammt aus dem Jahr 1913, revidiert wurde es 1950. Seitdem blieb es praktisch unverändert bis ins 21. Jahrhundert gültig. Auch verschiedene andere Gesetze wie das Tuberkulosegesetz aus 1968 oder das AIDS-Gesetz aus 1993 wurden erst im 21. Jahrhundert modifiziert. Seit 1970 gibt es zudem ein Grippeinformationssystem. Praktische Ärzte und Kinderärzte melden jährlich ab der 40. Kalenderwoche bis zur 14. Kalenderwoche des darauffolgenden Jahres an die MA 15, wie viele Patienten mit influenzaartigen Symptomen ihre Praxis aufsuchen. Anhand dieser Angaben werden Hochrechnungen erstellt, die die laufenden Zahlen von Grippeerkrankten in Wien ergeben.

Statistische Methoden waren und sind ein wichtiges Hilfsmittel zur Seuchenbekämpfung. Die Häufigkeit des Vorkommens sowie die geografische Ausbreitung sollen helfen, Gefahren für Staat und Bevölkerung zu erkennen und gegebenenfalls zu raschen Maßnahmen führen. In der Geschichte hatte man hierfür die Totenbeschauprotokolle benutzt, um festzustellen, wer wo an welcher Krankheit verstarb.

Was wir durch Corona lernen mussten, ist Solidarität. Zwingt Covid-19 Menschen in die Quarantäne, greift entweder ein privates soziales Netzwerk oder die Team Österreich Nachbarschaftshilfe. Fehlen Verwandte oder Freunde, die den Einkauf besorgen, mit dem Hund spazieren gehen oder dringende Wege, zum Beispiel in die Apotheke, erledigen, weil man selbst einen Absonderungsbescheid erhalten hat und nicht außer Haus darf oder einer Risikogruppe angehört und nicht außer Haus soll, so steht die Hilfsplattform vom Roten Kreuz und Ö3 parat. Das 21. Jahrhundert organisiert Solidarität, doch das heißt nicht, dass es diese früher nicht gab. In Pestzeiten hat der Bauer mitunter das Feld des erkrankten Nachbarn mitbestellt, während der Maul- und Klauenseuche erledigten Ortsbewohner ohne befallenen Hof die notwendigen Einkäufe und stellten sie den Betroffenen vor die Haustür. Selbstverständlich gab es auch die Kehrseite, wenn die Angst vor Ansteckung zu groß war und man lieber flüchtete als half.

Aber gerade weil Pandemien meist mit Umbrüchen einhergehen, entwickeln sich innovative Ideen, bewirken sie Veränderungen und lassen Menschen mitunter noch jahrhundertelang später davon profitieren. Waren es in der Geschichte Impulse zur Verbesserung von Stadthygienekonzepten, zu Impfkampagnen oder zu einer verbesserten Trinkwasserqualität, so sind es heute vor allem Veränderungen im beruflichen und familiären Umfeld, durchaus mit originellen Lösungen, aber auch im medizinischen Bereich.

Auf Epidemien folgt Fortschritt

Manche mögen Homeoffice als angenehme und wohltuende Entschleunigung empfinden, andere erleben die Isolation als quälend. Speziell Kindern und Alleinstehenden fällt die Decke auf den Kopf, Einsamkeit und Depressionen drohen. Angst vor Versorgungsengpässen führt immer wieder zu Hamsterkäufen. Aber dank Internet, Netflix, Social Media, Lieferdiensten etc. sind Quarantäne und Isolation in Zeiten von Corona nicht mit Einschränkungen aus früheren Jahrhunderten zu vergleichen. Heutzutage haben wir den Vorteil, dass wir trotz Ausgangssperre virtuell in Kontakt bleiben können und Kommunikation dank der Technik rund um den Erdball möglich ist. Dennoch müssen von einer Pandemie betroffene Gesellschaften schnell und unvorbereitet lernen, sich Risiken zu stellen, Umsicht zu entwickeln, auf Routinen zu verzichten und innerhalb kurzer Zeit den gewohnten Alltag neu zu organisieren. Homeoffice kann Vorteile bringen. Konferenzen, Tagungen und Symposien via Videokommunikation sparen nicht nur Zeit und Geld, sondern ermöglichen es auch jenen Interessenten an wissenschaftlichen Events oder Fortbildungen teilzunehmen, die sonst aufgrund familiärer oder beruflicher Pflichten oder aus kostentechnischen Gründen keine Chance dazu gehabt hätten. Auch wenn soziale Kontakte in Kaffeepausen oder beim gemütlichen Abendessen zur Effizienz von Tagungen, Kongressen und Symposien beitragen, sind finanzielle und wirtschaftliche Faktoren oder Beiträge zum Klimaschutz, indem man beispielsweise Flugreisen vermeidet, nicht außer Acht zu lassen.

Immer wieder wird von der verlorenen Generation gesprochen. Freilich sind Homeschooling sowie die eingeschränkten Möglichkeiten der Freizeitgestaltung und der sozialen Kontakte zur ungewollten Herausforderung geworden. Aber dem gegenüber steht der Kompetenzerwerb der Selbstorganisation.

Natürlich erfordern geänderte Lebensumstände Verständnis, vor allem für Familien, die neben Homeoffice ihre Kinder betreuen müssen. Konzepte, die es ermöglichen, während der Pandemie Beruf, Kinderbetreuung und Homeschooling miteinander zu vereinen, könnten sich auch in Zukunft im Bedarfsfall bewähren, zum Beispiel, indem man während der Betreuung von erkrankten Kindern statt des Pflegeurlaubs Homeoffice in Anspruch nimmt.

Im medizinischen Bereich brachten die Corona-Maßnahmen zumindest Entspannung bei einer anderen Infektionskrankheit, die normalerweise jährlich die Spitalsbetten füllt und durchschnittlich auch etwa 1000 Todesopfer pro Jahr in Österreich fordert, nämlich bei der Grippe. Im Winter 2020/21 wurden dank Maskenpflicht, Abstandsregeln, Homeoffice usw. kaum Grippekranke verzeichnet.

Die Corona-Pandemie bewirkte zudem eine grundsätzlich neue Sichtweise auf die medizinischen Systeme. Gab es vor Corona international immer wieder Bestrebungen, Gesundheitssysteme herunterzufahren, Spitalsbetten oder ganze Abteilungen zu reduzieren, erfolgte hier ein wichtiger Impuls zum Umdenken.

Darüber hinaus bieten die Erkenntnisse der Medizin im 21. Jahrhundert wesentlich mehr Möglichkeiten als noch vor 100 Jahren, das Virus zu bekämpfen. Mithilfe von technischen Entwicklungen wie der Stopp-Corona-App und dem Contract-Tracing lassen sich Infektionsketten leichter nachvollziehen, Massenschnelltests und die rasante Entwicklung von Impfstoffen geben Anlass zur Hoffnung, dass Lockdown und Isolation nicht die einzigen Maßnahmen bleiben müssen, um einer Epidemie Herr zu werden.

Literatur

Adler, Heinrich: Ueber die Reform der Medizinal- und Sanitätsgesetzgebung in Oesterreich. In: Wiener Medizinische Wochenschrift 35 (1885). Sp. 309–311.

Aigner, Kerstin: Die Tuberkulose während der Ersten Republik. Unter besonderer Berücksichtigung der Situation im Roten Wien. Diplomarbeit. Wien 2010.

Angetter, Daniela: Dem Tod geweiht und doch gerettet. Die Sanitätsversorgung am Isonzo und in den Dolomiten 1915–18. Frankfurt am Main 1995.

Angetter, Daniela: Krieg als Vater der Medizin. Wien 2004.

Angetter, Daniela: Die Militärgrenze. Von der Sicherheits- und Pufferzone zur neuen EU-Außengrenze. In: Haider-Wilson, Barbara; Graf, Maximilian (Hg.): Orient & Okzident. Begegnungen und Wahrnehmungen aus fünf Jahrhunderten (= Forschungen zu Orient und Okzident, ed. Birol Kilic, Bd. 4). Wien 2016. S. 221–258.

Angetter-Pfeiffer, Daniela: Um Erfahrungen nutzen zu können, muss man sie zuallererst einmal haben. Medizinische Ergebnisse der Novara-Expedition. In: Angetter, Daniela-Pfeiffer; Hubmann, Bernhard (Hg.): Quadrifolium. Göttingen 2020. S. 219–244.

Biwald, Brigitte: Von Helden und Krüppeln. Das österreichisch-ungarische Militärsanitätswesen im Ersten Weltkrieg. 2 Bände. Wien 2002.

Boué, Ami: Die europäische Türkei. 1. Band. Wien 1889.

Briese, Olaf: Angst in Zeiten der Cholera: Seuchen-Cordon. Berlin 2003.

Bundesministerium für Gesundheit: Merkblatt Influenza A(H1N1) – Neue Grippe Heimquarantäne. Wien, 7. August 2009.

Calic, Marie-Janine: Südosteuropa Weltgeschichte einer Region. München 2016.

Dandler, Florian: Eduard Suess, die Gesellschaft der Ärzte in Wien und die 1. Wiener Hochquellwasserleitung: von einer gewagten Idee zu einem Vorzeigeprojekt. Masterarbeit. Wien 2017.

Deimer, E.: Chronik der Allgemeinen Poliklinik in Wien im Spiegel der Medizin- und Sozialgeschichte. Wien 1989.

Die Tuberkulosefürsorge der Gemeinde Wien. Wien 1927.

Dietrich-Daum, Elisabeth: Die »Wiener Krankheit«. Eine Sozialgeschichte der Tuberkulose in Österreich (= Sozial- und wirtschaftshistorische Studien 32). Wien, München 2007.

Ehrlich, Anna: Ärzte, Bader, Scharlatane. Die Geschichte der Heilkunst in Österreich. Wien 2007.

Elbl, Christoph: Von »Offiziersmädchen«, »Mannschaftshuren« und »Schützengrabenmenschern«. Mediale Diskurse und gesellschaftliche Perzeptionen der österreichischen Frauenpresse zur Kriegsprostitution 1914–1918. In: historioPLUS 6 (2019). S. 1–39.

Fangerau, Heiner; Labisch, Alfons: Pest und Corona. Pandemien in Geschichte, Gegenwart und Zukunft. Freiburg, Basel, Wien 2020.

Flamm, Heinz; Vutuc, Christian: Geschichte der Pocken-Bekämpfung in Österreich. In: Wiener klinische Wochenschrift 122 (2010). S. 265–275.

Flamm, Heinz: Die Geschichte der Staatsarzneikunde, Hygiene, Medizinischen Mikrobiologie, Sozialmedizin und Tierseuchenlehre in Österreich und ihrer Vertreter. Wien 2012.

Flamm, Heinz: Die österreichische Pestkommission in Bombay 1897 und die letzten Pest-Todesfälle in Wien 1898. In: Wiener Medizinische Wochenschrift 168 (2018). S. 375–383.

Flamm, Heinz: Anno 1529 – der »Englische Schweiß« in Wien, die Türken um Wien. In: Wiener Medizinische Wochenschrift 170 (2020). S. 59–70.

Flamm, Heinz: Die letzten Pesttoten von Wien. In: Ärzte-Woche 34 (2020). S. 14–16.

Gantner, Doris: Sozialpolitik des Roten Wien 1919–1934. Kommunale Leuchtturmprojekte in den Bereichen Architektur und Gesundheit unter dem Aspekt des Social Engineering. Masterarbeit. Wien 2017.

Gesetz vom 30. April 1870 betreffend die Organisation des öffentlichen Sanitätsdienstes. RGBl. Nr. 68/1870.

Götzl, Alfred: Die Tuberkulosefürsorge in Wien 1919 bis 1929. Wien 1930.

Gutachten der k. k. Gesellschaft der Ärzte über die Vaccinationsfrage. In: Zeitschrift der kais. kön. Gesellschaft der Ärzte zu Wien 13 (1857). S. 276–288.

Hiersche, Alexander: Sanitätspolizeiliche Bekämpfung übertragbarer Krankheiten. Dissertation. Wien 2010.

Hrabovszky, Harald: Schiffsnavigation: Menschen, Instrumente und Methoden im Kontext der Novara-Expedition. Masterarbeit. Wien 2018.

Junker, Ermar: Vom Pestarzt zum Landessanitätsdirektor. 450 Jahre öffentlicher Gesundheitsdienst in Wien. Wien 1998.
Junker, Ermar; Schmidgruber, Beatrix; Wallner, Gerhard: Die Tuberkulose in Wien. Wien 1999.
Junker, Ermar: Vom Amulett zur Vorsorgemedizin. Wien 2000.
Junker, Ermar: Von der Tuberkulose zur chronischen obstruktiven Lungenerkrankung. 2. Auflage. Wien 2014.
Koblizek, Ruth; Süssenbek, Nicole: Die Trinkwasserversorgung der Stadt Wien von ihren Anfängen bis zur Gegenwart. 5 Bände. Wien 1999–2000.
Kreuder-Sonnen, Katharina: Wie man Mikroben auf Reisen schickt. Zirkulierendes bakteriologisches Wissen und die polnische Medizin. 1885–1939. Tübingen 2018.
Langbauer, Alexander: Das österreichische Impfwesen unter besonderer Berücksichtigung der Schutzimpfung (= Schriftenreihe der Johannes-Kepler-Universität Linz. Reihe A. Rechtswissenschaften 44). Linz 2010.
Macher, Matthias: Handbuch der kaiserl. königl. Sanität-Geseze [sic] und Verordnungen mit besonderer Beziehung auf die innerösterreichischen Provinzen. Band 2. Graz, Laibach, Klagenfurt 1847.
Memmer, Michael: Die Geschichte der Schutzimpfungen in Österreich. Eine rechtshistorische Analyse, In: Aigner, Gerhard u. a.: Schutzimpfungen – Rechtliche, ethische und medizinische Aspekte (= Schriftenreihe Ethik und Recht in der Medizin. ed. Ulrich H. J. Körtner u. a. 11). Wien 2016. S. 7–36.
Mully, Klaus-Dieter: Zur Genese des Epidemiegesetzes 1950. In: Das Recht der Arbeit (DRdA) 5 (2020). S. 491–497.
Mutz, Ingomar; Spork, Diether: Geschichte der Impfempfehlungen in Österreich. In: Wiener Medizinische Wochenschrift 157 (2007). S. 94–97.
Nachbaur, Ulrich; Mödlagl, Anna: Von hustenden Leuten soll man sich nicht direkt anatmen lassen. Archivalie des Monats April 2020. Vorarlberger Landesarchiv. Gendarmeriakten. GP Bregenz 1863/1918.
Obentraut, Adolf (bearb.): Systematisches Handbuch der österreichischen Sanitätsgesetze, alle giltigen Gesetze und Verordnungen über das Sanitätswesen enthaltend. Wien 1877.
Ottomann, Christian; Seidenstücker, Klaus-Herbert (Hg.): Maritime Medizin. Praxiswissen für Schiffsärzte und Ärzte im Offshore-Bereich. Berlin, Heidelberg 2015.
Rengeling, David: Vom geduldigen Ausharren zur allumfassenden Prävention. Grippe-Pandemien im Spiegel von Wissenschaft, Politik und Öffentlichkeit. Dissertation. Bielefeld 2017.

Rengeling, David: Die Corona-Pandemie 2020 – über eine allumfassende Prävention hinaus. In: Zeitschrift für Geschichte der Wissenschaften, Technik und Medizin 28 (2020). S. 211–217.

Sabitzer, Werner: Lockdown in früheren Zeiten. In: Öffentliche Sicherheit 1-2 (2021). S. 61–63.

Sablik, Karl: Julius Tandler. Mediziner und Sozialreformer. 2. Auflage. Frankfurt am Main u. a. 2010.

Salfellner, Harald: Die Spanische Grippe. Eine Geschichte der Pandemie von 1918. Im Vergleich mit Covid-19. 2. Ausgabe. Haselbach 2020.

Sammlung der Vorschriften, nach welchen sich die Kuratgeistlichkeit bezüglich der Verkündigung des Wortes Gottes, der Spendung der heil. Sakramente, der seelsorglichen Geschäftsführung, dann ihres klerikalen Wandels zu richten hat. Zusammengestellt von Johann Kutscher, Band 1. Olmütz 1847.

Schmölzer, Hilde: Die Pest in Wien. Innsbruck 2015.

Semmelweis, J. Ph.: Zwei offene Briefe an Dr. J. Spaeth, Professor der Geburtshilfe an der k. k. Josefs-Akademie in Wien, und an Hofrath Dr. F. W. Scanzoni, Professor der Geburtshilfe an der königl. ungar. Universität zu Pest. Pest 1861.

Spinney, Laura: 1918. Die Welt im Fieber. Wie die Spanische Grippe die Gesellschaft veränderte. Bonn 2018.

Stamm, A. Th.: Die Ausrottungsmöglichkeit der Pocken. In: Allgemeine Wiener medizinische Zeitung 14 (1869). Sp. 66.

Steinau-Steinrück, Sandra von: Die staatliche Verhütung und Bekämpfung von Infektionskrankheiten. Rechtliche Rahmenbedingungen, gesetzliche Schutzpflichten und Eingriffsgrenzen. Frankfurt am Main 2013.

Thurston, L.; Williams, G.: An examination of John Fewster's role in the discovery of smallpox vaccination. In: Journal of the Royal College of Physicians of Edinburgh 45 (2015). S. 173–179.

Tragl, Karl-Heinz: Geschichte der Gesellschaft der Ärzte seit 1838 als Geschichte der Medizin in Wien. Wien, Köln, Weimar 2011.

Vasold, Manfred: Die Spanische Grippe. Die Seuche und der Erste Weltkrieg. Darmstadt 2009.

Vorübergehende Schließung der Kinos, Theater und Vergnügungslokale. In: Illustrierte Kronen-Zeitung. 20.10.1918. S. 4.

Weiss, David Gustav Leopold: Die Weltumsegelung der österreichischen Fregatte *SMS Novara* in den Jahren 1857–1859. Diplomarbeit. Wien 2009.

Winkle, Stefan: Geißeln der Menschheit. Kulturgeschichte der Seuchen. 3. Auflage. Berlin 2014.

Bildnachweis

Georges Schneider/picturedesk.com (19), Archiv Daniela Angetter-Pfeiffer (21, 35, 141, 165), Pathologisch-Anatomisches Bundesmuseum, Wien (24, 33, 61, 91, 98, 99, 107, 113, 115, 116, 118, 122, 131, 185, 226), ÖNB-Bildarchiv/picturedesk.com (29, 198), Österreichisches Staatsarchiv – Kriegsarchiv, B IX a 750 (54/55), Archiv Tiroler Kaiserjäger, Innsbruck (78, 81), K. u. K. Kriegspressequartier, Lichtbildstelle – Wien/ÖNB-Bildarchiv/picturedesk.com (86), Österreichisches Rotes Kreuz (92), Daniela Angetter-Pfeiffer (105), Archiv der Österreichischen Akademie der Wissenschaften (AÖAW) (147), Archiv Seemann/Imagno/picturedesk.com (177), Wiener Wasser/Landesarchiv (178), ANNO/Österreichische Nationalbibliothek (184, 208, 221), Marktgemeinde Alland (187, 188, 191, 192), Bezirksmuseum Neubau, Wien (197), Bezirksmuseum Döbling (201), NLK (NÖ Landeskorrespondenz) (229)

Der Verlag hat alle Rechte abgeklärt. Konnten in einzelnen Fällen die Rechteinhaber der reproduzierten Bilder nicht ausfindig gemacht werden, bitten wir, dem Verlag bestehende Ansprüche zu melden.

Namenregister

Adler, Heinrich 213
Adler, Victor 214
Aigel (Aygel) von
 Korneuburg,
 Johannes 26
Albrecht V., Herzog
 von Österreich 26
Albrecht, Heinrich
 41–43, 49
Alfons XIII., König
 von Spanien 205f.
Anschober, Rudolf
 213
Augustin, Marx 20
Avé-Lallemant, Robert
 Christian 148

Baclik, Mathias 46
Baernreither, Joseph
 Maria 213
Bardolff, Carl von 84f.
Barisch, Franz 40,
 43f., 46, 48
Beethoven, Ludwig
 van 18, 95
Behring, Emil 121
Bernhard, Thomas
 182
Biesiadecki, Alfred 40
Billroth, Theodor 138
Boccaccio, Giovanni
 22
Böhm, August 190
Böhm, Karlheinz 20

Borromäus, Karl 18
Boué, Ami 13, 163
Brambilla, Giovanni
 Alessandro 72
Breit, Franz 128
Breitner, Hugo 193
Bremser, Johann
 Gottfried 104f.

Calmette, Albert 202
Camus, Albert 181
Careno, Aloisius 103f.
Caroline von Branden-
 burg-Ansbach,
 Königin des Verei-
 nigten Königreichs
 und Irlands 97
Carro, Jean de 102f.
Castelliz, Anton 104
Chamberland, Charles
 121
Chopin, Frédéric 181
Clemens VI., Papst 22
Cleveland, Grover 209
Cleveland, Rose 209
Coleman, Peter 236
Cook, James 140
Czerny, Adalbert 189

Deuretsbacher, Hans
 122
Dostojewski, Fjodor
 Michailowitsch 181
Drinker, Philip 123

Dühring, Eugen Karl
 108
Dumreicher, Johann,
 Freiherr von Öster-
 reicher 132

Ebner-Rofenstein,
 Victor Gilbert von
 41, 109f.
Eisenmenger, Rudolf
 122
Elisabeth, Kaiserin
 von Österreich 182,
 209
Elizabeth II., Königin
 des Vereinigten
 Königreichs 126
Eric Gustav, Prinz
 von Schweden und
 Norwegen 209
Eugen, Erzherzog von
 Österreich 119
Exner, Sigmund 41

Felder, Cajetan von
 178
Ferdinand I., Kaiser
 von Österreich 175
Ferdinand Maximi-
 lian, Erzherzog von
 Österreich, Kaiser
 von Mexiko 140
Ferro, Joseph von
 102

250

Fewster, John 100f.
Fleischmann, Wilhelm Karl 169
Frank, Johann 193f.
Franz I., König von Frankreich 68
Franz II./I., Kaiser des Heiligen Römischen Reichs/Kaiser von Österreich 74, 114, 167, 169
Franz Ferdinand, Erzherzog von Österreich-Este 182
Franz Joseph I., Kaiser von Österreich 178, 209
Franz Karl, Erzherzog von Österreich-Toskana 209
Frauenfeld, Georg 142
Freud, Sigmund 209
Freud, Sophie 209
Friedell, Egon 39
Friedinger, Carl 116f.

Gabriel, Carl 175f.
Gabrielli, Antonio 176
Ghon, Anton 41–44, 49, 213
Gitchell, Albert 210
Goethe, Johann Wolfgang von 95, 161, 181
Gölis, Leopold Anton 104
Gropius, Manon 121
Gross-Hoffinger, Anton Johann 61

Gruber, Franz Xaver 110
Gruber, Max 48
Guérin, Camille 202
Guldener von Lobes, Vincenz 104
Gustav V., König von Schweden 209

Haberler, Franz von 214
Haen, Anton de 107
Hann, Julius Ferdinand 41
Hassall, Arthur Hill 161
Haydn, Joseph 95
Hebra, Ferdinand Ritter von 116, 128, 132, 146
Hegel, Friedrich Georg Wilhelm 160
Heine, Heinrich 160
Heinz, Henry John 209
Helm, Jakob Anton 104
Hirsch, August 40
Hochegger, Johanna 44–46
Hochstetter, Ferdinand von 142
Horbaczewski, Ivan 212f.
Humboldt, Alexander von 142

Ingenhousz, Jan 98
Isabella von Parma, Erzherzogin von Österreich 97f.

Jacob, Ernst 152
Jelinek, Anton 142
Jenner, Edward 100–102, 107
Jenner, Robert 102
Jesty, Benjamin 101
Joseph I., Kaiser des Heiligen Römischen Reichs 97
Joseph II., Kaiser des Heiligen Römischen Reichs 68, 72, 97–99, 128, 182

Kafka, Franz 181, 209
Kant, Immanuel 106
Karl I., Kaiser von Österreich 209, 212
Karl V., Kaiser des Heiligen Römischen Reichs 68f.
Karl VI., Kaiser des Heiligen Römischen Reichs 18, 30, 57
Katharina die Große, Zarin von Russland 97
Kitasato, Shibasaburō 23
Klein, Johann 132
Klimt, Gustav 209
Knolz, Joseph Johann 163, 165
Koch, Robert 23, 42, 121, 138, 150, 172, 184–186
Kokoschka, Oskar 20
Kolletschka, Jakob 130
Kraus, Friedrich 208
Kreisky, Bruno 229

251

Kristelli, Leopold Schrötter von 187f.
Kübler-Ross, Elisabeth 8f.

Laennec, Théophile Hyacinthe 186
Lanner, Joseph 173
Larrey, Dominique-Jean 90
Leodolter, Ingrid 123, 229f.
Leopold I., Kaiser des Heiligen Römischen Reichs 28, 178
Lieben, Adolf 41
Linke, Theodor 219
Lister, Joseph 138
Lorinser, Carl Ignaz 23, 107
Lorinser, Friedrich Wilhelm 107
Ludwig XIV., König von Frankreich 95
Ludwig XV., König von Frankreich 96
Lueger, Karl 48f.

Maria Theresia, Erzherzogin von Österreich 16, 18, 32, 34, 57, 72, 97–100, 106, 182
Mannagetta, Johann Wilhelm Ritter von 28
Marc Aurel, Kaiser des Römischen Reiches 20
Maria II., Königin von England 96

Maria Elisabeth, Erzherzogin von Österreich 98
Maria Josepha von Bayern, Kaiserin des Heiligen Römischen Reichs 97
Maria Josepha, Erzherzogin von Österreich 98
Maria Ludovika von Este-Modena, Kaiserin von Österreich 182
Marie-Louise, Erzherzogin von Österreich 182
Marie Valerie, Erzherzogin von Österreich 209
Maurer, Andreas 229f.
Mayr, Franz 116
Mayr, Hans 209
Michaelis, Gustav Adolf 132
Minderer, Raymund 70
Mozart, Wolfgang Amadeus 18, 95
Müller, Hermann Franz 41–45
Mursinna, Christian Ludwig 102

Napoleon I., Kaiser der Franzosen 69, 90, 182
Napoleon II., Kronprinz von Frankreich 182
Nelmes, Sarah 102

Nestroy, Johann 18
Neutra, Richard 209
Nothnagel, Hermann 48

O'Garro, Melesha Katrina 126
d'Outrepont, Josef 103

Pacini, Filippo 161
Paganini, Niccolò 181
Paltauf, Richard 85
Pasteur, Louis 23, 120f., 138, 183
Pavarotti, Luciano 20
Pecha, Albine 44–46
Peintinger, Johann 102
Percy, Pierre-François 90
Pergamon, Galen von 20
Peter II., Zar von Russland 96
Phipps, James 102
Pirogow, Nikolai Iwanowitsch 90
Pirquet, Clemens von 185f.
Pöch, Rudolf 41–43, 45, 49
Poe, Edgar Allan 160
Portenschlag-Ledermayer, Joseph jun. 104
Portenschlag-Ledermayer, Joseph sen. 104

Radetzky, Joseph Graf 73f.
Ramses V., Pharao 96
Rettensteiner, Werigand 110f.
Rilke, Rainer Maria 20
Ritter, Franz 111
Rocha Lima, Henrique da 69
Rokitansky, Carl von 128, 132f., 146
Rosas, Anton von 132
Roux, Émile 121
Rudolf, Kronprinz von Österreich 114, 119
Ružicka, Carl 148

Scanzoni von Lichtenfels, Friedrich Wilhelm 136f.
Scherzer, Karl von 142
Schiele, Edith 209
Schiele, Egon 209
Schiller, Friedrich 181
Schleifer, Alois 184
Schlumberger von Goldeck, Robert Alwin 152
Schmarda, Carl 55, 57
Schneider, Franz Coelestin von 117
Schnitzler, Arthur 186
Schnitzler, Johann 186
Schubert, Franz 18, 173
Schwarz, Eduard 142, 144, 147f., 155f., 158

Seligmann, Franz 148
Selleny, Josef 142
Semmelweis, Ignaz Philipp 16, 126–138
Semmelweis, Josef 127
Semmelweis, Theresia (geb. Müller) 127
Sigmund von Ilanor, Carl Ludwig 63, 132
Škoda, Joseph Ritter von 128, 132, 146, 173, 176
Snow, John 161
Sommerbrodt, Max 40
Sorbait, Paul de 27
Soxhlet, Franz von 183
Späth, Josef 135
Stacher, Alois 124
Stifft, Andreas von 169
Stifter, Adalbert 170
Stifter, Amalia 170
Stöbich, Matthias 42
Suess, Eduard 17, 41, 159f., 173, 176–179
Sutton, Daniel 100
Sutton, Robert sen. 100
Swieten, Gerard van 72f., 98
Szymanowski, Karol 209

Tandler, Julius 17, 193
Timoni, Emanuele 101
Toldt, Carl 41

Treitl, Joseph 42
Tronchin, Théodore 97
Trump, Donald 15, 209
Trump, Fredrick 209
Twain, Mark 18

Veith, Johann Emanuel 169
Verdi, Giuseppe 181
Vesalius, Andreas 32
Vesalius, Franz 32
Virchow, Rudolf 132, 137, 186
Voltaire 97

Wagner, Otto 209
Wagner, Richard 18
Waldmüller, Ferdinand Georg 18
Weichselbaum, Anton 41, 185
Weigl, Rudolf 70
Weiskirchner, Richard 212
Werfel, Franz 121
Wertheim, Zacharias 193, 195
Wöhler, Friedrich 146
Wortley Montagu, Edward 96
Wortley Montagu, Mary 96
Wüllerstorf-Urbair, Bernhard von 140, 142, 144

Yersin, Alexandre 23

Zelebor, Johann 142

Ein Jahrzehnt zwischen Glamour und Börsenkrach

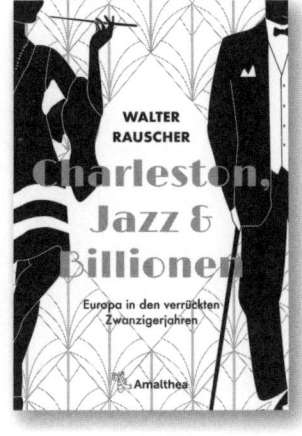

Die »Roaring Twenties« – wer denkt da nicht an rauschende Partys, strahlende Revuetänzerinnen, Glitzer & Glamour, Champagner im Überfluss? An eine Zeit hemmungsloser Unterhaltungssucht und atemloser Rekordjagden, gemäß dem Motto »schneller, höher, weiter«? Die 1920er sind eine Zeit der Extreme, in der sündhaft teure Feste, Hyperinflation und politisches Chaos nebeneinander existieren. Während Komponisten wie Strauss, Strawinsky, Schönberg und Ravel die klassische Musik revolutionieren, setzen sich in Italien und Russland totalitäre Regime durch. Die Menschen feiern Charles Lindberghs Atlantikflug, den Vormarsch des Automobils und die Emanzipation der Frau, gleichzeitig kämpfen Staaten wie Deutschland und Österreich mit der Notwendigkeit einer politischen Neuordnung nach dem Ersten Weltkrieg.

Walter Rauscher beleuchtet die Entwicklungen in Politik, Gesellschaft, Wirtschaft, Sport, Musik und Literatur von Paris bis Moskau und skizziert auf eindrucksvolle Weise ein faszinierendes Jahrzehnt.

....

Walter Rauscher

Charleston, Jazz & Billionen
Europa in den verrückten Zwanzigerjahren

256 Seiten, mit zahlreichen Abbildungen
ISBN 978-3-99050-146-7
eISBN 978-3-903217-48-5

Amalthea amalthea.at

Die Autorin

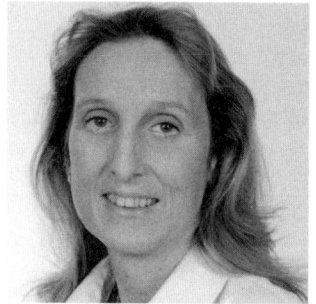

Daniela Angetter-Pfeiffer, Dr., geboren in Wien, studierte Geschichte und Germanistik und ist am Austrian Centre for Digital Humanities and Cultural Heritage der Österreichischen Akademie der Wissenschaften tätig. Die aktive Notfallsanitäterin befasst sich intensiv mit Medizin-, Militär-, (Natur-) und Wissenschaftsgeschichte, Notfall- und Katastrophenmedizin.